Inhalt

PETRA KÜHNE Lebensmittelqualität und bewußte Ernährung

Sozialhygienische Schriftenreihe
14
Herausgegeben vom
Verein für ein erweitertes Heilwesen
Bad Liebenzell

PETRA KÜHNE

Lebensmittel-Qualität und bewußte Ernährung

Ein Ratgeber
für die Vollwertküche

VERLAG FREIES GEISTESLEBEN

CIP-Kurztitelaufnahme der Deutschen Bibliothek

Kühne, Petra:
Lebensmittelqualität und bewußte Ernährung /
Petra Kühne. – Stuttgart: Verlag Freies Geistesleben, 1985
(Sozialhygienische Schriftenreihe; 14)

ISBN 3-7725-0174-5

NE: GT

Einband: Walter Krafft

Satz und Druck: Christian Kammler, Stuttgart

Zum Geleit

Das Interesse an Ernährungsfragen wächst, denn immer mehr Menschen spüren, daß ihre Gesundheit und Leistungsfähigkeit, ja auch die geistig-seelische Spannkraft und Produktivität wesentlich von der Ernährungsweise abhängen.

In dieser Situatiton bieten sich zahlreiche Ernährungslehren an, die oftmals recht einseitig und dogmatisch vertreten werden. Der moderne Mensch ist jedoch bestrebt, sich ein selbständiges Urteil zu bilden und nicht ohne weiteres bereit, auf Treu und Glauben etwas für die Praxis zu übernehmen, was er nicht durchschauen kann.

Das vorliegende Buch kommt diesem gesunden und berechtigten Bedürfnis entgegen. Frau Dr. Petra Kühne verfügt als Ökotrophologin über zeitgemäße wissenschaftliche Grundlagen und ist darüber hinaus in der Lage, mit Hilfe der Anthroposophie die Grenzen der Naturwissenschaft zu erweitern. Dadurch wird ein Menschenbild gewonnen, das Leib, Seele und Geist als Einheit begreift. Das Lebendige in den Nahrungspflanzen wird zudem nicht als bloße Abstraktion genommen, sondern als eine Wirklichkeit erkannt, die zum menschlichen Organismus in Beziehung steht.

Auf diese Weise werden Grundlagen einer Ernährungskunde vermittelt, die unmittelbar in die Praxis führen. Zu einem wirklich umfassenden Begriff der Nahrungsqualität kann man nur gelangen, wenn man nicht allein die stofflichen Daten der chemischen Analyse, sondern auch die Bildekräfte als lebendigen, ganzheitlichen Faktor in die Urteilsgrundlage einbezieht.

Der Ernährungspraxis ist ein breiter Raum gewidmet. Dadurch kann das Buch für viele Menschen zu einem wertvollen Ratgeber werden. Der Leser erhält Antworten auf zahlreiche Fragen des alltäglichen Umgangs mit der Nahrung, Antworten, die für jeden, der bereit ist, vorurteilsfrei zu denken, einsehbar sind.

Die Praxisnähe und die eingehende Darstellung vieler unserer Nahrungsmittel geht immer von dem Gesichtspunkt aus: Was ist menschengemäß? Dadurch wird auf der einen Seite die Enge der naturwissenschaft-

lichen Dogmatik, zum anderen die Einseitigkeit der Forderungen nach dem «Naturbelassenen» überwunden.
Ich wünsche dieser Schrift viele interessierte Leser; sie werden nicht nur nützliche und bedenkenswerte Informationen (auch z. B. über etwas so «Alltägliches» wie das Wasser) finden, sondern können sich auch anregen lassen, mit neuen, bislang vieleicht weniger gewohnten Menüs zu experimentieren.

Dr. med. Udo Renzenbrink
Arbeitskreis für Ernährungsforschung

Einleitung

Seit einiger Zeit haben die Menschen begonnen, sich für Ernährung zu interessieren. Sie erwerben Bücher und sammeln Rezepte, lassen sich beraten und versuchen sogar teilweise, ihre Gewohnheiten zu ändern. Wie ist diese Tendenz zu erklären? Warum beschäftigt man sich heute mit Ernährung viel mehr als vor 20 Jahren?

Auch in der Wissenschaft ist zu beobachten, daß die Zahl der Forschungsarbeiten auf dem Gebiet der Ernährung ansteigt. Dies ist durchaus nicht selbstverständlich, denn erst seit ungefähr 100 bis 120 Jahren gibt es eine eigenständige Ernährungswissenschaft. Zuerst waren es Mediziner, die sich systematisch mit der Ernährung zu befassen begannen. Auch Chemiker, Biologen und Physiker interessierten sich für die Lebensmittel und beschäftigten sich mit deren Zusammensetzung, Aufbau und der Analyse. In unserem Jahrhundert – in Deutschland sogar erst seit 1962 – gibt es ein eigenes wissenschaftliches Fach: die Ernährungswissenschaft oder Ökotrophologie.

Oftmals – so war es bei den Naturwissenschaften – bildete sich eine Wissenschaft erst, nachdem das instinktive Wissen um ein Objekt oder einen Zusammenhang verlorengegangen war. Ebenso entstand die Ernährungswissenschaft auch zu einer Zeit, als die Menschen die Ernährung als Problem zu empfinden begannen. Davor wußte man instinktiv, was gut, richtig und gesund war. Nach dem Hinschwinden der instinktiven, unmittelbaren Kenntnisse übernahm die Tradition eine Weile deren orientierende Funktion: Man aß bis in die heutige Zeit – besonders ausgeprägt konnte man dieses Eßverhalten in bäuerlichen Gemeinschaften beobachten – traditionell bestimmte Gerichte, beispielsweise morgens Getreidesuppe. Der Verlust solcher sozialen Bande und die Auflösung der Großfamilien zerstörte auch die Sicherheit der Nahrungswahl.

Die Überversorgung mit Nahrungsmitteln in den westlichen Industrieländern heute tut ein übriges: Viele Menschen stehen hilflos vor dem Nahrungsangebot. Hilfe wird von «außen» erwartet, da die «innere Stimme», das instinktive Wissen und die traditionelle Festlegung keine Gültigkeit mehr haben. So übernimmt die Ernährungswissenschaft heute die Aufgabe, Ratgeber und oft sogar Entscheider in den Fragen der Ernährungspraxis zu sein.

Diese Entwicklung soll nun keineswegs bedauert werden, ist sie doch eminent wichtig für unsere Entwicklung im Zeitalter der Bewußtseinsseele. Wir alle müssen auch in den alltäglichsten Handlungen – damit auch in der Ernährung – Bewußtsein entwickeln. Nur so können wir uns vor den zahlreichen und verschiedenartigen Manipulationsversuchen schützen und zur Freiheit gelangen.

Grundlagen der Ernährungskunde

Entwicklung der Ernährungssituation

In der offiziellen Ernährungswissenschaft sind viele Dinge erforscht worden: Man kennt die drei Hauptnährstoffe Eiweiß, Fett und Kohlenhydrate, Wirkstoffe wie Vitamine und Mineralien und verschiedene förderliche Begleitstoffe wie Fruchtsäuren, Farb- und Duftstoffe. Auf der anderen Seite weiß man, wieviel der Mensch in etwa von diesen Stoffen benötigt, um gesund leben zu können. Hier beginnen aber bereits die Unsicherheiten, denn diese Empfehlungen und Bedarfsangaben werden des öfteren korrigiert und weichen teilweise von Land zu Land ab.

Die Ernährungswissenschaft ist heute eine anerkannte Forschungsrichtung und wird von staatlicher Seite finanziell und ideell unterstützt. Um die Erkenntnisse dieser Ernährungswissenschaft der Bevölkerung zugänglich zu machen, werden Verbände wie die «Deutsche Gesellschaft für Ernährung» oder die Verbraucherzentralen gefördert. Wie sieht die Situation jedoch in Wirklichkeit aus?

Rund 65 Prozent aller Krankheiten gelten als ernährungsbedingt oder durch die Ernährung mitbeeinflußt. Dazu zählen Krankheiten wie Altersdiabetes, Herz-Kreislauf-Krankheiten, Magen-Darm-Erkrankungen, Gicht, ja sogar Rheuma und natürlich als Vorstufe zu diesen Leiden: das Übergewicht. All die vielen Versuche, die Menschen zu einer gesünderen Ernährung zu bewegen, brachten nicht viel Erfolg! Dieses traurige Ergebnis hat mehrere Gründe:

- mangelnde Qualität der Lebensmittel
- falsche Ernährung (Zusammenstellung und Menge)
- falsche Ernährungsgewohnheiten (z. B. fehlende Ruhe, fehlender Rhythmus)
- falsche Lebensgewohnheiten (Bewegungsmangel, Luftmangel, Schlafdefizit, Mangel an echter Muße)
- zu wenig Orientierungshilfe seitens der Wissenschaft

Besonders der letzte Punkt soll näher betrachtet werden, weil damit auch die anderen Gründe mitberücksichtigt sind.

Naturwissenschaftliches Menschenbild

Das Grundübel der heutigen Wissenschaft liegt darin, daß der Mensch von ihr in einer sehr reduzierten Weise betrachtet wird. So stellt man sich in den Naturwissenschaften eigentlich nur einen Körper vor, der durch Stoffwechsel am Leben erhalten, zu Gefühlsäußerungen und Denkleistungen befähigt wird. Somit gelten die Materie, die Stoffe und ihre Wandlung als das Wesentliche, das mit physikalischen, chemischen und biochemischen Kräften das Lebewesen Mensch in Gang hält. Das Leben, die Seele und der Geist werden nicht als eigenständige Wesensaspekte des Menschen angesehen, sondern als Funktionen des Leibes, der Stoffeswelt. Zwangsläufig dominiert daher in den verschiedenen Disziplinen der Wissenschaft, auch in der Ökotrophologie, die Erforschung der Materie und nicht des Lebens. Diese Einstellung wirkt sich nun entsprechend in den Ergebnissen der Forschungen aus; sie gelten für solch einen nur physisch betrachteten Menschen. Daher kommt es bei der praktischen Anwendung dieser Erkenntnisse oftmals zu Unstimmigkeiten oder sogar Fehlern, weil sie sich nur auf einen Teil des Menschen beziehen.

Anthroposophisches Menschenbild

Demgegenüber hat die Anthroposophie ein anderes Menschenbild entwickelt: Es begreift den Menschen als einen ganzheitlichen Zusammenhang von belebtem Körper, von Seele und von Geist, die alle eigenständig sind und sich in ihren Wirkungen durchdringen. Des öfteren werden für diese funktionellen Bereiche auch die Begriffe *physischer Leib*, *Ätherleib*, *Astralleib* und *Ich* gebraucht. Der grundlegende Unterschied dieser menschlichen Gliederung zu dem naturwissenschaftlichen Menschenbild läßt ganz andere Erkenntnisse über die Wirkung der Ernährung erwarten. So wird beim Verzehr eines Brotes nicht nur der Einfluß der Kohlenhydrate, Eiweiße und Fette und der vorhandenen Wirkstoffe entscheidend sein, sondern auch die dem Brot innewohnenden Kräfte des Getreides, aus dem es hergestellt wurde, die Kräfte, die durch die Be- und Verarbeitung manuell oder maschinell hineingelangten und – wenn das zunächst auch schwer vorstellbar sein mag – auch jene seelischen und geistig-moralischen Regungen, die die Menschen beim Verarbeiten und Zubereiten empfanden. Schneidet der Verbraucher die Scheibe Brot beispielsweise liebevoll, gleichgültig oder zornig für seinen Partner ab, müßte sich etwas von dieser Gefühlsregung in der Kräftewirkung dieser Brotscheibe niederschlagen. Wie weit wir – oftmals mit vergröberten Empfindungen – solche Einflüsse bewußt wahrnehmen können, steht auf einem anderen Blatt. Sicherlich wird vielen das Sprichwort «Liebe geht durch den Magen» bekannt sein, das nicht nur meint, daß die liebende Ehefrau ihrem Mann seine Lieblingsgerichte servieren soll, um ihn auch sonst liebevoll zu stimmen, sondern ebenfalls auf die «Übertragung» der Liebeskräfte durch die Ernährung hindeutet.

Diese Erweiterung der Bedeutung der Ernährung bezieht sich auf die Lebensmittel. Sie werden durch die Erzeugung, die Be- und Verarbeitung durch den Menschen oder seine Maschinen nicht nur substantiell verändert. Hier liegt eine große Verantwortung für die Landwirte, Gärtner, Verarbeiter und Köche!

Auf der anderen Seite reagiert auch der Mensch vielseitiger auf die Ernährung als es von der Naturwissenschaft erwartet wird. Dies kommt daher, daß sein Ätherleib (das Lebendige), seine Seele und sein Geist miternährt werden, und zwar nicht nur über den Körper, also den leiblichen Stoffwechsel, sondern auch über jene Kräfte des Lebendigen, die aus der Pflanze stammen, die astralischen oder gefühlsmäßigen des Tieres und die durch menschliche Verarbeitung hineingelangten Kräfte. Besonders sensibel veranlagte Menschen empfinden beispielsweise ein lieblos «zusammengekochtes» Essen als belastend.

Diese Reaktionsmöglichkeiten des Menschen können hoffnungsvoll stimmen, denn dadurch besitzt er die Freiheit, auch ungesunden Einflüssen durch die Ernährung zu begegnen. Er «reagiert» nicht nur, wie es die offizielle Ernährungswissenschaft darstellt, auf die zugeführten Nähr- und Wirkstoffe in zwangsläufiger, physiologisch festgelegter Weise; er kann darüber hinaus mit seinem Willen Widerstand leisten: Es wäre möglich, die Wirkung ungesunder oder entwerteter Lebensmittel zu mildern oder sogar aufzuheben, wenn die dem bloß Stofflichen entgegengesetzten Kräfte stark und «moralisch» genug sind. Es ist sicherlich nicht der Regelfall, daß Menschen dies vermögen, aber die Fähigkeit dazu ist in jedem veranlagt. Daher müssen auch Menschen, die in Ländern wohnen, wo sie nie biologisch-dynamische oder kontrolliert biologische Lebensmittel erhalten, sondern vielleicht sogar auf liebloses Essen aus riesigen Gemeinschaftsküchen angewiesen sind, nicht resigniert ihre geistige Weiterentwicklung in Frage stellen. Sie können diese negativen Kräfte überwinden. Allerdings, auch dies muß gesagt werden, kostet diese Überwindung den Menschen viel Anstrengung und Kraft. Er hätte es viel leichter, wenn er sich mit gesunden Speisen ernähren könnte. Doch bringen heute viele Menschen mit falschen Eßgewohnheiten den notwendigen Willen und das Bewußtsein für geistige Tätigkeiten nicht auf, obwohl die Fähigkeit dazu vorhanden ist.

Lebensmittel wirken unvermeidlich auf den Menschen, er kann aber differenziert antworten. Der bloße Verzehr der besten Lebensmittel verhilft ihm nicht zu geistigen Höhenflügen: Man kann sich nicht in den Himmel essen. Der Verzehr ungesunder Lebensmittel schließt zwar eine geistige Weiterentwicklung nicht aus, erschwert sie aber.

Ein Ausspruch Rudolf Steiners gegenüber seinem Mitarbeiter Ehrenfried Pfeiffer charakterisiert treffend die Schwierigkeiten der ungesunden Ernährung:

«So wie die Ernährung heute gestaltet ist, gibt sie den Menschen gar nicht mehr die Kraft, das Geistige im Physischen manifest zu machen. Die Brücke vom Denken zum Wollen und Handeln kann nicht mehr geschlagen werden. Die Nahrungsmittel enthalten gar nicht mehr die Kräfte, welche sie den Menschen geben sollten.»[1]

Also muß hier der Ansatz liegen: bei der Verbesserung der Lebensmittel unter Berücksichtigung des Menschen als aktiv darauf antwortendes Wesen.

Dreigliederung der Pflanze

Wie kann man die Lebensmittel in neuer Weise verstehen lernen, damit ihre Stoffe und Kräfte umfassend berücksichtigt werden? Dazu muß eine Ordnung gefunden werden, die einen Bezug zum Menschen ermöglicht. Da die Pflanzen einen Hauptteil unserer Ernährung ausmachen – unsere Grundnahrungsmittel sind Getreide und Kartoffeln –, sie also im Gegensatz zu den tierischen Lebensmitteln unentbehrlich sind, sollen sie hier zuerst besprochen werden.

Wenn man sich die Fülle der Lebensmittel ansieht, so fällt es schwer, überhaupt eine Ordnung festzustellen. Man kann sie grob gliedern in Getreide, Obst, Gemüse, Salate, Pilze, Kartoffeln und Hülsenfrüchte. Unter diesen Gruppen ist eine Vielzahl von Einzelprodukten zusammengefaßt. Wie könnte man aber eine Gliederung vornehmen, die auch eine allgemeine Aussage zuläßt?

Ein recht einfaches Ordnungsprinzip hat Goethe begründet, das durch die Geisteswissenschaft Rudolf Steiners weiterentwickelt wurde, nämlich die Dreigliederung der Pflanzen. Die Pflanze besteht ja aus Wurzel, Blatt/Stengel und Blüte/Frucht/Samen. Jeder dieser Zustände hat eine ganz eigene Prägung.

Die Wurzel stellt das Verhärtete dar, die Blüte das Offene, Verströmende der Pflanze. Das Blatt steht dagegen in der Mitte als ausgleichender, vermittelnder Teil der Pflanze. Aus der Blüte entwickelt sich dann die Frucht mit dem Samen darin. Dieser enthält in konzentrierter Form die Anlagen zur Entstehung der neuen Pflanze.

Diese Teile der Pflanze verdeutlichen je ein ganz bestimmtes Prinzip, einen Zustand. Beim näheren Betrachten der einzelnen Bereiche sind folgende Eigenschaften und Stoffe zu erkennen: Es beginnt mit dem Keimen des Samens. Er schwillt an, und Keim und erste Würzelchen brechen durch. Die Wurzeln beginnen zu wachsen und nehmen Nähr- und Mineralstoffe aus dem Boden auf. Die Wurzel stellt somit das Kontaktorgan der Pflanze zu der Erde, ihrer Umwelt dar. Das Äußere der Wurzel wird starr und verhärtet bis auf die feinen Enden, die sich immer mehr mit der

Erde verbinden. Die Wurzel wächst zum Erdmittelpunkt, unterliegt also der Schwerkraft (Erdanziehungskraft). Der Geschmack der Wurzel wird durch die Mineralstoffe bestimmt: Es dominiert das Salzige. Als Stoff entsteht hier bevorzugt die Zellulose - unverdaulich für den Menschen, aber hart und widerstandsfähig gegen Temperaturschwankungen sowie Nässe und Trockenheit. Die Wurzel ist mehr der Kälte und Feuchte verbunden als der Wärme. Die zarten Würzelchen sind meist weiß, die älteren, harten sind erdbraun. Wurzeln sind dauerhaft und überstehen oft den Winter, während die übrige Pflanze vergeht.

Neben der Wurzel wächst auch der Keim weiter. Er ist zunächst farblos. Sobald er jedoch ans Licht kommt, ergrünt er. Es bilden sich die Keimblätter aus, langsam wächst der Stengel, und weitere Blätter erscheinen. Die Blätter übernehmen den Austausch mit dem Licht und der Luft sowie die Flüssigkeitsregulation. So verdunstet z.B. das Wasser aus den Blättern. Das Blattgrün oder Chlorophyll hat die Fähigkeit, aus Wasser, Licht und Luft (CO_2) Zucker und Stärke zu bilden. In den Blättern befindet sich schließlich auch hochwertiges Eiweiß, allerdings in kleinsten Mengen. Die Anordnung der Blätter ist rhythmisch. Im Stengel liegen die Bahnen für den Säftestrom, der von der Wurzel zur Blüte hin die Pflanze versorgt. So stellt der Stengel-Blatt-Bereich ein verbindendes Glied dar.

Nach der Blattbildung zieht sich die Pflanze erneut zu einer Knospenbildung zusammen. Die Blüte entsteht. Sie öffnet sich farbenprächtig dem Licht, verströmt ihren Duft und stellt den gegensätzlichen Pol zur Wurzel dar. Hier gibt es Farben und Formen, Ausgestaltung ist dominierend. Düfte und Aromen werden nicht behalten, sondern großzügig an die Umwelt abgegeben. Hier findet ein «Stoffwechsel» statt.

Nach der Befruchtung beginnt aus dem Stempel die Frucht zu entstehen. Auch hier wirkt die Pflanze nach außen: Die Früchte leuchten mit ihren Farben, geben ihre Düfte und Aromen ab und laden zum Essen ein. Mit der Frucht gestaltet die Pflanze ein räumliches Gebilde, im Gegensatz zu den flächenhaften Blättern und Blüten. In der Frucht wächst der Same heran. Er stellt wiederum den Gegensatz zur Frucht dar, enthält wenig Wasser und ist viel konzentrierter und abgeschlossener. Die Samenschale ist fest und kaum durchlässig; der Same ist klein und enthält hochwertige Nährstoffe. Sie stellen die «innere Wärme» dar, die durch das Sonnenlicht eingestrahlt ist. So ist der Same wie eine Zusammenfassung der Pflanze in kompakter Form.

Damit ist der Kreislauf der Pflanze in ihrer zeitlichen Entwicklung abgeschlossen. Er kann in folgendem Schema dargestellt werden:

Übersicht 1: *Zuordnung zu den Gliedern der Pflanze*

Wurzel	Blatt/Stengel	Blüte/Frucht/Samen
Verhärtende (außen) Tendenz	Vermittelnde (bewegte) Tendenz	Verströmende/ konzentrierte Tendenz
Mineralstoffe, Salz Kontaktorgan mit Umwelt (Sinn)	Säftestrom Zirkulation von Flüssigkeiten	Duft und Aromastoffe Stoffumwandlung, -speicherung
geotrop (Schwerkraft)	Blattatmung Assimilation Chlorophyll Stengel und Blätter	Innenraumbildung Fortpflanzung

Wie wirkt nun eine Pflanze auf den Menschen? Man kann mit dieser Dreigliederung eine Beziehung zum Menschen finden, denn es ist ja bekannt, daß sich auch der menschliche Organismus in drei Bereiche gliedern läßt.

Dreigliederung des Menschen

Man unterscheidet:

1. Nerven-Sinnes-Organismus – Kopfbereich
2. Rhythmisches System – Brustbereich
3. Stoffwechsel-Gliedmaßen-System – Unterleib und Extremitäten

Vergleicht man die Aufgaben dieser Systeme, so ergeben sich viele Gemeinsamkeiten mit der Pflanze. Es fällt allerdings auf, daß diese Entsprechungen nun nicht – wie vielleicht vermutet – zwischen der Wurzel und den Füßen usw. bestehen, sondern daß der Mensch zu einer sozusagen auf den Kopf gestellten Pflanze in Beziehung zu setzen ist.

Das Nerven-Sinnes-System besteht, wie eine Wurzel auch, aus verhärteten Substanzen: Nervenzellen sind tote Zellen, d. h. sie sind nicht mehr fortpflanzungsfähig. Im Gegensatz dazu steht die Darmzelle, die zum Stoffwechsel-Gliedmaßen-System gehört und sich alle zwei Tage teilt. Die äußere Haut besteht aus abgestorbenen Zellen, ebenso die Haare.

Unsere Sinne dienen der Kontaktaufnahme mit der Umwelt. Die wirkende Kraft ist allerdings nicht der Erde zugewandt wie bei der Pflanze, sondern der Sonne: Es wirkt die der Schwere entgegengesetzte Kraft, die Leichte.

Das rhythmische System vermittelt durch Blut- und Luftstrom die Atmung. Der Blutkreislauf übernimmt den Stofftransport. Dem Chlorophyll entspricht chemisch in seinem Aufbau das Hämoglobin, nur daß es anstelle des Magnesiumatoms ein Eisenatom trägt. Das gerüstbildende Element ist bei den Pflanzen der Stengel mit seinen Blättern, beim Menschen die Wirbelsäule mit den Rippen.

Das Stoffwechsel-Gliedmaßen-System umfaßt mit dem Verdauungsapparat die Stoffzersetzung, -umwandlung und -speicherung. Die Fortpflanzungsorgane sorgen für die Weitervermehrung, wie dies bei der Pflanze in der Blüte geschieht. Im Stoffwechselsystem dominiert die Wärme, ebenso wie in der Blüte, wo durch feine Messungen höhere Temperaturen als in der übrigen Pflanze festgestellt wurden. (Weitere Entsprechungen lassen sich unschwer finden. Jeder kann für sich diese Analogien weiterführen.)

Welche Schlußfolgerungen lassen sich nun für die Ernährung daraus ziehen?

Da die Organe der Pflanze Beziehungen zu den entsprechenden menschlichen Bereichen aufweisen, treten hier auch die direkten Wirkungen ein. Eine Wurzel wird überwiegend den Nerven-Sinnes-Bereich ansprechen, eine Frucht den Stoffwechsel. Die Wurzel mit ihrer «Kälteausprägung» erfordert vom Menschen mehr Eigenwärme, während das Fruchtige Wärme zuführt.

Will man seine Denktätigkeit anregen und sich wach halten, also seine Nerven-Sinnes-Organisation kräftigen, so wird man mehr Wurzelfrüchte verzehren. Zur Stärkung des Herzens werden demnach in der Diätetik Blattsalate gegeben; bei Stoffwechselbeschwerden zur Regulierung Wurzelfrüchte, um die überhandnehmende Stoffwechseltätigkeit zurückzudrängen. Wenn dagegen der Stoffwechsel geschwächt ist und verstärkt werden soll, gibt man Früchte zur Anregung.

So einfach diese kurz angedeuteten Zusammenhänge zu sein scheinen, sind sie aber in Wirklichkeit nicht. Es gibt nicht nur eine einzige Wirkung des Pflanzenteils, sondern verschiedene andere, die diesen Einfluß abmildern, überlagern oder auch stärken können. Als Beispiel seien nur folgende Punkte angeführt:

Der Pflanzentypus kann selbst in einem Pflanzenteil so dominierend wirken, daß die anderen Pflanzenteile sich ihm «unterordnen». Als Beispiel mag hier der Kürbis dienen, der mit seinem wuchernden Blatt- und

Übersicht 2: *Zuordnung zu den drei Bereichen des Menschen*

Nerven-Sinnes-System	Rhythmisches System	Stoffwechsel-Gliedmaßen-System
Verhärtende Tendenz	Vermittelnde Tendenz	Verströmende, sich auflösende Tendenz
Kontaktorgane zur Umwelt (Sinne)	Atmung Blutkreislauf	Stoffumwandlung, -speicherung
Verarbeitung der Sinneseindrücke	Hämoglobin	Fortpflanzung
Leichte durch Senkrechte	Wirbelsäule und Rippen	Innenraumbildung
Kälte		Wärme

Fruchtteil die Wurzelkräfte sehr zurückdrängt. Ebenso ist es mit der Möhre. Ihre rote Farbe zeigt an, daß hier nicht die reinen Wurzelkräfte wirken. Und tatsächlich ist die Möhre ja leicht verdaulich, sogar für Kleinkinder und Säuglinge gut geeignet. Hier wirkt Blütenhaftes hinein und modifiziert die Wirkung des Wurzelhaften. Solche Beispiele lassen sich viele finden; es gibt im Grunde genommen kaum eine Pflanze, die «rein» den idealen Typ einer Wurzel-, Blatt-, und Blütenpflanze in ausgewogener Harmonie verkörpert. Der Mensch muß also immer seine Beobachtung mit einbeziehen, um zu einer Aussage über die Wirkung eines Lebensmittels zu kommen. Dazu benötigt er auch gewisse Grundkenntnisse der Wachstums- und Anbaubedingungen der Pflanzen.

Hier liegen allerdings Schwierigkeiten, denn sehr viele Menschen haben kein Bild von der botanischen Zuordnung der Nahrungspflanzen zu den entsprechenden Teilen. Um wie vieles schwerer ist es da, die wirkungsmäßige Entsprechung herauszufinden. Hier liegen noch viele Aufgaben für die Erforschung und auch für die Information der Verbraucher.

Einflüsse von Ernte und Lagerung auf die Qualität

Der Erntezeitpunkt ist ein bestimmter Abschnitt im Leben der Pflanze. Durch die Ernte wird das Wachstum unterbrochen und die Pflanze in einzelne Teile getrennt. Für die Erntefrüchte geht die Reifung meist noch eine Zeitlang weiter, bis dann der Verderb einsetzt. Gerade der Zeitpunkt der Ernte ist von besonderer Bedeutung, weil er die augenblickliche Entwicklungsphase der Pflanze festschreibt. So befinden sich die Pflanzen am Morgen in einer Entfaltungstendenz, die Säfte steigen auf; am Abend dagegen zieht sich die Pflanze zusammen, die Säfte konzentrieren sich. Gegen Mittag und Mitternacht durchläuft die Pflanze ein gewisses «Leerstadium» oder auch Chaos im Sinne eines Durcheinanders, eines nicht ausgeprägten Zustandes. Erfolgt die Ernte am Morgen, so haben die Pflanzen eine Tendenz zur Lockerung, am Abend dagegen eine zur Verfestigung. Wurzelfrüchte sollen am Abend geerntet werden, wenn ihr Wurzelcharakter verstärkt, dagegen am Morgen, wenn er geschwächt werden soll. Blüten für Tee haben eine stärkere Wirkung, wenn sie am Morgen geerntet werden.

Sicherlich läßt sich ein solcher Erntezeitpunkt nicht in jeder Erwerbsgärtnerei einhalten. Aber für besonders empfindliche oder kranke Menschen kann bei einer Diät hierauf geachtet werden. Auch im Privatgarten läßt sich die Ernte leichter einteilen.

Die Lagerung der Nahrungspflanzen ruft fast immer eine Verstärkung der Wurzelkräfte hervor: Die Pflanze altert, und die anderen Lebenskräfte ziehen sich zurück. Die zarten Kräfte des Blütenhaften vergehen dabei eher als die stabileren der Wurzel.

Einflüsse der Zubereitung auf die Qualität

Grundsätzlich läßt sich sagen, daß es hierbei im wesentlichen um Zerkleinerungsprozesse und Temperatureinflüsse geht. Die Zerkleinerungen schwächen die Pflanze, helfen aber dem Menschen, sie zu verdauen, und ermöglichen so erst die Verwertung einer Speise.

Noch entscheidender kann die Wärmebehandlung, also das Blanchieren, Dünsten oder Kochen sein. Sie lockert die Struktur der Pflanze und führt sozusagen eine Art «Nachreifung» durch. Die gekochte Pflanze wird «blütenhafter». Eine roher Sellerie ist beispielsweise schwer verdaulich, ein gekochter Sellerie dagegen aufgelockerter und viel besser zu verwerten. Dabei muß sich die Wärmezufuhr schonend vollziehen. Ein Zuviel schadet und bewirkt eine Zerstörung. Dabei ist das richtige Maß wieder von der Pflanze abhängig. Der Sellerie verträgt und benötigt viel mehr Wärmezufuhr als beispielsweise Spinat. Diese Einflüsse zeigen, wie der Mensch durch differenzierte Zubereitung die Nahrung verändern kann. Eine der Pflanze und dem Menschen entsprechende Änderung bewirkt eine Wertsteigerung und setzt Kräfte frei, die sonst für den Menschen nicht nutzbar wären.

Pflanzennahrung – Tiernahrung – Mineralnahrung

In der menschlichen Ernährung werden Pflanzen und Tiere und in geringem Maße auch Mineralien verzehrt. So nimmt der Mensch Anteil an allen Reichen der Natur. Allerdings ist die Bedeutung der einzelnen Nahrungsmittel unterschiedlich in bezug auf Qualität und Quantität.

Mengenmäßig hat die pflanzliche Nahrung den größten Anteil. Es folgen die tierischen Nahrungsmittel und dann die Mineralien. Nun gibt es aber auch Menschen, die auf den Verzehr von tierischen Nahrungsmitteln verzichten. Dabei unterscheidet man die strengen Vegetarier (Vegans) und jene, die Milch und Milchprodukte zu sich nehmen (lacto-vegetabile Vegetarier) oder auch noch Eier (ovo-lacto-vegetabile Kostform). Menschen, die auf pflanzliche Nahrung ganz verzichten, gibt es nicht; sie würden auch nicht überleben können. Der mineralische Anteil unserer Ernährung wird hauptsächlich durch das Salz repräsentert, alle anderen Salze sind in den pflanzlichen oder tierischen Nahrungsmitteln enthalten. Mineralisch sind ferner noch die Genußsäuren wie Essig, synthetische Zitronensäuren u. ä. Auf den direkten Salzzusatz könnte man auch verzichten – herz- und nierenkranke Menschen müssen dies zum Teil tun –, so daß die bewußt zugesetzten Mineralien entfallen könnten. Solch eine Ernährung wäre dann aber schon eine Heildiät und keine spezielle Form wie etwa das vegetarische Essen. So zeigt sich, daß der Mensch auf die tierischen und mineralischen Anteile seiner Nahrung notfalls verzichten könnte. Die pflanzlichen Nahrungsmittel stellen dagegen den unentbehrlichen Bestandteil dar.

Welche Bedeutung haben nun die tierischen Nahrungsmittel in der Ernährung? Viele Menschen glauben ja, daß sie unverzichtbar und unentbehrlich bei der Mahlzeitengestaltung sind. Deshalb finden wir in der gemischten Hausmannskost bei fast jedem Gericht Fleisch, ferner Beilagen wie Kartoffeln, Teigwaren oder Reis, Gemüse und Salat. Die tierischen Nahrungsmittel – vor allem das Fleisch – bilden hier den Hauptbestandteil des Essens.

Das war nicht immer so: Noch vor wenigen Jahrzehnten galten tierische Produkte als Luxus und wurden nur sonntags verzehrt, denn sie waren zu teuer. Auch heute muß der Großteil der Menschheit darauf verzichten und sich überwiegend von pflanzlichen Nahrungsmitteln ernähren.

Entwicklung der menschlichen Ernährung

Wie sah die Ernährung früher aus? Die Geschichtsforscher ermittelten, daß die Frühmenschen überwiegend pflanzliche Nahrung wie Beeren, Blätter, aber auch Kleininsekten aßen. Die Jagd entwickelte sich erst später, und erst als die Menschen seßhaft wurden, begann mit Ackerbau und Viehzucht eine regelmäßige Mischernährung.[2]

Noch im griechischen und römischen Reich galt jedoch Fleisch als weniger wertvoll als Brot bzw. Getreide. So empfanden die römischen Legionäre Fleischzuteilungen gegenüber der pflanzlichen Kost als minderwertig. Sicherlich spielte dabei auch die Haltbarkeit tierischer Lebensmittel bei den damaligen Vorratsbehältnissen eine bestimmende Rolle. Erst am Ende des römischen Reiches erreichte auch der Fleischkonsum einen hohen Wert, wie aus Schilderungen von Eßgelagen abzulesen ist.

Im Spätmittelalter (im 14./15. Jahrhundert) war das Fleisch dann eine durchaus übliche Speise. Sie war auch leichter als Getreide zu beschaffen: Weideland gab es genug, und Vieh benötigte außer einem Hütejungen nicht viel Aufwand; der Ackerbau dagegen erforderte viel Arbeit, sollte er ausreichend Früchte erbringen. Daher gaben die Bauern zu dieser Zeit viele der bestehenden Felder auf, um mehr Vieh zu halten. Im frühen Mittelalter war die Ernährung dagegen reich an pflanzlichen Lebensmitteln. Fleisch und Eier hatten eine weitaus geringere Bedeutung. Der Beginn der Neuzeit führte im 16. Jahrhundert zu einer Hinwendung zum Getreide: Die brachliegenden Böden (Wüstungen) wurden bestellt, an den Küsten Deutschlands wurde der Deichbau betrieben, um neu geschaffene Felder zu schützen.[3] Zu gleicher Zeit entwickelte sich auch ein lebhafter Getreidehandel. Besonders die südeuropäischen Fürstenhäuser regten die Nachfrage an. Der Fleischverbrauch ging stark zurück. An alten Dokumenten ist abzulesen, daß sich der Roggenpreis gegenüber dem Rindfleisch verdreifachte, obwohl immer mehr Getreide angebaut wurde.

Zu dieser Zeit ernährten sich die Bauern und Städter überwiegend von Brot, Getreidebrei, Milch, Rüben, Erbsen und Gemüse (Kraut, Kohl). Getrunken wurde Kofent, ein verdünntes Bier aus Getreide. Im 18. Jahrhundert trat dann die Kartoffel auf und verdrängte teilweise das Getreide. In dieser Zeit nahm auch die Armut bei der Bevölkerung zu. So berichtete ein württembergischer Weingärtner um 1847, daß seine tägliche Nahrung morgens aus Kartoffeln und mittags aus Brot und Rettich bestehe, Salz könne er sich nur selten leisten. Ende des 19. Jahrhunderts begann der Fleischverbrauch wieder zu steigen. So verbrauchte ein Deutscher um 1850 etwa 22 kg Fleisch, im Jahr 1974 waren es beinahe 83 kg, bei Eiern versechsfachte sich der Verzehr, ebenso beim Fisch. Dagegen sank der Anteil an Kartoffeln um 40 Prozent und an Getreide etwa um 50 Prozent.

Geschichtlich gesehen, gab es also mehrere «Wellen» beim Verbrauch von Fleisch. Höhepunkte lagen wohl am Ende der griechisch-römischen Kultur, im Spätmittelalter und im 20. Jahrhundert. Interessant ist hieran, daß sich offenbar immer gegen Ende einer Kulturperiode die Ernährung fleischreichen Mahlzeiten zuwandte. Der Beginn dagegen führte zu einer Zunahme von pflanzlicher Kost, besonders aber von Getreide. Da auch jetzt zu unserer Zeit ein langsames Hinwenden zu mehr Getreide und anderen pflanzlichen Nahrungsmitteln zu beobachten ist, könnte man versucht sein, Rückschlüsse auf einen neuen Zeitimpuls zu ziehen. Die «Reformbewegung» begann übrigens schon Ende des letzten Jahrhunderts und verstärkte sich dann am Anfang des 20. Jahrhunderts. Es waren Reform-, Naturheil- und Kneippbewegungen, die allerdings nur einen kleinen Teil der Bevölkerung erreichten.

Entwicklung der Ernährungsformen aus anthroposophischer Sicht

Eine weiterreichende ernährungsgeschichtliche Betrachtung ermöglicht uns die geisteswissenschaftliche Forschungsmethode Rudolf Steiners. Sie überschaut Zeiträume, die weit über den Erdenzustand zurückreichen, als der Mensch noch am Beginn seiner Entwicklung stand und auch noch ein ganz anderes physisches Erscheinungsbild aufwies. Daher war auch die «Ernährung» ganz anders gestaltet; sie entsprach in diesen weit zurückreichenden Epochen nicht unseren heutigen Vorstellungen.[4]

Am Anfang der menschheitlichen Evolution gab es eine nur kräftemäßige Ernährung aus der umgebenden Natur. Der Mensch nahm noch keine Substanzen in unserem Sinne auf, da es solche substantielle Nahrung gar nicht gab. Eine mineralische Verhärtung hatte noch nicht stattgefunden. Die erste substantielle Nahrung ging deshalb einher mit der Verdichtung und Herausbildung eines festen menschlichen Körpers. Es war zunächst eine milchähnliche Substanz, die jedoch ähnlich wie Luft aufgenommen wurde. Dem folgte eine Pflanzennahrung, in der die Menschen auch die heutigen Nahrungspflanzen durch Züchtung heranbildeten. Diese enormen Leistungen waren nur möglich, da damals die Natur ebenso wie der Mensch noch in anderen Kräftestrukturen lebten: Die Bildekräfte, die lebendigen Gestaltungskräfte, erwiesen sich damals als plastisch und beweglich und ermöglichten Züchtungen in ganz anderem Maße als heute. Es entstand die Landwirtschaft mit einfachem Ackerbau. Erst später, in der sogenannten atlantischen Zeit, begann die Tiernahrung für den Menschen wichtig zu werden. Die Kost bestand aus Tieren, Wurzeln und Getreide.

Dann, in der nachatlantischen Zeit, begann auch die Mineralnahrung, in der Mineralien wie Salz oder in den mineralischen Zustand gebrachte Lebensmittel wie Zucker, Alkohol, aber daneben auch noch Getreide, Pflanzen und Tiere eine Rolle spielten. In dieser nachatlantischen Periode befinden wir uns noch.

Diese kurze Darstellung zeigt, daß neben den Kräften zunehmend die Substanz an Bedeutung gewinnt – gemäß der Verfestigung der Erde und auch der physischen Ausprägung des menschlichen Körpers.[5]

In unserer heutigen Zeit nehmen die mineralischen Anteile zu. Aber diese Entwicklung braucht Zeit. Wird sie zu sehr beschleunigt, führt sie zu Krankheit, wie beispielsweise an dem Überkonsum von Kochsalz und Zucker abzulesen ist. Welche Rolle soll dann aber die tierische Nahrung spielen? Wenn die Ernährungsstufe der Tiernahrung bereits zu atlantischer Zeit ihren Höhepunkt erreichte, sind dann tierische Nahrungsmittel heute Rückschritte?

Um diese Frage zu beantworten, ist ein Blick auf die zukünftige Ernährungsform – wie Rudolf Steiner sie dargestellt hat – hilfreich. Da unsere Ernährung bereits die feste Substanzebene, das Mineral, erreicht hat, kann in Zukunft nur wieder die Zunahme einer durch dynamische Kräfteentfaltung wirkenden Nahrung erwartet werden. Allerdings wird es sich hierbei nicht wie in längstvergangenen Zeiten um eine bloße Aufnahme aus der natürlichen Umgebung handeln, sondern der Mensch selbst wird einen großen Beitrag zum Zustandekommen dieses Kräftegefüges leisten müssen. Die zukünftige Ernährung wird somit auf einer menschengemäßen und menschlich gestalteten Nahrung aufbauen.[8] Um dieses Ziel zu erreichen, wird der Mensch viele Eigenkräfte entfalten müssen, und es ist die Frage, ob er sie durch pflanzliche oder tierische Nahrung zu erringen vermag. Um diese aufgeworfenen Fragen beantworten zu können, muß nun eine Betrachtung der Wirkensweisen von tierischer und pflanzlicher Nahrung folgen.

Die Arten der tierischen Nahrungsmittel

Zunächst können die einzelnen unterschiedlichen Arten der tierischen Lebensmittel betrachtet werden: Milch und Milchprodukte, Eier, Fische, Fleisch. Die Milch gehört nicht direkt zum Körper des Tieres, sondern ist ein Absonderungsprodukt, das der Ernährung des Jungtieres dient. Würde Milch im Körper des Muttertieres verbleiben, also beispielsweise eine Kuh nicht gemolken werden, so bekäme sie Gesundheitsstörungen. Milch stellt also keinen unmittelbaren Bestandteil eines Tieres dar, sondern wird lediglich von dem weiblichen Tierorganismus gebildet und abgegeben.

Das Ei dagegen verbleibt zwar auch nicht im Körper des Tieres, der Henne, sondern wird gelegt. Im Gegensatz zur Milch aber ernährt es nicht nur ein bereits lebendes, geborenes Tier, sondern aus dem Ei entsteht selbst ein Küken, sofern es befruchtet wurde. Daher ist das Ei stärker dem Tier zugehörig als die Milch.

Der Fisch hingegen ist ein lebendes Tier, und um ihn zu essen, muß man ihn töten. Mit ihm verzehrt man die Ganzheit eines Tieres und nicht nur einen ausgesonderten Teil von ihm. Allerdings lebt der Fisch im wäßrigen Milieu und erhält sich somit eine gewisse Beweglichkeit und Plastizität, die den Landtieren fehlt. Er hat eine Beziehung zum Flüssigen und unterliegt nicht so sehr der Verfestigung wie die Haustiere, überhaupt die Landtiere, von denen unser Fleisch stammt. Zudem ist der Fisch kein gezähmtes Haustier, und deshalb lebt er noch aus seinen ursprünglichen Instinkten.

Das Fleisch stammt überwiegend von unseren Haustieren, von Rind (Kalb), Schwein, Schaf und Geflügel. In anderen europäischen Ländern werden auch Pferd und Ziege gegessen. Wild hat nur eine untergeordnete Bedeutung. Damit man Fleisch verzehren kann, muß das Tier wie auch der Fisch getötet oder geschlachtet werden. Beim Fleisch und beim Fisch nimmt der Mensch also die Stoffe und Kräfte des ganzen Tieres in sich auf. Das sind neben den Lebenskräften auch die Kräfte des Seelischen oder des Astralen in ihren stofflichen Ausprägungen. Sie repräsentieren jeweils die

Tierart und vermitteln die Empfindungen, die Sympathien und Antipathien des jeweiligen Tieres. Solche Kräfte sind selbstredend im Ei in viel geringerem Maße enthalten, da es ja noch nicht als fertiges Tier angesehen werden kann.

Bei der Milch liegt diese Tatsache noch klarer vor Augen. Jede Tiermilch ist in jeder Tierart spezialisiert und unterscheidet sich bis in die Stoffkomposition hinein, vor allem aber in ihrem Kräftegefüge. Die in ihr enthaltenen seelisch-astralen Kräfte sind jedoch gering. Der milchtrinkende Mensch erhält also nicht zugleich die Kräfte der astralen Tierwesenheit. Daher zählt die Milch bei den Vegetariern auch nicht zu den tierischen Nahrungsmitteln, sondern nimmt eine Mittelstellung zwischen Tier und Pflanze ein.

Wirkung der tierischen Nahrungsmittel

Allen tierischen Nahrungsmitteln – auch der Milch – ist es nun eigen, daß sie beschwerend auf den Menschen wirken. Am besten läßt sich diese Tatsache beim Neugeborenen beobachten, das aus einer Welt der Leichte in die Schwere der Erde geboren wird. Es enthält in seinem Körper noch sehr viel Wasser, ist in seiner Formgestaltung noch ungefestigt und während seiner langen Schlafzeiten oft «abwesend» von der Erde. Die Milch erfüllt nun den Zweck, dem Kind die notwendige Erdenschwere zu vermitteln. Es soll in rechtem Maße in unsere irdischen Verhältnisse hineinwachsen. Da die Tiermilch diese Aufgabe für ihre tierischen Jungen erfüllt, ist sie für den menschlichen Säugling in dieser Form nicht geeignet und muß der Muttermilch entsprechend gemischt werden.

Die Schwere wird nun auch vom Ei und noch stärker vom Fisch und vom Fleisch vermittelt. Sie äußert sich fühlbar in Müdigkeit nach dem Essen, auf die Dauer auch im seelischen Bereich: in einer stärkeren Hinwendung zum Festen, zu einer intensiven Verbundenheit mit der Erde. Auf der anderen Seite aber führt die Schwere auch zu Inaktivität, mehr noch: zu einer Passivität der Ich-Wirksamkeit. Vereinfacht könnte man sagen, daß Fleischgenuß zu einem festeren, realen, aber passiv machenden Verhältnis zur Erde, Pflanzenverzehr zu einer kosmischeren, leichteren, aber auch verträumteren Beziehung zur Erde führt.[6] Zu viele tierische Produkte können den Menschen phantasieloser machen, da er sich dann zu sehr an irdische Sachzwänge binden läßt. Zuviel pflanzliche Nahrungsmittel können jedoch zu einem realitätsfremden Verhalten führen. Diese Menschen «schweben» sozusagen durch das Leben und sind praxisfremd. Wie sich die einzelnen Komponenten beim individuellen Menschen genau auswirken, ist unterschiedlich, hängt es doch von der Konstitution und dem Temperament ab. Der Mensch, der zu viel tierische Produkte verzehrt, ist oft stämmiger, massiver, cholerischer oder phlegmatischer im Temperament als andere. Die Ernährung verstärkt dann diese Eigenschaften. Der Mensch, der dagegen die Pflanzenkost bevorzugt, ist meist schlanker, wirkt aber manchmal «vertrocknet», ist oft sanguinisch oder melancholisch veranlagt.

Die pflanzliche Nahrung erfordert vom Menschen mehr Aktivität: Es müssen die pflanzeneigenen Bildekräfte zerstört und neue menschliche Substanzen, die belebt und beseelt sind, aufgebaut werden. Die tierische Nahrung liefert bereits seelisch-astrale Kräfte, die Pflanzenkost hingegen erfordert, daß der Mensch sich diese Kräfte aus sich selber aufbaut. Eine solche Aufgabe belastet den Menschen, stärkt ihn aber auch. So führt Pflanzenkost zu Kräften, die dem Menschen auch für seelische Aktvitäten zur Verfügung stehen. Sie äußern sich manchmal auch in geringerem Schlafbedürfnis. Diese Kräfte entstehen bei tierischer Nahrung nicht. Allerdings muß der Mensch sie nun auch adäquat nutzen, denn sonst führen sie zu Störungen. Rudolf Steiner sagte einmal, daß sie die geisteswissenschaftliche Arbeit erleichtern und dabei helfend zur Verfügung stehen können.[8] Jedenfalls bedingen sie eine gesteigerte Aktivität. Wer dagegen sein Leben im gleichen Stil weiterführt, trotzdem aber mehr Pflanzenkost genießt, kann durch diese neu geschaffenen, nun «vagabundierenden» Ätherkräfte gesundheitlich geschädigt werden, da sie ein Eigenleben im Menschen entfalten. Es zeigt sich seelisches Fehlverhalten wie Neurosen, Depressionen oder geistige Extrema wie Dogmatismus, Starrsinn und andere Einseitigkeiten. Selbstredend sind solche Entwicklungen in den Menschen schon veranlagt, und die Ernährung wirkt hier nur unterstützend oder auslösend, nicht aber erzeugend.[6]

Aus diesen Gründen warnt Rudolf Steiner vor einem vegetarischen Essen, nur weil es gesund oder modern ist, wenn nicht gleichzeitig geistige Betätigung einen Ausgleich schafft. Ganz abzulehnen ist es, gegen eigene innere Bedürfnisse auf Fleisch zu verzichten. Die Spannung zwischen innerem Wollen und äußerem Unterlassen schädigt. Hierzu ein Wort Rudolf Steiners: «Man soll lieber Schinken essen, als ihn denken.»

Es ist aber in jedem Falle zu beachten, wie die individuellen Bedürfnisse beschaffen sind. Will ich wirklich einen Verzicht auf Fleisch und weiß ich auch warum? Kann ich mit den neugewonnenen Kräften umgehen? Brauche ich vielleicht Fleisch, um meine Erdenaufgaben erfüllen zu können? Neben diese individuellen Entscheidungsfragen treten nun noch äußere Aspekte der heutigen Fleischnahrung.

Weitere Aspekte des Fleischverzehrs

Bei der Tierzucht und den Haltungsbedingungen der Haustiere werden die artgemäßen Erfordernisse oftmals mißachtet. Wenn die Zucht Schweine hervorbringt, die durch Veränderungen des Knochenbaus (es wurden ihnen Rippen angezüchtet, um mehr Koteletts zu erhalten) und der Gesundheit und Fruchtbarkeit denaturiert sind und in unnatürlichen Ställen (Spaltböden) gehalten werden, dann stellt sich natürlich die Frage nach der moralischen Mitverantwortung des Fleischessers. Ebenso sollte der welternährungspolitische Aspekt miteinbezogen werden. Wir füttern unsere Haustiere überwiegend mit Getreide-Futtermitteln, die teilweise aus Entwicklungsländern stammen. Dabei muß oft die zehnfache Menge an Getreide eingesetzt werden, um ein Kilogramm Fleisch zu erhalten. Bei uns werden 90 Prozent des vorhandenen Getreides verfüttert, nur zehn Prozent dienen unserer Ernährung. Wenn man jedoch bedenkt, daß wir Menschen in den Industrieländern nur einen geringen Anteil an der Weltbevölkerung haben, aber einen sehr hohen Fleischverbrauch, so müssen wir uns fragen, ob wir eine eine solche Relation gutheißen können und uns klarmachen, daß wir oft selber dazu beitragen, sie zu erhalten oder gar zu vergrößern.[7]

Direkter erfahrbar ist der gesundheitliche Hintergrund für den einzelnen. Zuviel Fleisch, Fisch oder Eier führen zu ernährungsbedingten Störungen wie Bluthochdruck, erhöhten Cholesterin- und Blutfettwerten und begünstigen sogar Krankheiten wie Gicht, Arteriosklerose, Steinbildungen und Herzinfarkt.

Schon diese äußeren Faktoren zeigen, daß zumindest eine deutliche Verringerung des Verzehrs tierischer Lebensmittel anzustreben ist. Viele Menschen werden auch aus diesen Gründen zu Vegetariern; sie sollten aber dabei die Wirkung auf ihre innere Kräftestruktur bedenken. Oftmals wird der Weg zu einer vegetarischen Lebensweise aber auch von einer anderen Seite her eingeschlagen: Eine intensive geistige Betätigung erfordert neue Kräfte, die aus der Pflanzenkost geschöpft werden können. So verzichtet man nach und nach auf tierische Produkte und erfährt dabei positiv den Kräftezuwachs für die geistige Arbeit.

Unter solchen Aspekten ist es auch möglich, einen Blick auf die Bedeutung der historischen Ernährungsphasen zu werfen: Der hohe Fleischverzehr am Ende einer Kulturperiode verdeutlicht zugleich auch eine durch eine solche Entwicklung bedingte seelische Passivität und eine Verstrikkung in das Materielle. Er erklärt aber auch eine anwachsende Phantasielosigkeit bei vielen Menschen und eine sich steigernde Unfähigkeit, neue Impulse und Veränderungen aufzunehmen. Der Aufbruch zu neuen Entwicklungen erfordert hingegen zukunftsorientierte Kräfte, erfordert Phantasie und die Lösung von einer zu starken Gebundenheit an das Bestehende. Nur dann können Veränderungen im Sinne eines Zukünftigen wahrgenommen und verwirklicht werden. Hier ernährt zweifellos die Pflanzenkost in einer geeigneteren Weise. Ein solcher Rhythmus des Auftretens von neuen Kulturimpulsen und des Vergehens alter Formen wird sich wahrscheinlich auch in unserer Zukunft wiederholen. Vielleicht wirkt sich dieser Wechsel dann auch in einer Verschiebung zwischen den pflanzlichen und tierischen Bestandteilen unserer Nahrung aus.

Längerfristig gesehen wird daher die pflanzliche Kost überwiegen, denn gerade für die Zukunft wird der Mensch einer neuen Nahrung bedürfen, die ihm seelisch mehr innere Regsamkeit ermöglicht. Dies aber vermag die pflanzliche Nahrung besser als die tierische Kost.

So wird wohl in Zukunft in stärkerem Maße auf tierische Nahrungsmittel mit Ausnahme der Milch verzichtet werden, aber diese Entwicklung wird sicher langsam erfolgen. Niemand, der heute noch das Fleisch benötigt, ist deshalb «rückschrittlicher» als andere. Die überstürzte Hinwendung zur vegetarischen Ernährung ist oft schädlich, wenn das Bewußtsein von den nachfolgenden Auswirkungen fehlt.

Die einzelnen Nahrungsmittel

Milch und Milchprodukte

Die Milch stammt vom Tier – von Kuh, Schaf oder auch Ziege. Sie dient der Ernährung des neugeborenen Lebewesens, eben des Kalbes, Lamms, Zickleins oder aller anderen Säugetierjungen wie auch des menschlichen Säuglings.

Milch ist ein Aussonderungsprodukt und nicht direkt dem Tier zugehörig. Diese Aussage läßt sich verdeutlichen, wenn die beiden gegensätzlichen Körperflüssigkeiten – Blut als Bestandteil des Fleisches (und damit des eigentlichen Tierkörpers) und Milch – verglichen werden.

Übersicht 3: *Beziehungen und Gegensätze zwischen Milch und Blut*

	Blut	Milch
Verhalten	bleibt innen	muß abgegeben werden
Ort	überall im Körper	nur in Brustdrüsen
Abgabe	Blutverlust führt zu Schwächung und zum Tod	Milchzurückhaltung führt zu Krankheit
Gerinnung	sofort außen	erst nach längerer Zeit
Farbe	rot	weiß

Es gibt also viele Polaritäten zwischen der Milch und dem Blut, die darauf hindeuten, daß es sich um gegensätzliche Bereiche handelt.

Beide Flüssigkeiten haben aber auch Gemeinsamkeiten, die auf den Ursprung der Milchbildung aus dem Blut schließen lassen. Beide sind flüssige Lösungen, enthalten Eiweiß als Puffer, Fett, Zucker und Salze und sind isotonisch.[9]

Weitere Merkmale erhärten die Stellung der Milch zwischen Tier und Pflanze: Milch säuert, wie auch vergehende Pflanzen, Fleisch fault dagegen. Das Fett der Milch ist wie das Öl der Pflanzen leicht verdaulich, während tierische Fette schwerer zu verdauen sind.

Arten der Milch

Neben der Tiermilch, die zur Ernährung des Jungtieres dient, gibt es noch andere Arten von Milch. Da wäre zunächst der weiße Saft in verschiedenen Pflanzen zu nennen. Er findet sich besonders bei den Wolfsmilchgewächsen, den Mohngewächsen und den zungenblütigen Korbblütlern. Meist ist dieser Milchsaft giftig, oftmals aber auch nur bitter (z. B. bei Salaten). Dieser Saft durchströmt das Innere der Pflanzen. Wenn er bei Beschädigungen heraustritt, so gerinnt er sofort. Man könnte sagen, daß er eher dem Blut als der Tiermilch verwandt ist.

Ferner gibt es noch Milch bei Fischen. Es handelt sich um die Samenflüssigkeit der männlichen Tiere, der Milchner. Eine weitere Quelle von Milch ist das Getreidekorn. Man spricht von der Milchreife, wenn das Innere des Korns noch halbfest bis flüssig ist und sich beim Öffnen des Korns milchig und weißlich zeigt. Während beim Fisch diese «Milch» nach außen abegegeben wird, ist die «Milch» des unreifen Getreidekorns wiederum eher dem Blut verwandt, da es sich um eine Innenflüssigkeit handelt, die zu den eigentlichen Inhaltsstoffen des Korns verfestigt wird. Offenbar gibt es zwei Arten von «Milch»: jene, die sich absondert, und die, die eigentlich mehr dem Blut verwandt ist und sich im Inneren des Organismus befindet. Eine Klärung dieser Tatsache bringt ein Blick in die Entwicklungsgeschichte der Ernährung, wie sie Rudolf Steiner dargestellt hat.

Die Milchernährung war in der vorlemurischen Zeit vorherrschend, als die Erde noch als «Alter Mond» existierte (vgl. auch R. Steiner, Geheimwissenschaft). Der Mensch sog sie aus der Umgebung, sie war seine erste substanzielle Nahrung. Rudolf Steiner nannte diese Milch «Blut der Erde».[10] Auch heute noch wird die Milch gesaugt und nicht gegessen oder getrunken – zumindest im Kleinkindalter. Erst nach dieser Ernährungsperiode wurde die Milch ein Nahrungsmittel unter anderem auch für den erwachsenen Menschen. Die Neugeborenen vollziehen eine Art Nachentwicklung dieser alten Ernährungsform, indem sie die Milch noch immer «aus der Umgebung», der mütterlichen Brust, saugen.

Die oben genannten Pflanzen, die den Milchsaft so enthalten, wie er in ähnlicher Form früher vorhanden war, sind demnach eigentlich «zurückgeblieben». Beim Getreide ist es ein Übergangszustand, eine Art Nachvollzug der Entwicklung.

Heute ernährt sich der Mensch in seinen ersten drei Lebensjahren zum großen Teil von Milch. Nach diesem Zeitraum können 70 Prozent der Weltbevölkerung Milch nicht mehr richtig verdauen. Dazu zählen fast alle Asiaten und Afrikaner, aber nur vereinzelt Europäer. Wird die Milch dagegen gesäuert, so ist sie wieder verträglich. In Indien gibt es nur Käse- und Quarkarten. In Ostasien nimmt dagegen die Sojabohne den Platz der Milch ein.

Offenbar ist die Milch ein Nahrungsmittel besonders der Nord- und Mitteleuropäer, denn auch schon in Südeuropa findet man sie – bedingt durch klimatische Gegebenheiten – nur gesäuert vor. Ebenso verbreitet ist Milch bei den Nordamerikanern und Australiern – großenteils Menschen europäischer Abstammung.

Bedeutung der Milch für den Menschen

Die Milch ist heute vor allem ein Nahrungsmittel für das Kind und den Jugendlichen. Sie vermittelt eine gewisse Festigkeit und Erdenschwere, was sich bereits an ihrem Kalzium- und Eiweißgehalt ablesen läßt. Damit erleichtert sie dem Kind, sich nach der Geburt an die irdischen Verhältnisse zu gewöhnen. Der ältere Mensch dagegen tendiert eher dazu, sich physisch zu sehr zu verhärten. Hier ist die Vollmilch nicht angebracht, sollte doch eigentlich eine Lockerung bewirkt werden. Eine solche Lockerung kann man durch Säuerung erreichen. Dabei wird der Milchzucker in Milchsäure verwandelt, das Eiweiß flockt, und Geschmacks- und Aromastoffe bilden sich durch die Tätigkeit von Bakterien und Hefen. Gesäuerte Milchprodukte sind daher für Jugendliche und Erwachsene geeignet, ja sogar im Alter wegen ihrer lösenden Wirkung (sie macht sich bis in die Verdauung hinein bemerkbar) besonders zu empfehlen. In dieser gesäuerten Form wird die Milch übrigens auch für die Menschen in Asien und Afrika verträglich.

In manchen Kinderbüchern finden wir noch die idyllische Situation beschrieben, wie eine Bäuerin, auf dem Melkschemel hockend, ihre drei Kühe melkt. Das ist vorbei. Es haben sich in den letzten Jahren entscheidende Veränderungen in der Tierzucht und -haltung, der Molkerei und im Handel ergeben.

Während früher eine Milchkuh ca. 3000 kg Milch pro Jahr abgab, sind die Werte auf 8000 kg bis 10000 kg gestiegen. Erreicht wurden diese unglaublichen Steigerungen durch Zucht und veränderte Fütterung. Rein äußerlich fallen die Hochleistungskühe durch riesige Euter auf; Probleme mit Entzündungen sind leider nicht ausgeblieben. Das Futter – früher nur aus Rauhfutter wie Gras, Heu und Silage bestehend – enthält heute den physiologisch maximalen Anteil an Kraftfutter wie Sojaschrot oder Mais. Dazu kommt, daß die Landwirte mehr Kühe halten als früher und demzufolge das Melken überall mechanisiert ist. Es gibt sogar schon elektronisch gesteuerte Futter- und Melkanlagen. Heute wird fast ausschließlich mit Melkanlagen gemolken, die Milch gelangt sofort in Tanks, wo sie unter Rühren gekühlt wird. Die frühzeitige Kühlung verändert die Bakterienzusammensetzung, da die Milchsäurebakterien bei diesen Temperaturen nicht mehr wachsen. Die Milch wird also nicht so schnell sauer, der Tankwagen kann seltener kommen, um sie in die Molkerei zu bringen, aber es bilden sich Bakterien, die bei späterer Butter- und Käsebereitung zu Störungen und Fehlgärungen führen können und für einen bitteren Geschmack verantwortlich sind (Clostridien).

Auch der Tagesablauf der Kühe ist ein anderer geworden. Die wenigsten kommen tagsüber auf die Weide (zumindest in Süddeutschland), da das Heimholen zum Melken zu aufwendig ist.

All diese Veränderungen sollen nicht nur beklagt werden, dokumentieren sie doch auch die veränderten Lebensgewohnheiten. Wer kann heute schon mit der Milchkanne losgehen und sich frische Rohmilch vom Bauern holen? Wann sieht ein Stadtkind zum ersten Male eine Kuh? Wir müssen uns nur darüber klar sein, daß die Milch in anderer Weise «erzeugt» wird als früher. Bedauern wir es oder wollen wir es ändern, so müssen wir auch unsere Ansprüche danach einrichten. Sicherlich ist die einseitige Zucht und Milchleistung für das Tier von Nachteil, und bei Alternativen zur konventionellen Tierhaltung sollte bedacht werden, ob der ökonomische Vorteil die Anschaffung solcher Hochleistungstiere rechtfertigt. Gelingen können solche Änderungen aber nur, wenn der Verbraucher auch bereit ist, beispielsweise höhere Preise zu zahlen und sich mit einer geringeren Vielfalt an Molkereiprodukten zufrieden zu geben.

Milchverarbeitung

Eine Molkerei entspricht heute mit ihren Tanks, Maschinen und Rohrleitungssystemen eher einer Fabrik als einem lebensmittelverarbeitenden Betrieb. Hier wird die Milch angeliefert, gelagert, erhitzt, separiert (zentrifugiert) und abgefüllt. Es entstehen auf diese Weise die verschiedensten Milchprodukte.

Laut deutschem Milchgesetz muß Milch in Deutschland pasteurisiert werden. Ausnahmen sind nur der Ab-Hof-Verkauf von Rohmilch in kleinen Mengen und die aus besonders kontrollierten Ställen stammende Vorzugsmilch.

Ferner wird Milch zur Verhinderung der Aufrahmung oftmals homogenisiert. Dabei werden die Fettkügelchen zerschlagen, die schützende Eiweißhülle zerrissen.

Die üblichen Wärmebehandlungen sind: das Pasteurisieren bei 72°C für 30 Sekunden, oder Ultrahocherhitzen bei 135°C für 2,4 Sekunden, oder Sterilisieren bei 110°C für 30 Minuten und zusätzliches Homogenisieren.

Alle diese Verarbeitungsschritte sind Eingriffe in die Lebendigkeit des Lebensmittels Milch, denn sie beeinträchtigen die empfindlichen Inhaltsstoffe und die Kräfte. Ein so sensibel reagierendes Lebensmittel wie Milch, das ganz leicht Fremdgerüche annimmt und, an der Luft stehend, an einem Tag gerinnt, reagiert auf extreme Wärmebehandlung mit Qualitätseinbußen. Damit ist nicht unbedingt das Pasteurisieren gemeint, wohl aber die anderen viel intensiveren Wärmeverfahren. Daher ist die Wahl der Milchsorte – besonders bei Kindern – wichtig, und die Rohmilch aus hygienisch einwandfreien Ställen oder die Vorzugsmilch zu empfehlen; sie kommen ohne diese Verfahren aus.

Neben den unterschiedlichen Wärmeverfahren unterscheidet sich die Milch noch nach ihrem Fettgehalt: Rohmilch 4,0 bis 4,5 Prozent (je nach Rasse und Futter), Vorzugsmilch 4,0 bis 4,5 Prozent (je nach Rasse und

Futter), Vollmilch 3,5 Prozent, fettarme Milch 1,5 Prozent, Magermilch 0,3 Prozent.

Das Fett wird der Milch entzogen, um als Schlagsahne oder Butter Verwendung zu finden.

Um den teils umstrittenen Verfahren zu entgehen, kann der Verbraucher, insbesondere der Städter, Milch bevorzugen, die von artgemäß gehaltenen und naturgemäß gefütterten Tieren stammt. Dies ist beispielsweise bei der Demeter-Milch der Fall. Sie muß gesetzlicherseits pasteurisiert werden, aber die umstrittene Homogenisierung unterbleibt, auch Ultrahocherhitzen und Sterilisieren gibt es dabei nicht.

Schließlich muß der Verbraucher wählen, und es kann nur immer wieder empfohlen werden, selbst zu prüfen, welche Qualität am besten schmeckt und am bekömmlichsten ist, weil in ihr noch die Kräfte des Lebendigen nachwirken.

Neben den Milchsorten werden in der Molkerei vielerlei Sauermilchprodukte hergestellt, z.B. Buttermilch, Schwedenmilch, Dickmilch, Joghurt und Quark. Bei Joghurt und Schwedenmilch handelt es sich um spezielle Kulturen, die einen bestimmten Geschmack hervorbringen, während bei den anderen Produkten die milcheigenen Bakterien die Säuerung durchführen könnten. Heute wird aber auch zur Sicherheit «angeimpft», d. h. Bakterien in Reinkultur werden zugefügt. Bei Joghurt ist zu bedenken, daß bei unseren üblichen Temperaturen dieses Produkt nicht entsteht, sondern zusätzlich Wärme benötigt. Er ist eigentlich in Südosteuropa beheimatet. Unsere «heimischen» Sauermilchprodukte sind Dickmilch (Sauermilch) und der daraus gepreßte Quark. Sie sollten den Vorzug vor Joghurt erhalten. Früher war es üblich, Milch zum Säuern selber aufzustellen, heute gelingt es nur, wenn man sie mit einem Löffel fertiger Dickmilch animpft.

Was ist Säuerung?

Alle Sauermilchprodukte zeichnen sich durch leichte Verträglichkeit aus. Sie fördern die Verdauung und verfügen über viele Nähr- und Wirkstoffe. Sie eignen sich ausgezeichnet für alle Altersgruppen. Der Jugendliche in der Pubertät, der viel Eiweiß für seinen wachsenden Körper benötigt, kann ihn mit Sauermilchprodukten – besser als mit anderen tierischen Nahrungsmitteln – decken.

Die Milchsäurebakterien, die sich immer in der Milch befinden, beginnen bei günstigen Umweltbedingungen (z. B. der richtigen Temperatur) zu wachsen und sich zu vermehren. Als ein Produkt ihres Stoffwechsels entsteht dabei die Milchsäure. Sie hemmt nun das Wachstum anderer Bakterien – darunter auch krankheitserregender – und führt zu einer natürlichen Konservierung des Lebensmittels. Die Säuerung ist also ein Konservierungsverfahren! Dabei bilden sich Aroma und Geschmack, außerdem entstehen wertvolle Inhaltsstoffe wie Vitamine und andere Vitalstoffe, die die Milchsäurebakterien bilden. Diese Säuerung erhöht also die Nahrungsqualität und stärkt das vitale, kräftespendende Element in den gesäuerten Produkten. Von daher ist es verständlich, daß gesäuerte Milchprodukte gerade auf das Vitale im Menschen, den sogenannten «Flüssigkeitsmenschen», einwirken. Der Wasserprozeß wird reguliert, Schadstoffe ausgeschwemmt, und eine reinigende Wirkung tritt ein. Die Lebenskräfte des Menschen werden aktiviert, und die inneren Rhythmen wie die Darmperistaltik, aber auch Leber- und Gallenprozesse normalisieren sich. Diese Wirkungen werden von vielen Menschen gespürt, weshalb sie sich nach dem Essen von Sauermilchprodukten erfrischt und gekräftigt fühlen. Die Konservierung durch die Säuerung ist bei den genannten Produkten nicht sehr stark, so daß sie bald verbraucht werden müssen. Deshalb werden viele Milchprodukte noch zusätzlich in den Molkereien pasteurisiert.

Käse

Käse ist eines der ältesten Lebensmittel, das überall da auftaucht, wo Milch gemolken wird. Besonders verbreitet ist er in wärmeren Gegenden, wo er als Konservierungsform der Milch dient (Indien, Italien, Südosteuropa).

Die zahlreichsten Käsesorten finden wir in Frankreich, Holland, Italien, Schweiz, Deutschland, Dänemark und England.

Käse ist kunstvoll zum Gerinnen gebrachte Milch. Er ist – gut zubereitet – ein weiter atmendes und reifendes Lebensmittel. Seine feste Konsistenz macht ihn schwerer verdaulich, er liegt «schwer im Magen».

Von großer Bedeutung sind der Geschmack und das Aroma. Beide können für den Verbraucher ein Indikator für die Qualität sein. Mit etwas Erfahrung wird man leicht die übersalzenen, schnell gereiften und falsch verpackten Stücke herausschmecken. Auch stark hervorschmeckende Gewürze können diese Mängel nicht überdecken, wenn sie auch manchmal gerade dazu verwendet werden.

Käse hat als nährstoffreiches Lebensmittel eine intensive Wirkung auf unsere Geschmacksnerven. Beim Kosten von Käse erfüllt sein Aroma unseren Gaumen, und es dauert recht lange, bis wir wieder fähig sind, neuen Geschmack wahrzunehmen.

Beim Verkosten von Käse sollte man daher immer zwischendurch geschmacksneutrale Lebensmittel, etwa helles Brot essen. Diese Eigenschaften des Käses verdeutlichen, daß es sich um ein «gewichtiges» Lebensmittel handelt, das wohldosiert gegessen werden sollte. Für ein Kilogramm Käse werden schließlich auch fünf bis acht Kilogramm Milch benötigt.

Käse wird durch Milchsäuerung oder Labgerinnung (Enzym aus dem Kälbermagen) gesäuert, zerkleinert (Käsebruch), gepreßt und gesalzen sowie zum Reifen gelagert. Die einzelnen Stadien sind je nach Sorte unterschiedlich. Bei den Schimmelkäsen (Edelpilzkäse, Roquefort, Romadur, Camembert, Brie, Münsterländer) werden spezielle Kulturen angeimpft. Die meisten Käse gewinnen ihr Aroma erst in der Reifezeit.

Käse sollte bei der Lagerung immer genügend Luft zum Atmen haben, also nicht in Plastikfolien, sondern am besten in gefettetem Pergamentpapier aufbewahrt werden. Gute Käsehändler wickeln die Stücke schon darin ein. Ebenso sollte Käse am Stück und nicht in Scheiben gekauft werden. Größere Stücke werden oft auch in feuchte Leinentücher geschlagen und in die kühle Speisekammer gelegt. Für kleinere Stücke eignet sich eine Käseglocke, die einzelnen Stücke darin sollten noch in das Pergamentpapier oder in feuchte Leinentücher gewickelt sein. Weichkäse und starkriechende Käsesorten sollten voneinander getrennt aufbewahrt werden, da sonst die Gerüche angenommen werden können. Weichkäse gehört nicht in zu kühle Räume (etwa den Kühlschrank; zumindest vor dem Essen sollte er eine halbe Stunde bei Zimmertemperatur stehen).

Käse wirkt wie Milch festigend, aber aufgrund seiner Struktur in stärkerer Weise, ist doch auch sein Eiweißgehalt viel höher und die Eiweißform viel verfestigter. Käse ernährt gut, aber nicht im vitalen Bereich wie die Sauermilchprodukte. Da er festigend wirkt, ist er im Alter mäßig zu essen, aber gut in den Zeiten des Wachstums, besonders, wie schon erwähnt, in der Pubertät.

Fleisch, Fisch und Eier

Es wurde schon auf die Wirkung der tierischen Produkte in der menschlichen Ernährung eingegangen (S. 26f., 32f.). Es gab in jüngerer Zeit immer wieder Perioden mit hohem Fleischverzehr:
- im Römischen Reich,
- im Spätmittelalter,
- im 20. Jahrhundert.

Fleisch als fett- und eiweißreiche Nahrung vermittelt dem Menschen «Erdenschwere» und führt ihn in die materielle Realität, während Pflanzenkost mehr Eigenarbeit des Menschen erfordert und ihn daher innerlich kräftigt und weniger an das äußere Leben bindet. Wie fügen sich diese Ergebnisse zu dem, was über das Tier als lebendiges und beseeltes Wesen zu sagen ist?

Das Tier ist ein Lebewesen, das außer seinem belebten Körper auch noch eine Seele, einen Astralleib, besitzt. In ihm wirken Leidenschaften, Emotionen, Zuneigungen und Ablehnungen. Die Pflanze besitzt dagegen nur den belebten Körper, seelisches Eigenwesen ist ihr fremd. Sie erhält es nur von außen, beispielsweise durch Insekten. Nun existieren die einzelnen Wesensglieder ja nicht getrennt voneinander, sondern durchdringen sich gegenseitig und prägen einander. So erhält der Körper des Tieres seine Prägung durch die lebendigen Kräfte des Ätherleibes, aber auch von den seelischen Kräften des Astralleibes. Bei der Pflanze ist der Körper, die Pflanzengestalt, dagegen nur von dem Ätherleib geprägt, da sie ja keinen Seelenleib ihr eigen nennt (vgl. S. 13f.).

Wird das Tier nun getötet oder stirbt es, so zieht sich der Seelenleib zurück, die Ätherkräfte verlassen erst langsam durch Fäulnis oder küchenmäßige Zubereitung (beim Schlachttier) den Tierkörper.

Wird dieses tote Tier verzehrt, nimmt der Mensch das Stoffliche des Körpers, die Ätherkräfte und Astrales auf, das sich in den Körper eingeprägt hat. Diese seelischen Kräfte wirken auf den Menschen und ernähren seinen Seelenleib durch Anregung. Bei einer Pflanzennahrung fehlt diese Anregung, der Mensch muß sich die Nahrung für seinen Astral- oder Seelenleib aus den stofflichen und ätherischen Kräften selbst schaffen. Diese Arbeit ist natürlich schwer. Wer es vermag – und nicht jeder ist von seiner Konstitution her dazu in der Lage –, den kräftigt es und macht ihn freier und unabhängiger von seiner Umwelt. Welche Kräfte nimmt der Mensch nun aber vom Seelischen des Tieres auf, und wie wirken sie auf ihn?

Wirkung auf den Menschen

Jedes Tier ist einer Gattung und Art zugehörig, in der eine gemeinsame Ausprägung des Seelischen gegeben ist: Instinkte und Reaktionsweisen sind speziell auf diese Tiergruppe ausgerichtet und angepaßt an ihre Lebensweise. Damit geht eine Einseitigkeit einher, die jedoch zu größtmöglichen Leistungen in eben diesem Lebensraum führt.

So ist das Wild an das Waldleben angepaßt oder Antilopen an Steppenlandschaften. Wird nun ein Wild getötet und gegessen, so nimmt der Mensch Kräfte auf, die dem seelischen Erleben des Waldtieres angepaßt waren.

Der Mensch kennt dagegen in seinem Seelenleib diese Spezialisierung nicht. Er ist offen, dafür aber nicht so angepaßt und gerüstet für bestimmte Lebensweisen.

Um nun den menschlichen Seelenleib in umfassender Weise zu ernähren, müßte der Mensch eigentlich alle Tiere verzehren, da er nur dann die tierische Arteinseitigkeit überwinden könnte. Ansonsten erhält er nur eng begrenzte Kräfte.

Ißt der Mensch Fleisch, so entfalten die Prägungen der seelischen Kräfte ihre Wirksamkeit in ihm. Dieser Gedanke ist zunächst schwer nachzuvollziehen und kann vielleicht erst langsam angenommen werden. An folgendem Beispiel soll verdeutlicht werden, wie Seelisches direkt auf den Menschen wirkt: Lebt ein Mensch lange mit seinem Haustier zusammen und bildet er eine innige Beziehung aus, so kann man gewisse Annäherungen im Verhalten, in den Gebärden oder Gewohnheiten beobachten. Manche Zeitgenossen gehen sogar so weit, daß sie bis in die Physiognomie hinein Ähnlichkeiten festzustellen glauben. In diesem Falle findet also ein Austausch von seelischen Kräften statt.

Beim Tier, das gegessen wird, sind die seelischen Kräfte ja nur noch durch die Ausprägungen im physischen Leib wirksam, aber durch die Einverleibung muß sich der Mensch intensiver damit auseinandersetzen. Ähnlich wie beim Zusammenleben von Tier und Mensch kommt es zu einer Anpassung des menschlichen Seelenleibes an die tierischen Kräfte. In den alten Volksmythen war das Wissen darum immer vorhanden. So sollte das Trinken von Stierblut die Kraft des Stieres verleihen; der rituelle Verzehr eines Schlachttieres diente der Einverleibung der Eigenschaften dieses Wesens.

Es ist nun ganz sicher nicht so, daß diese Kräfte eine übermäßige Wirkung auf den Menschen entfalten, so daß jemand, der regelmäßig Geflügel ißt, nun etwa zu gackern anfängt. Doch lassen sich bestimmte Einflüsse ausmachen.

Bei den einzelnen Tieren gibt es Verschiedenes zu beachten. Wildtiere (Rehe, Hirsche, Hasen, Wildgeflügel) weisen einen intensiven Geschmack auf, der den Zuchttieren fehlt. Lediglich Schlachttiere, die viel im Freien unter natürlichen Lebensbedingungen gehalten werden (Schafe), zeigen noch einen speziellen Eigengeschmack. Er verdeutlicht unter anderem, daß diese Tiergruppen noch in ihrem speziellen Lebensumkreis existieren und sich ihr Seelenleib in artgemäßer Weise in das Fleisch einprägte. Bei den Zuchttieren sieht es ganz anders aus. Ihre Instinkte, Verhaltensweisen und auch Empfindungen werden von einer ganz anderen Umgebung geprägt. Wie mag ein Batteriehuhn, ein Mastkalb oder ein 3-Monats-Schwein leben und fühlen? Wie oft kann sich das Seelische nicht in dem durch Zucht deformierten Körper (wie bei Schweinen) ausprägen? Was für Kräfte nimmt der Mensch hier auf?

An einem Beispiel mag die Problematik klarer werden: Das heutige Schwein ist sehr leicht erregbar, so daß es beim Transport zum Schlachthof vor Angst an Herzinfarkt sterben kann. Den Metzgern ist wohlbekannt, daß Fleisch von solchen zu Tode gestreßten Tieren sich verändert: Es ist dunkel, fest bis leimartig und trocken. Stofflich stellt man eine Erhöhung der Milchsäure fest. Hier hat also die seelische Angst sich in auffälligen Stoffveränderungen ausgewirkt. Was geschieht, wenn Menschen ständig solche «Angst-Niederschläge» zu sich nehmen?

Das Problem wird heute allerdings so «gelöst», daß man den Tieren Beruhigungsmittel gibt, damit die Angst unterdrückt wird. Dabei treten dann allerdings stoffliche Probleme, nämlich die Reste und Rückstände dieser Medikamente, in den Vordergrund.

Ähnliches ist zu den Fischen zu sagen. An Süßwasserfischen gibt es heute bei uns nur noch Zuchttiere (Karpfen und Forelle), die oftmals in ebenso entfremdeter Umgebung leben wie die Fleischtiere. Neuerdings werden auch Salzwasserfische in Aquakultur gehalten und auf engstem Lebensraum mit ausgeklügeltem Futter in kurzer Zeit zur Schlachtreife gezüchtet. Jeder mag sich selbst ausmalen, welche Veränderungen dabei mit dem Tier vor sich gehen.

Einige Auswirkungen des Fleisch- und Fischverzehrs sind bereits genauer studiert und dokumentiert worden:

Fleischverzehr ermüdet den Menschen. Diese Experimente kann jeder an sich nachvollziehen: Man esse eine Mahlzeit mit und eine ohne Fleisch und beobachte dabei seinen Wachzustand. Natürlich müssen die äußeren Bedingungen dabei vergleichbar sein. Das Ergebnis wird den aufmerksamen Beobachter überzeugen.

Rudolf Steiner führt das Phänomen darauf zurück, daß Fleisch im Gegensatz zur Pflanzenkost dem Menschen die Arbeit, seinen Seelenleib zu nähren, abnimmt. Diese Kräfte werden nicht aufgerufen oder liegen brach. Bei der vegetarischen Kost muß der Mensch selber aktiv werden und er bleibt wach und munter.

Beim regelmäßigen Fleischverzehr nimmt der Mensch Kräfte auf, die er also nicht selbst erzeugen muß. Er braucht weniger eigene Kraft aufzuwenden, wird aber abhängiger von äußeren, irdisch-realen Bedingungen. Die stärkere Bindung daran äußert sich nicht nur körperlich, sondern auch im seelisch-geistigen Bereich. Die Menschen reagieren «praktisch», sind «Macher», aber eben oft phantasielos und zuwenig schöpferisch.Es fehlt die Ausgeglichenheit.

Selbst in der allgemeinen Literatur finden sich Beispiele, in denen vegetarisch lebende Völker als friedlich, fleischessende als kriegerischer und aggressiver beschrieben werden. Ausnahmen treten freilich auch auf. Kann durch Fleisch wirklich das Verhalten beeinflußt werden? Es ist natürlich nicht das Fleisch, das hier reagiert, sondern der Seelenleib über das Fleisch als Hilfsmittel.[11] Dadurch, daß bei Fleisch der Seelenleib weniger Eigenarbeit leisten muß, wird er unterfordert. Er kann sich stärker im Physischen ausleben. Diese Entfaltung kann unter Umständen bis zum Auftreten von Aggressivität, aber eben auch von Mut führen.

Nun gilt selbstverständlich, daß Fleisch nicht nur negative Aufgaben erfüllt. Es war und ist für viele Menschen auch heute noch ein wichtiger

Nahrungsstoff. Viele überfordern ihren Seelenleib, wenn sie plötzlich auf vegetarische Ernährung umstellen. Deswegen sollte die Ernährung individuell gestaltet werden.

Fleischqualität

Wie sieht es heute mit dem Fleischangebot aus? In welcher Qualität liegt das Fleisch vor? Die Tierhaltung in der modernen, konventionellen Landwirtschaft gehorcht vor allem wirtschaftlichen Gesichtspunkten. Aus diesen Gründen entstand die Massentierhaltung. Es lassen sich viele Tiere auf wenig Raum und mit wenig Personal versorgen.

Zunächst war diese Entwicklung für die Verbraucher kaum durchschaubar, aber in den letzten Jahren wurde klar, was sich dahinter verbirgt: Tausende von Hühnern werden z. B. in Legebatterien gehalten, ohne Auslauf, ohne die Möglichkeit zum Sandbaden; Schweine stehen den ganzen Tag auf einer Art von Rosten, damit ihre Pflege möglichst unproblematisch ist, und Kühe werden per Computer in Fütterungsstraßen herangezogen, wo sie aufgrund ausgetüftelter Futterkombinationen die größtmögliche Milchmenge geben. Erschrecken stellte sich bei den Städtern ein, als sie bei einem Ferienbesuch einen Schweinestall besichtigen wollten und ihnen dieser Wunsch mit der Begründung, daß die Tiere von solcher Aufregung einen Herzschlag bekommen könnten, verweigert wurde – oder als erstmalig eine Legebatterie von innen besichtigt wurde.

Wo findet man heute noch den Bauern, der seine Kühe mit Namen kennt und sie eigenhändig pflegt und betreut? Wo gibt es noch Schweine, die ein Jahr bis zur Schlachtreife gemästet werden und nicht nur drei Monate mit Mastfutter? Wo läuft noch eine Hühnerschar gackernd über den Hof? Sind das Traumbilder einer überholten Bauernidylle?

Was hat denn die Massentierhaltung eingebracht? Die Landwirte verweisen stolz auf die gestiegenen «Produktionszahlen»: Legte früher, vor 10 bis 15 Jahren, ein Huhn 180 Eier im Jahr, so sind es heute 250 bis 280 Stück. Gab eine Kuh damals 4000 kg Milch im Jahr, so schaffen die Hochleistungskühe heute 9000 bis 10000 kg.

Hühner legen also mehr Eier, Kühe geben mehr Milch, Schweine wachsen schneller. Somit erhält der Verbraucher mehr Ware, der Preis kann gehalten werden. Tatsächlich ist ein Ei – relativ gesehen – immer billiger für die Verbraucher geworden, Gleiches gilt für die anderen tierischen Produkte, wenn man sie im Vergleich mit den Löhnen und Gehältern betrachtet. Dies sind Vorteile für die Verbraucher, aber wodurch haben wir sie erreicht?

Es sind drei Komplexe, die hier besonders hervorgehoben werden müssen:

– Haltung der Tiere,
– Zucht der Tiere,
– Qualität der tierischen Nahrungsmittel.

Tiere sind Wesen, die außer ihrem lebendigen Körper eine Seele besitzen. Sie sind also zu Empfindungen und Gefühlen wie Freude und Leid fähig. Dabei ist das Leben der Tiere nicht von dem der Menschen zu trennen. Es existiert ja nicht nur die Beziehung zueinander, daß wir Menschen uns von den Tieren ernähren, wir haben darüber hinaus eine echte Lebensgemeinschaft. Tiere wirken im Einklang mit allem Lebendigen an der Natur mit und ermöglichen auch dem Menschen seine Existenz auf der Erde. Daher hat die Menschheit eine Verpflichtung gegenüber der Tierwelt. Sie äußert sich in einer «Ethik der Brüderlichkeit» auch im Verhältnis zu den Tieren – bei Franz von Assisi, in dem Wort Albert Schweitzers «Ehrfurcht vor dem Leben» und allgemein in dem Respekt, den viele Menschen dem Tier entgegenbringen. Damit sind nicht Sentimentalität und falsche Tierliebe gemeint, die das Tier vermenschlichen und es nicht artgemäß betrachten.

Genau das «Artgemäße» sollte aber Richtschnur für unsere Beziehung zum Tier sein. Ein Haustier müßte demzufolge unter Bedingungen gehalten werden, die seiner Art entsprechen. Eben jene Verhaltenweisen sind dem Landwirt früher geläufig gewesen und auch von Verhaltenswissenschaftlern erforscht worden. So gehört zu der artgemäßen Lebensweise eines Huhns das Scharren, ein Schwein suhlt sich gern im Schlamm, und ein Rind braucht die Weide, um seine Nahrung zusammenzusuchen.[12]

Die Haltung der meisten Haustiere berücksichtigt diese Verhaltensweisen der Arten nicht genügend. Es stehen wirtschaftliche und finanzielle Gesichtspunkte im Vordergrund. Sie führen dazu, andere Haltungsformen zu entwickeln, die billiger sind. Die Entwicklung geht so weit, daß der Mensch nicht mehr das Tier mit seinem Leiden sieht, sondern nur noch den «Fleischproduzenten». Die Erzeugung von Nahrungsmitteln wird der Produktion von unbelebten Gütern wie Stahl oder Kunststoff angeglichen. Begründet wurden diese Maßnahmen mit dem Kostendruck und der rationellen Nahrungserzeugung. Das Tier stand dabei abseits. Die Stimmen der Tierschützer wurden überhört.

Neben die Kritik an der Tierhaltung tritt noch jene an der Tierzucht. Unsere Haustiere wurden von jeher gezüchtet, um beispielsweise zahme, wenig angriffslustige, fell- oder fleischreiche oder anspruchslose Tiere zu erhalten. Heute sind dem Tierzüchter durch moderne Erkenntnisse viel mehr Möglichkeiten eröffnet worden. So züchtete man dem Schwein Rippen an, um dadurch mehr Fleisch zu gewinnen. Ebenso wurde die Anlage zum Fettaufbau beim Schwein reduziert, damit die Verbraucher mageres Schweinefleisch erhalten. Die Folge für das Tier war, daß es kälteempfindlicher und anfälliger für Herz- und Kreislauferkrankungen wurde. Derlei Beispiele ließen sich mehrere aufführen. Solche «Zuchterfolge» mögen zwar dem Verbraucher mehr oder andere Waren einbringen, für das Tier sind sie ein Eingriff in seinen Körper, eine «gezüchtete Behinderung» sozusagen. Schafft der Mensch dem Tier dadurch nicht Leiden?

Von seiten der Erzeuger wird immer wieder betont, wie hoch die Qualität ihrer Produkte im Lauf der Jahre geworden sei. Eines ist sicherlich richtig: Die hygienische Beschaffenheit hat sich verbessert. Ein weiterer Punkt ist dagegen umstritten: Die Produkte sollen nämlich von konstanter, stets gleichbleibender Qualität sein – und sie sind es auch geworden –, damit der Verbraucher jederzeit vergleichen kann und weiß, wenn er ein bestimmtes Fleischstück kauft, daß es immer ähnlich schmeckt. Tatsächlich haben viele Produkte wie beispielsweise das Masthähnchen alle den gleichen Geschmack, der oft stark vom Futtermittel abhängt.

Jedes Lebewesen zeichnet sich aber gerade dadurch aus, daß es dem anderen in seiner sinnlichen Erscheinung nicht gleich ist. Gleichheit stammt aus der unbelebten Welt, der Technik, wo ein maschinell erstelltes Werkstück dem nächsten genau gleicht. Lebewesen sind aber alle verschieden in ihrer Körperausprägung. Die Gleichheit bei Nahrungsmitteln zu fördern führt somit zum Verlust der Lebendigkeit. Solch ein Ziel sollte es aber für Lebensmittel eigentlich nicht geben.

Wie sieht es weiter mit der Qualität aus? Seit einigen Jahren klagen die Verbraucher, daß gerade Schweinefleisch beim Zubereiten an Wasser verliert, so daß zum Essen nur ein kleines Stückchen verbleibt. Die Fleischer sprechen vom PSE-Fleisch (blaß, weich und wasserreich), das sich nur bedingt zum Wurstmachen eignet, daher frisch verkauft werden muß.

Sollte der einzige Erfolg bei der Qualitätsverbesserung darin bestehen, dem Schwein das Fett abgezüchtet zu haben? Dies kann jeder Verbraucher selber mit dem Messer erreichen, wenn er die Schwarten abschneidet; davon wird das lebende Schwein nicht betroffen.

Aufgrund des jüngsten Östrogen-Skandals ist auch wieder ins Bewußtsein gerückt, wie viele Arzneimittelrückstände sich im Fleisch und auch in Eiern befinden. Diese Rückstände tragen aber zu einer Qualitätsminderung bei, da ihre gesundheitliche Unbedenklichkeit nicht zweifelsfrei ist.

Wie sieht es mit dem Geschmack aus? Wer als Verbraucher je vergleichend Fleisch aus der Massentierhaltung mit solchem von herkömmlich gezüchteten Tieren gekostet hat, wird – wenn sein Geschmacksempfinden nicht abgestumpft ist – den Unterschied wohl bemerken. Gerade Geschmack und Aroma benötigen Zeit, um auszureifen. Schnelle Mast verhindert dies jedoch. Gleiches gilt für Eier. In den Legebatterien legen die Hühner mehr Eier. Sie werden teilweise an der Mauser gehindert, so daß sie ohne Unterlaß am Eierlegen sind.

So scheint es mit der Qualitätsverbesserung durch die moderne Fleischerzeugung nicht allzuweit her zu sein. Der Verbraucher erhält die Nahrungsmittel zwar relativ billig, muß aber dafür einen Qualitätsverlust in Kauf nehmen. Dazu kommt, daß er mitschuldig an den nicht artgemäßen Haltungsbedingungen und Zuchtverfahren wird.

Viele Landwirte vertreten die Meinung, daß es wirtschaftlich kein Zurück mehr gibt, daß Deutschland gegenüber dem Ausland, besonders der Europäischen Gemeinschaft, konkurrenzfähig bleiben müsse und daß überhaupt die Versorgung der Bevölkerung fraglich werde, wenn man auf diese Methoden verzichtet wollte. Fehlt uns nur das Vorstellungsvermögen, wie es zu realisieren ist, daß alle Landwirte die Tiere artgemäß halten? Was stimmt denn von den angeführten Argumenten?

Es gibt heute schon viele «alternative» Landwirte, die ihre Tiere anders züchten und daher qualitativ bessere Waren anbieten. Diese Nahrungsmittel sind – berechtigterweise – teurer. Würden ihre Mengen ausreichen, um die ganze Bevölkerung zu ernähren, wenn alle Landwirte so arbeiten würden?

Hier ist zu bedenken, daß wir auch heute nicht genügend Fleisch und Eier für uns erzeugen können. Es mangelt an Futtermitteln, die wir aus dem Ausland importieren müssen, teilweise aus Ländern der Dritten Welt, denen wir damit ihre knappen Anbauflächen wegnehmen, die sie für ihre eigene Lebensmittelerzeugung benötigen.

Am Beispiel der Milch läßt sich die unsinnige «Luxuswirtschaft» gut verdeutlichen. Damit eine Kuh mehr als 3000 bis 4000 kg Milch im Jahr gibt, braucht sie nicht nur Gras, Silage oder Heu, sondern Getreide. So wird sie zum Nahrungskonkurrenten für den Menschen. Was tun wir aber mit dem Mehr an Milch? Da wir nicht alles verbrauchen, stellen wir Magermilchpulver und Butter daraus her und lagern diese Produkte ein. Gegebenenfalls verkaufen wir sie billig an andere Länder oder verschenken sie sogar in Notfällen an Menschen in Hungergebieten. Vielleicht sind es gerade die, deren Getreide wir für unser Vieh kauften, die nun unser Magermilchpulver erhalten. Würden wir die durch die Massentierhaltung mitbedingte Überproduktion einstellen, so fehlte uns gar nichts. Ähnliches gilt für das Fleisch, denn wir essen ohnehin zuviel davon, was der Gesundheit nicht gut tut. Würden wir auf die übergroßen Fleischportionen verzichten, so gäbe es keinerlei Schwierigkeiten mit der Versorgung. Allerdings müßten die Landwirte dann auch einen angemessenen Preis für ihre Waren erhalten.[13]

Sollten diese Einschränkungen nicht möglich sein? Man tut etwas für seine Gesundheit und vermindert das Leiden der Tiere. Eine Verbesserung der jetzigen Situation ist jedoch nur durch den einzelnen Menschen erreichbar. Gesetzgeberische Maßnahmen folgen oft zu spät oder sind nicht streng genug. Daher ist jeder aufgerufen, durch seine Eßgewohnheiten seine Ehrfurcht vor dem Tier zu beweisen und nicht nur andere für die heutige Lage verantwortlich zu machen.

Die Fette

Wenn man das Wort «Fett» hört, so steigen verschiedene Assoziationen auf; in heutiger Zeit sind es meist Antipathien. Ein fetter Körper ist unschön, unästhetisch; fette Speisen sind unerwünscht; «fettig» wird mit häßlich und unhygienisch verbunden. Diese Bezeichnungen meinten vor wenigen Jahrzehnten – etwa in der Nachkriegszeit – noch etwas ganz anderes: Das Fettauge auf der Suppe war begehrt, jeder hätte gern etwas Körperfett aufzuweisen gehabt. Und noch im 17. Jahrhundert galten Körpermassen besonders bei Frauen als schön, wie wir heute noch an den Bildern der Niederländischen Meister sehen können. Auch in orientalischen und südlichen Ländern gilt Dicksein als Zeichen von Wohlstand und bei Frauen von Mütterlichkeit. Diese Empfindungen gegenüber dem Fett treffen wir bei keinem anderen Nährstoff an, etwa dem Eiweiß oder den Kohlenhydraten. Es wird sich aber auch zeigen, daß gerade das Fett Aufgaben im menschlichen Körper erfüllt, die den Empfindungen als physische Grundlage dienen.

Aufgaben des Fettes

Das menschliche Fett erfüllt im Körper die verschiedensten Aufgaben: Es dient uns als Energie zum Aufbau und Wachstum, stellt also den «Brennstoff» dar. Es ist weiterhin Reservestoff, der uns für Notzeiten Nahrung und Wasser liefert. Dieses Reservefett wird aus Nahrungsüberschuß gebildet und lagert sich als Fettpolster ab. In Hungerperioden wird es aktiviert, gelangt über das Blut in die Zellen und wird abgebaut. Aus Fett gewinnt der Körper also Energie und Wasser. Ein Tier, das diese Funktion des Fettes in Vollendung nutzt, ist das Kamel, das in seinen Höckern Fett speichert. Während der langen Wüstentouren baut es sein Höckerfett ab und erhält dadurch Energie und Wasser, wodurch es weitgehend unabhängig von äußeren Nahrungsquellen ist. Interessant an dieser Tatsache erscheint, daß das Wasser in einer verinnerlichten Form im Fett vorhanden ist. Wasser und Fett sind in der Reaktion eher Kontrahenten: Sie mischen und vertragen sich nicht. Da Wasser aber die Grundlage jeden Lebens ist, sollte man annehmen, daß das lebendige Fett in irgendeine Beziehung zum Wasser treten muß: Es nimmt das Wasser in sich auf. Erst wenn die Fettstruktur aufgelöst wird, setzt es das Wasser wieder aus sich heraus. So spendet das Fett den Lebewesen die beiden notwendigen Nahrungselemente: Energie und Wasser.

Fett ist ferner Isolator und Wärmespeicher für den Menschen. Es ist bekannt, daß Dünne mehr frieren als Dicke. An heißen Tagen dagegen staut sich bei den korpulenten Menschen die Wärme: Das Fett läßt sie nicht entweichen. Was im Winter so angenehm sein kann, führt im Sommer zu körperlichen Beeinträchtigungen und Krankheiten wie Hitzschlag oder Kreislaufkollaps. Das Fett hilft somit dem Menschen, die Eigenwärme zu entfalten und aufrechtzuerhalten. Die Wärme ist aber Voraussetzung für die Entfaltung unserer ganzen Persönlichkeit. Mitbestimmt davon ist unsere körperliche und geistig-seelische Aktivität: Zu wenig Wärme oder Fett macht überaktiv, nervös, und zuviel davon macht träge und inaktiv. Jeder kann diese Tatsache an sich selbst bei hohen oder niedrigen Außentemperaturen beobachten, wo Wärme oder Kälte äußerlich zugeführt werden. Gleiches geschieht selbstredend auch innerlich durch den eigenen Fettgehalt des Körpers. Fett hat ferner Polster- und Stützfunktion; so sind besonders schlag- oder stoßempfindliche Organe in Fett eingebettet. Am bekanntesten ist diese Tatsache bei den Nieren, aber auch unser Augapfel liegt weich gepolstert in Fett. Dabei ist wichtig, daß das Fett niemals kompakt in den Organen zu finden ist, sondern stets außen. Innen würde es die Aktivität der Organe stören, da es ihnen seine Trägheit mitteilt. Verfettete Organe (z. B. Herz, Leber) sind daher immer ein Zeichen schwerer Krankheiten, die zum Tod führen können.

Die Polsterfunktion des Fettes bestimmt auch die Ästhetik des Körpers. Die weiblichen Rundungen sind durch Unterhautfettgewebe festgelegt. Die Frau hat natürlicherweise mehr davon als der Mann. Das Fett vermittelt hier die Weichheit, auch die Geborgenheit durch Wärme. Besonders Kinder empfinden das recht deutlich, kuscheln sie sich doch gern an dikkere Frauen.

Fett hat weiterhin eine wichtige Aufgabe in unseren Organen und Zellen. Hier findet es sich nicht in großen Anhäufungen wie das Reservefett, sondern fein verteilt in Strukturen. So umhüllt es Nerven, es befindet sich in der Zellwand und in Geweben. Nicht umsonst sagt der Volksmund, daß Hungerkuren «an die Nerven gehen». Kurzfristig wird hier Fett abgebaut, um später wieder ergänzt zu werden. Vielleicht ist diese Tatsache auch ein Grund, warum magere Menschen leichter erregbar sind und weniger gelassen auf Anforderungen reagieren. Schließlich ist das Fett noch Träger der fettlöslichen Vitamine A, D, E und K, die wir nur mit einem Anteil Fett oder Öl aufnehmen können.

Diese vielen Aufgaben zeigen, wie wichtig das Fett für uns ist. Grob zusammenfassend lassen sich diese Aufgaben in zwei Gruppen einteilen:

1. Ablagerung im Körper; Aufgaben des Polsterns, Schützens, der Wärmehaltung.

2. Voraussetzung der inneren Beweglichkeit bei Organen, Geweben, Zellen.

Während der erste Bereich im physischen Leib verankert ist, tritt der zweite in der Wirksamkeit des Ätherischen, des Dynamisch-Lebendigen auf: Es handelt sich um Abläufe und Funktionen im Stoffwechsel-Gliedmaßen-Bereich.

Fettmangel und Fettüberschuß

Wenn der Körper zuviel Fett zur Verfügung hat, so versorgt er erst einmal seine Organe damit. Darüber hinaus beginnt er das Fett abzulagern: Die Fettpolster entstehen. Nimmt die Fettzufuhr dann immer noch nicht ab, kann es zu einer krankhaften Ablagerung in Geweben, im Blut oder an Gelenken kommen, die zu Störungen und Krankheiten führen. Hierbei spielt nun die Fettherkunft eine Rolle. Wirkt das Fett passiv, so belastet es stärker, da der Mensch ja viel eigene Aktivität aufbringen muß, um es seinem eigenen Stoffwechsel einzugliedern. Wirkt es dagegen aktiv, so wird der Mensch weniger belastet. Rudolf Steiner weist darauf hin[14], daß diese Unterschiede vor allem durch die Herkunft des Fettes vom Tier oder von der Pflanze bedingt sind. Das Milchfett steht dabei der Pflanze näher als dem Tier (vgl. S. 31, 37f.). Das tierische Fett wirkt im Menschen passiver als pflanzliches und führt daher leichter zu Ablagerungen.[2] Pflanzliches Fett kann dagegen selten in solchen Mengen wie tierisches Fett aufgenommen werden und ist daher leichter. So kommt es, daß Menschen, die ausschließlich pflanzliches Fett zu sich nehmen, mit hohen Blutfettwerten, Blut-Cholesterin oder gar arteriosklerotischen Veränderungen weniger belastet sind.

Zuwenig Fett führt nun aber zu einem Mangel des wichtigen Organfettes und einer Einschränkung der vitalen Funktionen. Rudolf Steiner nennt es «brüchige Organe».[15] Während der mit übermäßigem Fett ausgestattete Mensch rosig und «wie das blühende Leben» aussieht, erscheint der an Fettmangel leidende Mensch dürr und wie «ausgetrocknet». Er entfernt sich immer mehr von der Lebenswirklichkeit und lebt im extremen Fall in Wahnideen. So verdeutlichen diese Extreme die Wirkung der Fettmenge:

Übersicht 4: *Wirkungen von Fettmangel und Fettüberschuß*

Fettmangel	Norm	Fettüberschuß
geistige und körperliche Aktivität bis zur Hektik	ausgeglichene geistige und körperliche Betätigung	geistige und körperliche Passivität bis zur Apathie
Stoffwechselschäden durch «Brüchigwerden» der Organe	gute Stoffwechseltätigkeit	Stoffwechselschäden durch Ablagerungen

Die Fettzufuhr ist somit von entscheidender Bedeutung für die geistige und körperliche Aktivität. Da gerade die Menschen in heutiger Zeit zuviel Fett und dazu noch vom passiven tierischen Fett verzehren, deutet diese Tatsache auf eine bedenkliche Einseitigkeit und Steigerung der Inaktivität hin. Wie oft läßt sie sich an dem Verhalten vieler Menschen ablesen: Die Freizeit wird träge vor dem Fenseher, im Sommer am Strand, im Winter im Schaukelstuhl verbracht. Die körperlichen Folgen treten fast immer in Form von Krankheiten auf.

Die Fettarten

Grob lassen sich drei Fettarten unterscheiden: Pflanzenfett – Milchfett – tierisches Fett (Schlacht- und Wildtiere, Fische, Eier).

Innerhalb dieser Gruppen können nun wiederum Unterschiede in bezug auf Geschmack, Konsistenz oder Verdaulichkeit gemacht werden. Wo aber liegt nun der Unterschied dieser Fettarten? Es ist jenes Problem, das schon angesprochen wurde: Tierische Produkte tragen die Prägung seelischer (astraler) Kräfte in ihrem Gewebe und allgemein in ihren Stoffen, und diese wirken auf den Menschen. Beim Fett kommt noch ein weiteres dazu: Das tierische Fett enthält auch Stoffe, die die Pflanzen nicht haben, wie beispielsweise das Cholesterin. Letzteres stellt einen stofflichen Träger für Bewußtseinsprozesse dar, wie an den Krankheitsbildern von Hyper- (zuviel) und Hypocholesterinämie (zuwenig) abgelesen werden kann. Während zuviel Cholesterin im Blut als Risikofaktor für den Herzinfarkt gilt, sind die damit belasteten Menschen aber auch wacher, realistischer und oft erregbarer. Geht zuwenig Cholesterin im Blut einher mit Blutarmut, so äußert sich dies oft in Konzentrationsschwäche, abnehmender Leistungsbereitschaft und Müdigkeit – Anzeichen eines eher etwas dämmrigen Bewußtseins.[16] Zuviel Cholesterin kann sich durch ein vermehrtes Fettangebot tierischer Herkunft und durch eine gesteigerte Eigenproduktion ergeben. Zuwenig Cholesterin tritt auf, wenn zuviel fettaktivierende Stoffe und Kräfte aufgenommen werden, die das Fett so beweglich machen, daß es im Körper aus dem Blut abgezogen und in den Zellen verarbeitet wird. Hochwertige Pflanzenöle enthalten solche Faktoren wie ungesättigte Fettsäuren (beispielsweise die Linolsäure), weshalb sie nicht im Übermaß genossen werden sollten.

Neben der Herkunft lassen sich die Fette nach ihrem Schmelzpunkt, der Temperatur, bei der sie flüssig werden, unterscheiden. Die tierischen Fette sind fast alle bei Zimmertemperatur fest, während bei pflanzlichen Fetten dieses Verhalten die Ausnahme darstellt.

Stellt man nun die Fette nach Herkunft und Schmelzverhalten zusammen, so ergeben sich interessante Aussagen. Je niedriger der Schmelzpunkt ist, desto dynamischer und aktiver werden die Fette oder Öle. Die Butter nimmt einen mittleren Platz ein.

Bei den Pflanzen gibt es wesentlich weniger feste Fette. Diese stammen

Übersicht 5: *Schmelzpunkte einiger Fettarten*

Tierische Fettarten	°C	Pflanzliche Fette	°C
Hammeltalg	49–51	Palmöl	30–37
Rindertalg	42–49	Kakaobutter	32–35
Schweinefett	36–46	Kokosfett	20–28
Butter	31–36	Weizenkeimöl	0
Muttermilchfett	28	Rapsöl	– 3
Gänsefett	26–34	Olivenöl	–10
Fischtran	0	Reisöl	–10
		Maiskeimöl	–18
		Leinöl	–25

Quelle: O. Wolff: Das Fett in der Ernährung III. «Ernährungsrundbrief» Nr. 20,21. 1976.

aus tropischen Gegenden und sind in ihrer Heimat eigentlich flüssig. Bei den meisten Pflanzenölen liegt ein sehr niedriger Schmelzpunkt vor, so daß wir sie gar nicht fest kennen. Sie sind sehr aktiv und einige nehmen den Charakter eines Heilmittels an, insofern sie sich von der Fettsubstanz fort zu der Fettdynamik hin bewegen. Diese Öle enthalten auch aktivierende Stoffe wie die essentiellen Fettsäuren, die vitaminähnliche Aufgaben im Körper erfüllen, in dem sie beispielsweise die Blutfettmenge und -zusammensetzung regulieren, aber auch die Zell- und Organfette aufbauen. Solche lebenswichtigen Funktionen werden, wenn Mangel besteht, erheblich gestört. Ein Zuviel an diesen aktiven Fettsäuren ist ebenfalls unerwünscht, weil es, wie bereits beschrieben, nachteilige Wirkungen zeigt.

Eine besondere Stellung nehmen die Keimöle ein. Während die anderen Fette sich als Speicherstoff in dem Samen oder der Frucht befinden, stehen die Keimöle direkt dem Keimling zur Verfügung. Man gewinnt sie erst durch Entfetten des Keimlings. Sie sind somit etwas sehr Wertvolles und sollten möglichst nur in der Kranken-, Rekonvaleszenz- oder Vorbeugungskost eingesetzt werden. Sie sind als einseitig zu betrachten, da sie nur von einem Teil des Samens, dem Keimling, stammen. Gerade deshalb können sie spezielle heilende Wirkungen entfalten. Die anderen Samenöle stammen aus dem ganzen Samen und sind in ihrer Wirkung universeller, daher auch mehr für die Alltagskost geeignet.

Zu den Keimölen zählen vor allem die Öle des Getreides: Maiskeimöl, Weizenkeimöl und Reisöl. Man erhält ihre Wirkung im natürlichen Verband, wenn man das Getreide in der täglichen Nahrung verwendet.

Weitere Fette mit einer großen Aktivität werden meist gar nicht mehr als Fett wahrgenommen. Substanziell sind sie auch kaum vorhanden, sondern fast nur in ihrer dynamischen Wirkung. Sie befinden sich im Blattgrün wie in Salaten, Spinat oder Brennessel. Sie wirken in der Pflanze direkt am Ort der Substanzentstehung und müssen sehr reaktionsfähig sein.

Solche Fettdynamik steigert die gesamte Fettaufnahme und Verwertung der eigentlichen Fettsubstanz. So kann man sagen, daß beim Verzehr von passiven Fetten die Aufnahme von aktiven ebenfalls erforderlich ist, um zu einem Ausgleich der Dynamik und Substanz zu gelangen. Insofern erfüllen Salate, aber auch die aktiven Keimöle und Samenöle eine wichtige Aufgabe in der Ernährung. Hat also jemand zuviel von den passiven Fetten verzehrt, so kann er durch die Aufnahme von aktiven einen Ausgleich schaffen. Hier wirken dann Heilkräfte.

Übersicht 6: *Aktivität und Passivität der Fette*

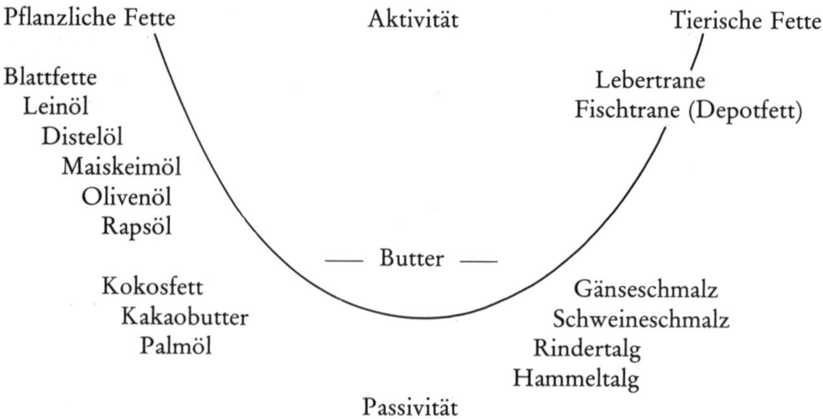

Grundsätzlich wäre es erstrebenswert, von vornherein die Ernährung so zu gestalten, daß ein Gleichgewicht herrscht. Dabei kommt es immer auf die Wahl der Fette und der Speisen an. Die wichtigsten bei uns verwendeten Samenöle stammen von Sonnenblume, Olive, Baumwolle, Soja, Raps, Leinsamen und der Färberdistel. Sie werden überwiegend als Öl angeboten. Einige verarbeitet die Industrie zu Margarine weiter.

Welche Öle kann man verwenden?

Hierfür können mehrere Kriterien aufgestellt werden. Zunächst einmal ist es wichtig, das Herkunftsland zu bedenken. Wir Menschen leben ja angepaßt an unser Klima und gestalten entsprechend unsere Lebensbedingungen. Das wirkt sich auch in der Ernährung aus. Im Sommer bevorzugen wir als Fett die Öle, im Winter schwerere Kost, also auch passivere Fette wie die tierischen oder die festen Pflanzenfette. Deswegen entspräche es eher unserer Lebensweise, die heimischen Ölfrüchte zu verwenden. Nun wachsen nicht allzu viele dieser Pflanzen bei uns: Raps, Leinsamen und in etwas weiterem Raum Sonnenblume, Olive und Färberdistel. Alle wären jedoch für unsere Ernährung geeignet.

Unter den tierischen Fetten bietet sich vor allem das Milchfett an. Es hat zentrale Bedeutung als Butter und Sahne. Sowohl im Sommer als auch im Winter ist es gut verträglich, sogar für Kleinkinder, ältere Menschen und auch Diätbedürftige. Die anderen tierischen Fette wie Schweine- und Gänseschmalz sowie Rindertalg sind mehr für kalte Zeiten und nur für den geeignet, der gerne tierische Produkte ißt, enthalten sie doch alle jene verfestigenden Komponenten, die schon beim Fleisch genannt wurden. Man sollte hier aber die Menge klein halten, weil man zu leicht die Grenze des Verträglichen überschreitet.

Fischtrane können schon wegen ihres intensiven Geschmacks nur bedingt eingesetzt werden, z. B. in Heilmitteln wie dem Lebertran.

Samenöle aus Baumwolle, Soja und Erdnuß sollten weniger Verwendung finden, da sie zum einen nicht in unseren Gebieten angebaut werden und zum anderen oft nicht die Qualität unserer heimischen Ölfrüchte erreichen. Man verwendet sie meist in Mischölen mit der Aufschrift «100 Prozent Pflanzenöl» (aber ohne Nennung der Pflanzenart) und in der Margarine.

Eine besondere Stellung nehmen die festen Pflanzenfette wie Kokos- und Palmkernfett ein. Sie sind die einzigen reinen Pflanzenfette, die bei Zimmertemperatur nicht flüssig sind. Dadurch eignen sie sich für Zubereitungsarten wie Backen und Braten, wo sonst nur tierische Fette oder Mischfette zum Einsatz kommen. Wer vegetarisch lebt, wird daher diese festen Fette für solcherart zubereitete Speisen verwenden, da die aktiven Öle bei so hohen Temperaturen geschädigt werden, während die festen Fette sie besser vertragen.

Fette werden schon lange als Brat-, Back- und Streichmittel verwertet. Salatöle waren meist eine Kostbarkeit. Bei den ersteren dominierten die tierischen Fette, allen voran das Schmalz und als Streichfett die Butter. Mit der fortschreitenden Entwicklung der Technologie wurde es möglich, auch aus Pflanzenöl solche Produkte zu gewinnen.

Am bekanntesten ist die Margarine. Sie ist wie Butter streichfest, meist auch bratfähig, ohne zu spritzen (Ausnahme Halbfettmargarine). Wie gelingt es aber, aus Ölen ein festes Fett zu gewinnen, ohne die Temperatur unter dem Schmelzpunkt halten zu müssen? Dafür gibt es zwei Wege:

a) man mischt das Öl mit festen Fetten, um eine mittlere Konsistenz zu erhalten;

b) man verändert die Öle in ihrer chemischen Struktur, um sie zu festen Fetten umzugestalten.

Letztere Lösung nennt man die Härtung. Das Verfahren ist nicht unumstritten und wird für eine Vollwertkost abgelehnt. Die erstere Form findet man bei den Reform-Margarinen. Sie enthalten ein festes Fett wie Kokos- oder Palmkernfett und meist verschiedene Öle sowie den notwendigen Wasseranteil. Die einzelnen Bestandteile werden dann durch Mischen, Kneten und das Hinzufügen eines Emulgators, oftmals Sojalezithin, verbunden.

Besteht eine Margarine aus 100 Prozent Sonnenblumenöl, so ist sie gehärtet (b), denn anders kann das Öl nicht fest werden.

Bei den Mischverfahren (a) ist zu bedenken, daß verschiedenste Öle aus allen Teilen der Welt in einem Produkt vereinigt werden – beispielsweise Kokosfett (aus Ostasien), Baumwollsaatöl (aus Nordamerika) und Sonnenblumenöl (aus Osteuropa). Neben dem dafür erforderlichen Energieaufwand (Transport) ist die Frage zu bedenken, wie unser Körper mit den vielen Impulsen, die in einem solchen Nahrungsmittel enthalten sind, fertig wird. Jedesmal müssen wir den Fremdcharakter einer Nahrung zerstören. Je universeller und umfangreicher die Kost wird, desto mehr verlangen und fordern wir von unserem Körper, besonders unserem Äther- oder Lebensleib. Kann er diese Leistung erbringen oder «resigniert» er und nimmt gleichsam «Fremdnahrung» auf, die ein gefährliches Eigenleben entfalten kann?

Die Frage nach dem Bedarf von Margarine – und hier steht nur die Reform-Margarine zur Debatte – muß auch unter dem Gesichtspunkt gesehen werden, daß wir ja die Butter als bestes Streichfett zur Verfügung haben. Immer hört man, daß Margarine aber viel von den aktiven essentiellen Fettsäuren enthält. Der Anteil ist jedoch gering; die aktiven Öle machen nur selten mehr als 10 bis 20 Prozent aus, und wenn der herzinfarktgefährdete Mensch gute Salatöle und kaum tierische Fette ißt, dann braucht er keine weitere Fettdynamik. Butter wirkt neutral. Für den gesunden Menschen, der mäßig tierisches Fett zu sich nimmt (auch fetthaltiges Fleisch) und gute Salatöle bevorzugt, stellt sich wegen der Fettaktivität gar nicht erst die Frage nach Butter oder Margarine.

Weiterhin sollte bedacht werden, daß in unserer Zeit soviel hochverarbeitete und zusammengesetzte Nahrung verzehrt wird, daß es besser ist, auf einfache Verarbeitungsverfahren zurückzugreifen. Sicher ist auch die Butter heute Verarbeitungsschritten unterworfen, die nicht den Qualitätskriterien einer Reformküche entsprechen, aber sie besteht aus nur *einem* Rohstoff. Für die Margarine trifft dieser Einwand auch zu, denn fast alle Öle werden vor der Weiterverarbeitung raffiniert. Deswegen sollte auf Margarine verzichtet werden.

Eine Besonderheit stellt der Bratvorgang dar. Hierbei erreichen die Fette Temperaturen, die die Öle und auch die Butter verändern. Daher sind nur Fette mit hohem Schmelzpunkt wie die erwähnten festen Pflanzenfette hierfür geeignet. Ebenfalls kann Butterschmalz verwendet werden, eine ausgelassene Butter, die kein Wasser mehr enthält und daher auch höhere Erhitzung verträgt. Grundsätzlich muß man sich darüber im klaren sein, daß das Braten meist nur geschmacklichen, aber kaum gesundheitlichen Wert besitzt. Empfindliche Menschen werden darauf verzichten und stattdessen schonend backen.

Als letzter wichtiger Punkt der Fettqualität müssen Anbau und Verarbeitung beachtet werden. Zum Anbau muß leider gesagt werden, daß es kaum biologische Ölfrüchte gibt. Rapsöl ist in Demeter-Qualität vorhanden. Oftmals ist den Verarbeitern auch nicht bekannt, wie Sonnenblumen, Disteln, Oliven, Kokos- und Ölpalmen angebaut werden.

Einen weitaus besseren Überblick kann man sich über die Verarbeitung verschaffen. Die gereinigten Ölfrüchte oder -samen werden zerkleinert und erwärmt, um das Öl flüssiger zu machen. Anschließend erfolgt die Pressung. Die Pressen waren früher aus Edelholz, heute sind sie aus Stahllegierungen. In die Presse wird eine Menge des Ölschrotes gegeben, dann wird sie verschlossen; einige Pressen arbeiten auch schon kontinuierlich mit Schneckenverfahren. Früher schlug man Holzzapfen ein, um Druck auf den Ölschrot zu erzeugen. Wenige Zapfen ergaben geringen Druck, geringere Ausbeute und das kaltgeschlagene Öl. Auch heute wird noch Jungfernöl (erstes Öl z. B. bei Oliven) oder kaltgepreßtes Öl gewonnen, das aus der ersten schonenden Pressung stammt. Danach werden die Ölkuchen weiter erwärmt und nochmals gepreßt. Je höher die Drucktemperaturen und die Anzahl der Pressungen, desto geringer wird die Ölqualität. Früher gewann man aus 70 kg Leinsamen etwa 15 bis 18 Liter Öl, heute immerhin 22 bis 24 Liter.

Den Hauptanteil des Speiseöls machen allerdings die warmgepreßten Öle aus. Es muß nicht deklariert werden, welche Temperaturen erzeugt wurden, aber die Hersteller, die kaltgepreßt haben, notieren dies, da es ja ein wichtiges Qualitätskriterium darstellt.

Eine weitere Form der Ölgewinnung ist die Extraktion. Hier wird das Öl mit einem Mittel, das es an sich bindet – meist handelt es sich um Benzin – aus dem Schrot extrahiert. Danach wird es mit einem anderen Mittel wieder von dem Benzin getrennt. Die Rückstände der Mittel sollen gering sein, aber trotzdem ist die schonenden Pressung ein besseres Gewinnungsverfahren. Das gewonnene Öl ist noch trübe und muß nun geklärt werden. Dazu wird es filtriert. Ein Teil des Öls wird dann abgefüllt und verkauft.

Den größeren Teil raffiniert man. Dabei wird das Öl von weiteren Begleitstoffen wie Eiweißresten oder Säuren aus der Ölfrucht, die nicht durch das Filtrieren abgetrennt wurden, befreit. Zur Raffination gehört auch, daß das Öl entfärbt und geruchlos gemacht wird. Deswegen weisen raffinierte Öle alle die gleiche Farbe und Geschmacklosigkeit auf. Ein unraffiniertes Öl besitzt noch einen Eigengeschmack, beim Leinöl oder der Olive ist er sehr intensiv, während Distel- oder Sonnenblumenöl von sich aus neutral schmecken.

Viele raffinierte Öle werden noch «winterisiert»: Man kühlt sie auf Kühlschranktemperatur und filtert sie. Dabei werden etwaige feste Teile ausgefällt. So kann der Verbraucher sein Öl auch in den Kühlschrank stellen – was nicht erforderlich ist –, ohne daß sich etwas sichtbar verändert. Daß alle diese Verfahren einen negativen Einfluß auf die vitalen Kräfte und damit die Qualität der Öle haben, sollte verständlich sein. Raffinierte Öle sind im Grunde genommen Lebensmittel, die technisch betrachtet nur Vorteile haben: Sie können überall zugesetzt werden, ohne daß sich ein Eigengeschmack störend bemerkbar macht. Sie sind nur fettig. Damit nähern sie sich aber dem Mineral an und entfernen sich von dem Lebendigen der Pflanze. Minerale wie beispielsweise das Kochsalz schmecken auch nur salzig und sonst nach garnichts. Gerade die Vielseitigkeit des Aromas beim Öl ist es aber, die unseren Körper fordert und ihm verdauen hilft, denn die angeblich «störenden» Begleitstoffe des Öls erfüllen gerade diese Aufgaben.

Raffinierte Öle werden vielfach weiterverarbeitet zu Margarine-Pflanzenfettgemischen, aber auch Seifen oder Kosmetikprodukten.

Der Verbraucher sollte beim Öl auf kaltgepreßte Qualitäten achten. Dazu wäre ein biologischer Anbau wünschenswert; das kann aber nicht immer verwirklicht werden.

Es zeigt sich also, daß das Fett ein Lebensmittel mit verschiedenen Erscheinungsformen ist. Jeder Mensch muß sich sein «Fett» selbst wählen. Neben dem Anbau und der Bearbeitung sollte dabei auf die Pflanzenart und ihre Herkunft geachtet werden.

Von den tierischen Fetten hat eigentlich nur das Milchfett eine Bedeutung. Die anderen tierischen Fette wirken eher belastend, da sie zuviel Fettsubstanz liefern.

Die Wahl des Fettes wird auch dadurch bestimmt, wie der Mensch sein eigenes Fett gemäß seinen Aufgaben einsetzen kann und ob er mit den Folgen eines Übermaßes oder einer Unterversorgung kämpfen muß. Da davon auch die geistige und körperliche Aktivität beeinflußt wird, ist die Bedeutung dieses Nährstoffes nicht zu unterschätzen.

Das Getreide

Das Getreide stellte und stellt bei allen Völkern das wichtigste Grundnahrungsmittel dar. Wir verzehren es als Brot, Teigwaren, Mehlspeisen, Stärke, Backwaren, Brei, Flocken, Bier oder ganzes gekochtes Korn.

Es gibt sieben Getreidearten, wovon uns Weizen, Roggen, Reis und Gerste (überwiegend als Bier) am vertrautesten sind. Interessant ist, daß aus dem Getreide die verschiedensten Produkte entwickelt wurden: Gekocht als Brei, gebacken als Fladen oder Brot, vergoren als Getränk wie das Bier oder Kwaß.

Das anfallende Stroh wurde als Streu, Baumaterial und Brennstoff genutzt. Die Blätter wurden zu Kleidung geflochten, und die Maiskörner sollen den Indianern sogar als Zahnersatz gedient haben. So wurde immer die ganze Pflanze für den Menschen und sein Vieh gebraucht.

Auch heute zeigt ein Blick auf den Welthandel, daß Getreide immer noch eine bedeutsame Rolle spielt. Wieviel Politik wurde schon mit Weizen gemacht! Die wichtigsten Notierungen an den Rohstoffbörsen sind die für Weizen und Mais. Mangel an Getreide führte zu Volksaufständen und Regierungsstürzen, Überschuß zu Macht. Schon in der Bibel wird die Bedeutung des Getreides erwähnt, wenn Joseph dem Pharao die Träume von den sieben fetten und den sieben mageren Jahren deutet (1. Mose 41, 42) und eine vorbildliche Vorratswirtschaft betreibt.

In den alten Naturreligionen gab es fast immer einen Getreidegott, und zwar für das jeweils landesübliche Getreide. So kannten die Inkas einen Maisgott. In der griechischen Mythologie wurde das Getreide (die Gerste) von der Göttin Demeter dem Menschen Triptolemos geschenkt; dadurch wurde die Grundlage des Ackerbaus geschaffen.

Wie kommt es nun, daß das Getreide eine so herausragende Stellung bei der Ernährung einnimmt? Ein Blick auf neuere Analysen bestätigt seine einzigartige Nähr- und Wirkstoffkombination. Allerdings ist es als alleiniges Nahrungsmittel genausowenig geeignet wie andere Lebensmittel, aber es kann in größerer Mengen mit geringen Beigaben einen Menschen über lange Zeiten ernähren.

Wachstum des Getreides

Botanisch gesehen gehört das Getreide zu den Gramineen, den Gräsern. Gemeinsamkeiten zwischen den Gräsern und den Getreiden gibt es auch zahlreiche: Sie kommen universell in Niederungen wie in Höhenlagen, in trockenen wie in feuchten Gebieten vor. Sie wachsen niemals allein, sondern immer zu vielen Pflanzen als Gruppe, Feld oder «soziale Gemeinschaft». Die Blüten sind unscheinbar.

Daneben gibt es aber auch bedeutende Unterschiede: So breitet das Gras seine Wurzel horizontal aus, während die des Getreides senkrecht zum Erdmittelpunkt wächst. Die Getreidepflanze setzt sich auf diese Weise viel intensiver mit dem Erdreich auseinander, schließt die Minerale auf und entwickelt eine Beziehung zu den Kräften der Erde.

Übersicht 7: *Unterschiede zwischen Gräsern und Getreide*

	Gras	Getreide
Wurzelbildung	horizontal	vertikal
Stengelwachstum	horizontal	vertikal
Fruchtstand	viele Samen	wenig Samen
	nährstoffarm	nährstoffreich

Ferner zeigen sich bei den Samen Unterschiede: Fast alle Gräser bilden eine Vielzahl von Samen aus, die jedoch kaum Nährstoffe enthalten. Das Getreide bildet dagegen weniger Samen aus, die aber ernährend für Mensch und Tier wirken. Damit ist beim Getreide die Vermehrung zugunsten der Ernährung zurückgedrängt.

Diese wenigen genannten Unterschiede verdeutlichen, daß das Getreide eine gewisse Sonderstellung unter den Gräsern einnimmt, die es als Nahrungsmittel geeignet macht.

Wie aber entsteht nun das Korn? Zunächst entwickelt sich aus dem Samen, der in Erde gelegt wird, ein weißlicher Keim, der dem Licht entgegenstrebt. Gleichzeitig wächst ein zartes Würzelchen, das sich vorwiegend nach unten orientiert. Sobald der Keim aus der Erde heraus ins Licht blickt, färbt er sich grün; er wird neben den Kräften des Mineralischen und des Flüssigen von denen des Lichtes ergriffen.

Nun wächst der Sproß heran und bildet die typischen lanzettartigen Blätter, die kaum gestaltet sind. In den Blättern wird nun durch einen ursprünglichen Schöpfungsprozeß, die Photosynthese, aus Licht, Luft (CO_2) und Wasser mit Hilfe des Chlorophylls Zucker gebildet. Aus diesem originären Zucker formt die Pflanze dann Stärke und die jeweils benötigten Vorratsstoffe wie Fette, Reservestärke («Mehl») und Eiweiß, die beim Getreide dann im Samen abgelagert werden. Andere Nährstoffe werden von Blatt und Stengel zur Wurzel transportiert. So vermittelt also das Blatt als rhythmische Mitte die Lebensprozesse in der Pflanze.

Der Halm des Getreides ist ein «technisches Wunderwerk». Als Hohlkörper vermag er mit einem Durchmesser von etwa vier Millimetern eine Höhe von 1,20 Metern zu erreichen. Dabei trägt er später die schwere Ähre und widersteht Wind und Wetter. Solche Elastizität vermag kein Ingenieur nachzubauen. Sie wird durch das Silizium in der Kieselsäure (SiO_2) vermittelt, das netzartig die Halmwände durchzieht und sie elastisch macht. Siliziumreichtum finden wir bei vielen Pflanzen, die eine starke Beziehung zum Licht aufweisen. Auch im Getreidekorn befindet sich viel Silizium. Der Mensch benötigt es für seine elastischen Gewebe wie die Haut und das Bindegewebe.

Langsam beginnt die Pflanze nun das «Ährenschieben». Kleine, unscheinbare grüne Blüten (Ährchen) gehen auf. Die unscheinbaren Blüten wie auch die Blätter weisen darauf hin, daß das Getreide seine ganze Kraft für den Samen aufspart. Das Getreide bestäubt sich selber durch den Wind, Ausnahme ist der Roggen.

Nach der Bestäubung entwickelt sich die Frucht. Zunächst kommt das Stadium der Milchreife, wo die Samen innen noch ganz weich und milchig sind, es folgt die Gelb-, Voll- und Totreife, wenn die Körner aus den Ähren fallen. Geerntet wird heute in der frühen Totreife, in der das Getreide gemäht und gedroschen wird. Die Nachtrocknung findet in elektrischen Anlagen statt, wenn das Getreide zu feucht ist. Früher mähte man in der Vollreife, ließ die Garben auf dem Feld nachtrocknen und fuhr sie dann erst ein. Gedroschen wurde oft erst viel später, nachdem das Korn noch auf dem Speicher nachgetrocknet war und so mit der Pflanze verbunden blieb. Die heutigen Erntemethoden verkürzen somit die Nachreife und führen die notwendige Trocknung mit anderen als den Naturkräften des Windes und der Sonne, nämlich elektrisch, durch.

Als weitere Reinigungsstufe erfolgt das Sieben. Dabei werden Unkrautsamen, Halmreste, Steinreste usw. entfernt. Dieser Vorgang erfolgt ebenfalls durch elektrisch betriebene Geräte, die Trieure. Früher siebte man mehr oder minder mühevoll und blies leichtere Fremdteile wie Schalen und Spelzen ab.

Diese Schilderung der Entstehung des Getreidekorns zeigt, daß die Pflanze hauptsächlich von zwei Komponenten bestimmt wird: der mineralischen durch die starke Verwurzelung und der licht-/sonnenhaften durch das aufrechte Wachstum und die Reifungsphase. Daher finden sich auch im Getreidekorn die stofflichen Vertreter dieser Kräfte: Reichtum an Mineralstoffen und wertvolle Keimöle.

An Mineralstoffen gibt es vor allem Kalium, Magnesium, Kalzium und Phosphor (als Phosphorsalz oder Phytin). Letzterer muß dem Menschen erst durch einen Einweichprozeß verfügbar gemacht werden. Diese kurze Aufzählung zeigt, daß das Getreide ein vielfältiges Spektrum an Stoffen aufweist. Diese Nähr- und Wirkstoffe sind allen Getreidearten gemeinsam. Nun gibt es aber Eigenschaften, die jede Getreideart spezialisiert.

Das Korn wird durch sieben Hüllen vor Beschädigung oder vorzeitigem Verderb geschützt. Zusätzlich enthalten Hafer, Hirse und Gerste noch den Spelz, der sehr kieselreich, aber wegen des hohen Zellulosegehalts nicht für die menschliche Ernährung geeignet ist. In den letzten Hüllschichten befindet sich die Aleuronschicht, die wertvolles Eiweiß, daneben Vitamine und feinst verteilte Mineralien enthält.

Weiterhin ist der Keimling reich an Öl und Eiweiß. Den Hauptteil des Korns macht der Mehlkörper aus, der überwiegend aus Stärke besteht. Ausnahmen sind lediglich der Reis, bei dem das Mehl mit dem Eiweiß gemischt ist, wo also keine solche Differenzierung und Formung vorliegt, und der Hafer, der zusätzlich im Mehlkörper Fette enthält, die beim Hafermehl schnell zum Verderb beitragen.

Die einzelnen Getreidearten

Weizen

Der Weizen ist das am weitesten verbreitete Getreide. Er wird heute überall in der Welt angebaut. Seinen Siegeszug trat er dabei erst in den letzten Jahren an: Noch in den fünfziger Jahren verhungerten in Indien Menschen, weil sie den ihnen unbekannten Weizen aus Hilfslieferungen ablehnten; in Japan war nach dem Zweiten Weltkrieg Brot so gut wie unbekannt. Heute wird dort fast so viel Weizen wie Reis verzehrt. Im mittleren Afrika war der anspruchsvolle Weizen fast völlig unbekannt, erst durch die moderne Landwirtschaft ersetzte er die Hirse.

Weizen hat eine Fähigkeit mit dem Roggen gemeinsam, die ihn von allen anderen Getreidearten unterscheidet: Er ist backfähig, d. h. formbar. Weizeneiweiß, der Kleber, kann bei Erhitzung Räume bilden: Es entstehen Laibe. Die anderen Getreide bleiben in der Fläche. Es werden aus ihnen nur Fladen gebacken; Brotlaibe zerbröseln oder fallen zusammen. Diese Formkraft, die die Voraussetzung der Brotbereitung ist, trägt viel zu der heutigen Lebenssituation bei. Ohne Brot wäre ein Arbeitsleben außer Haus oder der geringe Aufwand für die Mahlzeitenbereitung durch die lange Haltbarkeit kaum denkbar.

Interessanterweise war der Weizen das Getreide der Römer und auch der Ägypter. Diese Völker wiesen in ihrem Staatsgefüge einen sehr hohen Organisationsgrad auf – das römische Recht, die Militärgliederung, die Regierungsformen, die Architektur –, es herrschte eine starke Formkraft in all diesen Aktivitäten. Die Ernährung soll ja die seelisch-geistigen Fähigkeiten stützen, und dies tat der Weizen offenbar. Man kann diese Phänomene auch mehr von der stofflichen Seite betrachten: Weizen enthält relativ viel Phosphor, ein Mineralstoff, der ebenfalls wieder das Nerven-Sinnes-System in seiner Funktion unterstützt. Weizen hatte auch lange den Ruf, das Getreide der Reichen, Wohlhabenden und Gebildeten zu sein, also jener, die früher als andere Bevölkerungsschichten die Möglichkeit hatten, Bewußtsein zu entwickeln. Heute tritt nun der Weizen seinen Siegeszug um die Welt an. Mit der «Entwicklungshilfe» werden den Menschen in der Dritten Welt von den Europäern und Nordamerikanern auch neue Ernährungsformen gebracht. Dabei ist immer der Weizen, zunächst als Hilfslieferung, dann im Anbau selbst.

Weizen kommt als Weich- und Hartweizen vor. Der Hartweizen eignet sich weniger zum Brot als für Teigwaren. Er wächst auch nur in wärmeren Gebieten wie Südeuropa und Nordafrika. Dort wird er auch traditionell zu Nudeln oder Cous-Cous verarbeitet.

Ferner gibt es noch Zuchtformen des Weizens wie den Dinkel, der jedoch immer weniger angebaut wird. Grünkern wird aus milchreif geerntetem, geröstetem Dinkel bereitet. Dadurch ist der Grünkern leicht verdaulich, aber auch nicht so durchdrungen von den Kräften des Mineralischen. Er wirkt weniger formend als der Weizen.

Reis

Der Reis ist das wasserliebendste Getreide. Er wächst mit Ausnahme des Bergreises in überfluteten Feldern heran, die erst kurz vor der Ernte trokkengelegt werden. Diese Beziehung zur Flüssigkeit bestimmt auch die Wirksamkeit: Er «entwässert» den Menschen und reguliert den Flüssigkeitsorganismus.

Reis stammt aus Asien und ist dort das verbreitetste Getreide. Er wird nicht verbacken, sondern als ganzes gekochtes Korn, als Brei oder Flokken verzehrt. Mit dem Reis verbunden ist die östliche Kultur und Religion. Das Essen von Reis ist ein Kult, es erfolgt oft zeremoniell und vor allem in Ruhe und Gelassenheit – für uns hektische Europäer kaum vorstellbar. So gilt der Reis auch als Getreide des Phlegmatikers, weil die ihm innewohnende Ruhe und das Gleichmaß der strömenden Flüssigkeit weiterwirkt. Eigentlich gehören auch die Muße beim Reisessen und das gründliche Kauen – also die Art des Verzehrs – dazu, um diese lebenserneuernde Kraft des Reises zu spüren und in sich wirken zu lassen.

Interessanterweise ist der Reis ein Getreide, das sehr fade schmeckt und eigentlich immer durch feurige Gewürze aus seinem Phlegma herausgehoben werden muß. Reis kommt hauptsächlich in zwei Formen vor: dem festkochenden Langkornreis und dem mehr mehligen Rundkornreis, auch Süßreis genannt, weil er meist zu Milchreisspeisen verwendet wird. Reis wird als Naturreis oder Braunreis und größtenteils als entwerteter Weiß- oder polierter Reis verwertet. Letzterem fehlen die mineral- und vitaminreichen Randschichten. Bei einseitiger Ernährung führt dies zu der

Vitaminmangelkrankheit Beri-Beri, im Vorstadium zu nachlassender Leistungsfähigkeit und Konzentration.

Gerste

Gerste ist neben dem Weizen das älteste Getreide der Welt. Sie war im alten Griechenland verbreitet und galt als ideales Nahrungsmittel für Gladiatoren und Philosophen, also für körperlich und geistig geforderte Menschen. Jeder kann bemerken, daß der Verzehr von Gerste die Leistungsfähigkeit verbessert und langandauerndes Arbeiten erleichtert. Im Gegensatz zum Weizen unterstützt sie nicht das formende, sondern mehr das kräftigende Denken. Die Gerste ist von ihren Wirkungen her den Kräften des Planeten Mars zugeordnet. Sie vermittelt die anhaltende Stärke, während der Weizen als Sonnenpflanze allgemeine Mächtigkeit entfaltet. Die Gerste hat noch andere heilende Wirkungen, weshalb sie auch in der Medizin viel verwendet wird. So enthält sie einen Schleim, der bei Erkrankungen des Magen-Darm-Bereichs sich schützend auf diesen Organen ausbreitet. Gerstenschleim ist daher eines der bestverträglichen Nahrungsmittel. Ferner enthält die Gerste viel Kieselsäure, die stabilisierend auf alle inneren kieselbedürftigen Gewebe wirkt. Regelmäßiger Gerstenverzehr kräftigt daher erschlafftes Bindegewebe und macht es wieder elastisch.

Heute ist der Gerstenverbrauch in Deutschland sehr hoch, allerdings nicht, weil viel Graupen und Grütze gegessen werden, sondern wegen der Bierherstellung. Der hohe Kohlenhydratgehalt prädestiniert die Gerste zum Brauen von vergorenen Getränken. Ansonsten wird die Gerste bei uns verfüttert (Geflügel, Schweine) und nur in geringen Anteilen für die menschliche Ernährung verwendet.

Hirse

«Die» Hirse gibt es eigentlich gar nicht, denn man unterscheidet einige hundert Formen und Arten. Die bekanntesten sind die Kolbenhirse, die Rispenhirse, der weiße und der rote Sorghum. Bei uns sind verschiedene

Arten der Rispenhirse gebräuchlich. Die Farbe der Hirse variiert von Weißgelb bis Orangegelb, bei starkem Lichteinfluß nach dem Schälen wird sie blasser.

Hirse ist wärmeliebend, aber anspruchslos. Sie übersteht Dürre recht gut. Daher wurde sie auch Weizen des Sandes genannt. Als Mehlbeimischung ergibt sie ein mürbes Gebäck. Brot zerkrümelt leicht und enthält meist nur bis zu 50 Prozent Hirse.

Hirse ist das traditionelle Getreide der Afrikaner. Sie bereiten es als Brei, Fladen und auch als Hirsebier zu. Hirse ist sehr kieselreich und wirkt auf Haare, Haut und Sinnesorgane, indem sie die Lichtempfindlichkeit und Elastizität reguliert.

Ferner wirkt die Hirse positiv auf den Fluorhaushalt des Menschen, so daß beispielsweise die Zahnbildung günstig beeinflußt wird. Aus diesem Grunde ist Hirse für Schwangere und Kleinkinder zu empfehlen.

So variationsreich uns die Hirse in ihren Erscheinungsformen entgegentritt, so ist auch ihre Wirkung: Sie macht regsam und beweglich. Wie der Volksglaube überliefert, bekam die Braut zur Hochzeit Hirse in die Schuhe gestreut, damit sie fleißig und arbeitsam werde. Hirse wärmt auch sehr; es gibt Hirsekissen in der ärztlichen Therapie.

All diese Eigenschaften deuten darauf hin, daß Hirse dem sanguinischen Temperament gerecht wird: beweglich, schnell, veränderlich, wärmeliebend und ideenreich. Auch die afrikanischen Völker haben ja viel von diesem Temperament, man denke nur an die Musikalität, wärmespendende Gastlichkeit und Bewegungsfreudigkeit der Neger. Hirse steht unter den Kräften des Merkurs, des vermittelnden Planeten.

Roggen

Der Roggen hat seine Heimat in Osteuropa. Er ist neben dem Weizen das wichtigste Brotgetreide. Der Roggen ist sehr mineralstoffreich und vermittelt eine gewisse Schwere, die es erfordert, ihn gut aufzuschließen, damit es nicht zu Verdauungsschwierigkeiten kommt. Man benötigt für Roggenbrot Säuren, die erst die Mineralien lösen und das eigentliche Aroma hervorlocken können.

Auch der Roggenbrei wurde früher lange eingeweicht, gekocht und nachgequollen, so daß er ganz süß schmeckte. So behandelt, beschert der Roggen eine Fülle an Aromen wie kein anderes Getreide. Dieser Reichtum ist auch die Wirksamkeit des Roggens: Der Körper wird mit wichtigen Wirkstoffen versorgt, und kaum eine andere Speise vermittelt dem hungrigen Menschen eine solche Gemütlichkeit wie ein kerniges Sauerteigbrot oder beispielsweise der zur weihnachtlichen Zeit aus Roggenmehl gebackene Lebkuchen. Der Roggen überträgt Kräfte, die ungeheuer vielfältig und reich an geistiger und körperlicher Stärke sind. So steht die Roggenpflanze unter dem Zeichen des Jupiter.

Das russische Volk, das teilweise ja unter harten Umweltbedingungen existieren mußte, ernährte sich fast ausschließlich von Roggen: als Brei, Brot und dem Nationalgetränk Kwaß.

Hafer

Der Hafer kommt aus Nord- und Westeuropa. In Norddeutschland, Skandinavien und England war er am verbreitetsten. Hafer ist das «vegetative» Getreide, er ernährt am besten. So gilt Haferschleim als ideale Aufbaunahrung für Schwerkranke, Unterernährte und Rekonvaleszenten. Hafer vermittelt körperliche Kraft, was heutzutage viele Ausdauersportler wie Ruderer, Langstreckenläufer oder Bergsteiger bestätigen.

Er wirkt anregend auf alle Lebensprozesse, steigert Leistungsbereitschaft und Konzentration. Dieser Impuls geht bis zum «Feurigmachen», wie die Pferdebesitzer wissen. Auch beim Menschen stärkt der Hafer das cholerische Temperament. Ein cholerisches Kind wird, wenn es täglich Haferflockenmüsli bekommt, nur schwer zu bändigen sein, der cholerische Erwachsene wird größere Mühe haben, nach solchem Frühstück sein Temperament zu zügeln. Die alten Germanen galten als Haferesser und sollen recht cholerische Menschen gewesen sein, dabei allerdings mit großer körperlicher Kraft ausgestattet.

Hafer ist reich an Magnesium, einem Mineralstoff, der sehr viele Enzyme anregt und damit unsere Lebensorganisation physisch versorgt. Hafer ist heute eigentlich nur durch die Haferflocken bekannt; in England gab es Porridge, einen mit Wasser und Salz gekochten Haferbrei.

Mais

Der Mais ist vielleicht ein etwas fremdartiges Getreide, wirkt er doch schon im Aussehen mächtig, massig und grob gegenüber den anderen Getreiden. Er stammt aus Mittel- und Südamerika. Dort wurde er von den Indianern als Grundnahrungsmittel angebaut und macht auch heute noch 74 Prozent des Getreideverbrauchs aus.

Der Mais hat eine gewisse Doppelseitigkeit: Zum einen ist er einhäusig, er hat männliche Blüten als Rispen an der Spitze und weibliche Blüten in den Blattachseln, aus denen sich die Maiskolben entwickeln. So ist die Frucht mütterlich von der Pflanze geschützt, was bei keinem anderen Getreide der Fall ist.

Für den Menschen kann der Mais jedoch gefährlich werden, wenn man nicht weiß, wie man mit ihm umzugehen hat. So trat bei den Völkern Südosteuropas eine Krankheit auf, die Pellagra, die sich in Hautschäden, Durchfällen und Delirien äußerte. Spät erst erkannte man, daß es sich um eine Vitamin-Mangelkrankheit handelte, die vom starken Maisverzehr herrührte. Der Mais enthält zwar das fehlende Vitamin B6, aber in einer Vorstufe, die der Mensch nicht nutzen kann. Nun war diese Krankheit bei den Indianern nicht bekannt, obwohl sie auch sehr viel Mais verzehrten. Dann entdeckte man, daß sie den Mais auf Kalksteinen verrieben, ehe sie den Brei anrührten. Dieser Kalk bewirkte nun ein Freiwerden des Vitamins; der Mais war dadurch vollwertig. Nach Bekanntwerden dieser Ergebnisse empfahl man dann den Europäern, den Mais mit etwas Kalkwasser zu kochen.

Mais ist kaum backfähig. Er wird meist als Brei (Polenta, Sterz) oder Fladen (Tortilla) gegessen. Es gibt verschiedene Maisformen. Bei uns wird oft nur der Futtermais angebaut, der für die menschliche Ernährung besser geeignete Zuckermais braucht wärmeres Klima. Von diesem werden die unreifen Kolber gern verzehrt. In solchen Zustand ist das Korn noch nicht so mineralisiert und leichter verträglich. Ansonsten zeichnet sich der Mais durch seine Schwere aus. Seine vielen Mineralstoffe stützen das Nerven-Sinnes-System, und er fördert damit auch das melancholische Temperament. Auch die Indianer waren ja ein sehr waches, bezüglich der Sinne aufgeschlossenes Volk, das aber in vorwiegend melancholischer Grundstimmung lebte.

Zusammenfassend ergeben die Getreide eine weltweite Verbreitung, die alle Richtungen erfaßt:

Norden
Hafer

Roggen

Westen Weizen Gerste *Osten*

Mais Reis

Hirse
Süden

Die drei Getreide – Weizen, Gerste und Roggen – kommen in der Mitte vor, in Europa. Sie sind diejenigen, denen nicht ein bestimmtes Temperament zugeordnet ist, sondern die stärker auf seelische Fähigkeiten einwirken. Versucht man eine Parallelität zwischen der Menschheitsentwicklung und dem bevorzugt verwendeten Getreide herzustellen, so lassen sich folgende Beziehungen erkennen:

Ätherische Qualitäten:

Mais	melancholisches Temperament
Reis	phlegmatisches Temperament
Hirse	sanguinisches Temperament
Hafer	cholerisches Temperament

Seelische Qualitäten:

Gerste	Empfindungsseele
Roggen	Gemütsseele
Weizen	Bewußtseinsseele

Diese Zusammenhänge werden durch die vorher genannten Tatsachen erhärtet, beispielsweise die weltweite Verbreitung des Weizens in einer Zeit, wo sich die Bewußtseinsseele mehr und mehr entfaltet.

Auf der anderen Seite zeigt diese Aufstellung, daß es in heutiger Zeit notwendig ist, von allen Getreiden zu essen, da nur dadurch die verschiedenen Impulse gestärkt werden. Die Beziehung zu einem Volk und damit das Überwiegen eines gemeinsamen Grundnahrungsmittels ist in fast allen Ländern zurückgedrängt oder überwunden. Das Getreide wird weiterhin seine Berechtigung als wichtigstes Nahrungsmittel behalten, wenngleich die einzelnen Arten individueller und bewußter vom einzelnen Menschen ausgewählt werden können.

Das Brot

In Deutschland gibt es über 200 Sorten Brot: vom Vollkornbrot bis zum hellsten Toastbrot, vom Leinsamenbrot bis zum Sojabrot. Die Bäcker sind stolz auf diese Vielfalt und bemühen sich, immer neue Sorten zu erfinden. Aber brauchen wir denn neue Sorten? Sind wir zufrieden mit den jetzigen Broten oder gibt es nicht schon Klagen über eine Qualitätsverminderung?

Allen Broten ist gemeinsam, daß sie einen Körper haben; sie sind räumliche Gebilde. Diese Eigenschaft unterscheidet sie von den Vorläufern unserer heutigen Brote, den Fladenbroten; diese sind eben nicht im gemeinten Sinne räumlich, voluminös, sondern flach, sie sind sozusagen zweidimensional.

Fladenbrot wurde aus Mehl, Wasser und etwas Salz zubereitet und auf heißen Steinen gebacken, dann frisch verzehrt. Bei längerem Lagern – schon über einen Tag – verlor es erheblich an Geschmack und war daher für die Vorratshaltung nicht geeignet. Die Herstellung von Fladenbrot war jedoch entwicklungsgeschichtlich eine große Leistung. Davor gab es nur den Brei, und es mußten weitere neue Kenntnisse und Fertigkeiten erübt werden, um ein Brot zu backen: Das Getreide mußte angebaut und geerntet, sodann zu Schrotmehl verrieben und zu Teig verarbeitet werden; dann erfolgte der Backprozeß mit direkter Hitze. Bei diesen Verfahrensschritten wirken verschiedene Kräfte auf das Fladenbrot ein:

Die Kräfte der Erde durch das Getreidekorn und das Salz
Die Kräfte des Wassers bei der Teigbereitung.
Die Kräfte des Feuers beim Backprozeß.

Es liegt also eine Dreiheit von verschiedenen Kräften vor, die für das fertige Brot gewirkt haben. Betrachtet man diese Kräfte und ihre Bildungsfähigkeit, so sieht man ihren Bezug zum Lebendigen und Schöpferischen: Sie spiegeln sich in den jeweiligen Elementen Erde, Wasser und Feuer, die durch Ätherkräfte auf der Erde wirksam werden. Die drei Kräfte finden sich auch bei den Zutaten des Brotes wieder:

Übersicht 8: *Ungesäuertes Brot*

Kraft	Stoff (Zutaten)	Prozeß (Brotherstellung)
Mineralisch-fest	Korn und Salz	Mahlprozeß
Flüssig	Wasser	Teigbereitung
Wärmehaft-feurig	Korn und Wärme	Backvorgang

Zutaten

Das Mineralische tritt bei der Samenbildung des Korns auf; während Stengel, Blatt und Blüte der Entfaltung und der Ausdehnung der Pflanze dienen, entsteht bei der Samenbildung das Gegenteil: Die Pflanze zieht sich zusammen, verinnerlicht und konzentriert ihre Stoffe und Kräfte auf kleinstem Raum und versieht sie nach außen zum Schutz mit einer harten Schale. So gewappnet kann der Samen den lebensfeindlichen Winter überstehen, ohne wie die Pflanze selbst zu vergehen. Der Same enthält durch seinen Bildungsvorgang viele mineralische Eigenschaften, ist aber nicht nur von dieser Erdbildekraft geprägt wie etwa die Pflanzenwurzel. Zur Entstehung der Samen ist ja auch Wärme erforderlich: Je wärmer, umso schneller reifen die Körner. Wer je an ein reifendes Getreidefeld gegangen ist, weiß, wie warm, ja heiß es im Sonnenschein dort ist. Die Feuer-Bildekräfte wirken also als weitere Kräfte neben den Erdbildekräften im Samen. Daher erscheint das Korn in beiden Feldern, dem Mineralisch-Festen und dem Wärmehaft-Feurigen zugeordnet.

Neben dem Korn wird das Salz als Zutat zum Brot, zum Würzen verwendet. Es gehört ganz zum Festen, ist es doch ein Kristall, hart und ohne das lebensvermittelnde Wasser.

Das Wasser für die Brotbereitung stammte früher frisch aus Quellen oder Brunnen, war also lebendig und regsam.

Die Wärme als letzte Zutat ist nicht stofflich faßbar, nur als Eigenschaft fühlbar und meßbar. Sie stammte ursprünglich von der Sonne, die Steine erhitzte, auf denen der Teig dann gebacken wurde. Später verwendeten die Menschen dann Brennmaterial wie Holz oder Tierdung, um die Steine zu erhitzen. Auch diese Materialien kommen alle aus der uns umgebenden

Natur und gehören wie das Getreide und das Wasser dem lebendigen Bereich an.

Prozesse

Am Beginn des Brotbackens steht ein Zerkleinerungsvorgades Korns. Hier wzerstört und somit mineralisiert. Diesberjedoch gleichzeitig den Neuanfang vor und ebnet den Weg fden Aufbau einer neuen Nahrung.

Es folgt die Teigbereitung der Wasserzugabe. Dem zerkleinerten Korn werden Lebenskrädes Wassers zugeführt. Die Stärke beginnt zu quellen, es fineine Entfaltung statt, nicht in den korneigenen Strukturen wie dies beim Keimen der Fall ist, sondern in neuer Form, da das zerkleinerte Getreide andere, weitere Voraussetzungen bietet.

Nach einer gewissen Quellzeit wird der Teig dann auf den heißen Stein gegeben. Es beginnt der Backvorgang, der wiederum ein Zusammenziehen bewirkt.

Beim Quellen liegt der Teig dagegen ganz offen und dehnt sich aus, während er das Wasser in sich aufsaugt. Beim Backen verliert das Brot Wasser und beginnt sich zu verhärten. Ehemals weiche Strukturen erstarren, sie «verkleben». Dabei wirkt die Wärme nicht räumlich, sondern nur von der Fläche her ein, denn der Teig wird mit der auf dem heißen Stein liegenden Seite und nach dem Wenden von der anderen Seite gebacken. Im Gegensatz dazu wird das heutige Brot in unseren Backöfen von allen Seiten gebacken. Die Wärme wirkt also räumlich ein. Fladenbrote werden heute noch in Afrika, Südamerika und einigen südeuropäischen Ländern hergestellt. In Westeuropa, Rußland und Nordamerika hat sich jedoch der Brotlaib, das gesäuerte Brot, durchgesetzt. Es enthält neben den drei Bildekräften der Erde, des Wassers und des Feuers noch eine vierte Kraft: die der Luft. Sie ist bisher nicht oder nur in ganz geringem Maße in Erscheinung getreten. Ein Fladenbrot kann durch die Triebfähigkeit des frischen Schrotes etwas aufgehen. Bei den gegorenen Broten wird die Kraft des Luftigen dagegen gezielt benutzt: Es entsteht keine Fläche mehr, sondern das in den Raum hineinragende, geformte Brot.

Das gesäuerte Brot

Die Bezeichnung «Brot» weist auf dieses neue Element hin, denn der Name ist dem althochdeutschen «brauen» und «Brühe» verwandt. Diese Begriffe bezeichnen das Gegorene und lassen sich auf den Sauerteig zurückführen.

Das neue Element, die Luft, die jetzt im Brot mitwirkt, gelangt durch Lebendiges in den Teig. Kleinlebewesen wie Bakterien und Hefepilze bilden durch ihre Stoffwechseltätigkeit die Gase, die den Teig durchsetzten und oftmals in Blasen entwichen. Zu alte Teige, die «übergangen» sind, fallen ein, der Luftprozeß tritt zurück und das daraus gebackene Brot gelingt nicht mehr zufriedenstellend.

Beim Backen erstarren Bestandteile des Teiges zu festen Teilen, besonders das Eiweiß bildet sich zu Hüllen aus, die Hohlräume umschließen. Darin wird die Luft als Kohlendioxyd festgehalten. Damit das Brot gleichmäßig gelockert ist, knetet man den Teig.

Nun sieht die Beziehung zwischen dem Brot und seinen Kräften folgendermaßen aus:

Übersicht 9: *Gesäuertes Brot*

Kraft	Stoff (Zutaten)	Prozeß
Mineralisch-fest	Korn und Salz	Mahlprozeß
Flüssig	Wasser	Teigbereitung
Luftig	Triebmittel (Hefe, Sauerteig)	Kneten und Gehenlassen
Feurig-wärmehaft	Korn und Wärme	Backen

Es liegt bei den gesäuerten Broten also eine Vierheit vor, die die vier Elemente Erde, Wasser, Luft und Feuer beinhaltet.

Lebensmittel, die aus einem Zusammenklang dieser vier Kräfte und Stoffe entstehen, sind als Grundnahrungsmittel von überragender Bedeutung. Es gibt kaum ein anderes Nahrungsmittel, das ebenso beschaffen ist. Ähnlich war das Bier zusammengesetzt, das früher einen viel geringeren Alkoholgehalt hatte und ebenfalls als Volksnahrungsmittel und -getränk galt.

Wenn man nun die heutigen zahlreichen Brotarten betrachtet, so ist zu sehen, daß die Viererharmonie durch Hinzufügung anderer Bestandteile oder Benutzung von nicht lebendigen Zutaten verändert wird. Es findet eine Verschiebung zu einer bestimmten Kraftrichtung statt, je nach den verwendeten Zusätzen. So können Gewürzkräuter wie Kümmel, Fenchel und Anis das luftige und wärmehafte Element verstärken, während Sojamehlzusatz dagegen das wäßrige und erdhafte Element betont. Der Bäkker kann also durch Beimischung eine Wirkungsrichtung abschwächen oder verstärken.

Gleiches trifft auf alle vier Grundzutaten zu. Die Auswahl des Getreides oder der Getreidemischung hat erheblichen Einfluß. Ein Weizenbrot ist weniger erdenschwer als ein Roggenbrot. Ebenso übt das Triebmittel einen Einfluß aus. Der sich langsam entwickelnde Sauerteig schließt das Mineralisch-Feste des Korns viel intensiver auf als die schnellwüchsige Hefe. Letztere produziert zwar viel Luft, aber sie setzt sich weniger mit dem Teig auseinander als ein langsam sich entwickelndes Triebmittel. Unter diesem Gesichtspunkt wird auch verständlich, daß das in den USA zum Brotbacken verwendete Backpulver (Natriumhydrogenkarbonat) das Brot zwar lockert, aber daß diese «Luft» wie aufgesetzt und nicht zugehörig zum Brot erscheint. Dies äußert sich durch mangelndes Aroma und Fremdgeschmack. Ähnlich müssen die vielen chemischen Backhilfsmittel und Konservierungsmittel beurteilt werden. Hier wird mit Mineralischem in die Harmonie eingegriffen und diese dabei verändert, wenn nicht sogar zerstört.

Andere biologische Triebmittel wie die Honig-Salz-Gärung verstärken die Brotqualität in Richtung auf das Wärmehafte. Die lange Teigführung und der langsame Gärvorgang führen zu einem siebenstündigen Backprozeß. Hier greifen die Feuerkräfte ein und bestimmen den Brotcharakter.

Wirkung auf den Menschen

Bisher wurde nicht besprochen, wie die einzelnen Kräfte in Bezug zum Menschen zu bewerten sind. Ist es positiv oder negativ, wenn die Feuerkraft überwiegt?

Es sei eine vorsichtige Interpretation angedeutet: Positiv oder negativ ist die Ausrichtung auf eine der Kräfte nie, für sich allein betrachtet; es hängt immer davon ab, was damit erreicht werden kann oder soll. Ein Brot mit intensiver Wärmewirkung (z. B. Honig-Salz-Brot) verhilft dem Menschen zu einer Stärkung der gereiften, konzentrierenden Kräfte, während ein sehr luftiges Brot seine «Lockerheit» auf den Menschen überträgt. Handelt es sich beim Brotesser um einen verträumten oder sogar haltlosen Menschen, so kann dieses Brot sehr ungünstig sein, beim verfestigten, ja verhärteten Menschen günstig. Diese Beziehungen gelten für den körperlichen wie auch seelisch-geistigen Bereich.

Die Hinzufügung von mineralischen (chemischen) Anteilen erscheint unter diesen Aspekten besonders bedenklich, fördert sie doch das Verhärtende, das bei den meisten Menschen heute von vornherein schon zu mächtig wirkt.

Es wäre gut, würde der Gedanke eines Bäckers aufgegriffen, der ein Reinheitsgebot, wie es in Deutschland nur für Bier besteht, auch für das Brot fordert. Brot soll aus den Bestandteilen Salz, Wasser, Triebmittel und Getreide bereitet werden. In diesem Sinne kann das Brot wieder zur lebensspendenden Nahrung werden. Wir benötigen also nicht 200 Sorten, sondern nur einige im Sinne der Viererharmonie gebackenen Brote.

Die Hülsenfrüchte

Die Hülsenfrüchte oder Leguminosen umfassen eine der artenreichsten Familien: Man zählt über 12 000 Pflanzen. Dazu gehören die bei uns bekanntesten Nahrungsfrüchte wie Erbsen, Bohnen und Linsen, aber auch die Soja, die Erdnuß oder das als Lakritz verzehrte Süßholz.Die Hülsenfrüchte sind von alters her geschätzte, nährstoffreiche Pflanzen: Gemeinsam mit dem Getreide waren sie die Volksnahrungsmittel. Auch heute weisen noch bodenständige Rezepte auf diese Bedeutung hin: Linsen mit Spätzle in Schwaben, Bohnen mit Mais in Südamerika oder Gerste mit Bohnen in Indien.

Hülsenfrüchte sättigen gut, sind leicht in größeren Mengen anzubauen und als Samen gut lagerfähig. Ihre blähende Wirkung spielte bei der größeren körperlichen Aktivität der Menschen früher nicht die Rolle wie heute bei den Menschen mit überwiegend sitzender Lebensweise. Trotzdem wußten einige Menschen schon damals von einer weniger erwünschten Wirkung der Hülsenfrüchte. So verboten einige griechische Philosophen – bekannt ist es besonders von den Pythagoräern – den Genuß von Bohnen, «weil sie das Denken belasten würden».[17] Auf der anderen Seite können einige der weit verbreiteten Hülsenfrüchte wie die Saubohne oder bestimmte Wickenarten (Lathyrus sativus) schwere, teilweise tödliche Vergiftungen hervorrufen. Blättert man in einem toxikologischen Lehrbuch, so findet man fast alle Hülsenfrüchte mit giftigen Inhaltsstoffen verzeichnet, allen voran die Sojabohne.[18]

Diese Gifte lassen sich teilweise durch geeignete Zubereitungsverfahren (beispielsweise das Kochen von grünen Bohnen) entfernen – aber was für ein Impuls wirkt denn in dieser Pflanzenfamilie, der sich in so massiver Giftbildung äußert! Dabei ist es noch wichtig festzustellen, daß alle diese Gifte auf den Eiweißstoffwechsel des Menschen einwirken, das Blut schädigen (Hämagglutinine in Bohnen und Soja, Favismus durch Saubohnen), die Zellatmung blockieren (Blausäure in Mondbohnen und grünen Gartenbohnen) oder eine Nervenlähmung durch Eiweißbildung im Gehirn (Latyrismus durch Wicken) hervorrufen. So wird der Schlüssel zu diesem

Phänomen auch in der Eiweißbildung der Hülsenfrüchte zu finden sein.

Die eigenartige Blütenform weist dabei auf die Verwandschaft zum Tierischen – Astralen – hin, sie wurde auch als «gefesselter Schmetterling» charakterisiert.[19]

Aus der befruchteten Blüte bildet sich nun eine luftgefüllte Frucht, die Hülse, heraus. Auch hier zeigt sich die Beziehung zum Luftelement. In der Hülse wachsen die eigentlichen Samen heran.

Gegliederte Reifestadien des ganzen Feldes wie beim Getreide sind kaum auszumachen, da die Einzelpflanzen unterschiedliche Blühperioden haben: Es gibt keinen «sozialen Organismus», sondern nur eine Summe von individuell reifenden Pflanzen. Zunächst wird die Frucht grünreif. Jetzt werden die Gemüsefrüchte wie grüne Bohnen und Schoten geerntet. Es folgt die Gelbreife und Vollreife, bei der die Blätter bereits gelb, die Hülsen lederartig zäh und die Samen hart sind. In der Totreife springen die Hülsen auf: Ein Akt der Bewegung. Die Hülsenfrüchte werden in der Vollreife meist im Mähdrusch geerntet und wenn nötig nachgetrocknet. Auffallend beim Samen ist die ausgeprägte Hartschaligkeit.

Diese Schilderung des Wachstums verdeutlicht zwei Kräftewirkungen in den Hülsenfrüchten: das starke mineralische und das luftige Element. Die Beziehung zum Wäßrigen wie auch zur Wärme ist dagegen sehr schwach ausgeprägt. Die beiden Gegensätze – Erde und Luft – finden wir auch wieder beim Verzehr der Samen: Sie sind schwerer verdaulich und fördern Blähungen.

Übersicht 10: *Inhaltsstoffe von Hülsenfrüchten* (in Prozent)

Art	Eiweiß	Fett	Kohlen-hydrat	Rohfaser	Mineral-stoffe
Linse	24,7	1,1	60,1	3,4	3,0
Weiße Bohne	23,2	2,1	58,0	7,1	3,2
Erbse	27,0	2,5	63,0	6,0	3,0
Erdnuß	26,2	48,7	20,6	keine Angabe	3,0
Sojabohne	36,7	20,5	30,2	4,4	4,7
zum Vergleich					
Weizen	12,0	2,5	79,0	1,9	1,2

Quelle: G. Geißler: Pflanzenbau in Stichworten, Bd. 1. Kiel 1970, S. 76. – W. Uhlich: Nahrungsmittel ABC. Stuttgart 1981, S. 181–196.

Die Samen sind reich an Eiweiß, Ballaststoffen (Rohfaser), Mineralien, und unsere heimischen Früchte sind arm an Fett; Ausnahmen bilden Soja und Erdnuß.

Wachstum der Hülsenfrüchte

Legt man die Samen von Hülsenfrüchten, z. B. Bohnen, in feuchte Watte, so findet schon nach wenigen Stunden eine Keimung statt. Ein dicklicher weißer Keim wächst empor und entfaltet nach kurzer Zeit zwei Keimblätter. Hier drückt sich starke Wachstumskraft aus.

Fast alle Hülsenfrüchte bilden eine tief in den Boden dringende Pfahlwurzel aus. Im Erdreich gehen sie nun eine Symbiose mit Knöllchenbakterien ein. Diese Mikroorganismen binden Stickstoff aus der Luft, der nun den Hülsenfrüchten zur Verfügung steht, ja darüber hinaus noch für andere Pflanzen im Boden verbleibt.

Diese Versorgung macht die Hülsenfrüchte weitgehend unabhängig von Stickstoffdüngung durch Mineralien, Kompost oder Mist und ermöglicht ihnen außerdem, diesen Reichtum an Nährstoffen in großzügigster Weise zu verwerten: Sie bauen Eiweiß auf. Hülsenfrüchte enthalten große Mengen an Eiweiß, das meiste in der Pflanzenwelt, ja sie übertreffen teilweise noch tierische Produkte. Daneben bilden sie aber aus dem Stickstoff auch die Gifte, die der Gruppe der Alkaloide angehören. Manchmal ist der Impuls der Giftbildung so stark, daß auch den Kohlenhydraten zugehörige Gifte, wie die Saponine der Glycosidklasse, entstehen (etwa bei der Soja).

Neben der überaus reichlichen Versorgung mit Stickstoff vermögen die Hülsenfrüchte aber noch viele andere Mineralien durch guten Aufschluß dem Boden zu entnehmen: Auch hier heben sie sich deutlich von anderen Kulturpflanzen ab. Diese Fähigkeit, mit intensiven Kräften sich den Mineralbereich nutzbar zu machen, zeigt, welche Dynamik in dieser Familie lebt. Weiterhin wirken diese Kräfte in üppigem Wachstum und in der Fruchtbildung; dabei laugt die Pflanze den Boden nicht aus, wie dies bei anderen Arten der Fall ist (z. B. beim Kürbis).

Die Hülsenfrüchte wachsen nun unter Ausbildung von feinen gefiederten Blättern. Fast keine Art entfaltet einen aufrechten Stengel, der dem

Licht entgegenstrebt, die meisten bilden Ranken. Alle Pflanzenteile sind sehr beweglich, reagieren auf Luft und Licht, z. B. die Mimose, und zeigen eine intensive Beziehung zum Luftbereich. Die sich entwickelnden Blüten (der genannten Hülsenfrüchte) nennt man Schmetterlingsblüten, die sich selbst mit Hilfe von Insekten oder dem Wind bestäuben.

Der hohe Rohfaser- und Mineralstoffgehalt ist wiederum Zeichen für die Wirksamkeit der Kräfte des Mineralischen, der hohe Eiweißgehalt deutet auf die Kräfte des Luftigen.

Eiweiß und Giftstoffe

Wie kommt es nun zur Giftbildung? Wie schon gesagt, stehen den Hülsenfrüchten die Rohstoffe für Eiweiß in übergroßer Menge zu Verfügung. Nun ist Eiweiß ein Stoff, der eigentlich eher dem Tier zugeordnet ist als der Pflanze. So bestehen die Muskeln, Bänder, Sehnen, Gewebe und Häute (auch das Fell) aus Eiweiß, bei der Pflanze sind die Gewebe aus Kohlenhydraten (Zellulose) aufgebaut. Das Tier kennt dagegen das Kohlenhydrat nur in kleinen Mengen im Stoffwechsel (Zucker), nicht aber als Gerüstsubstanz. Das Kohlenhydrat ist für die Pflanze neben der Funktion als Gerüststoff noch die neugeschöpfte Substanz aus Wasser, Licht und Luft, die bei der Assimilation entsteht.

Eiweiß ist ferner als Gemeinsamkeit alles lebendigen Wirkens als aktive Substanz in den Zellen, in denen sich die Stoffbildung vollzieht.

Wenn nun eine Pflanzenfamilie wie die Hülsenfrüchte so große Eiweißmengen produziert und speichert, so nähert sie sich damit der Tierwelt, ohne ihr wirklich anzugehören. Diese Diskrepanz führt dann auch zu Störungen: Ein Teil des Stickstoffs wird nicht zu Eiweiß, sondern zu giftigen Alkaloiden, eiweißverwandten Stoffen, eigentlich Vor- und Zwischenstufen der Eiweißsubstanz, aufgebaut.

Dazu kommt noch, daß das pflanzliche Eiweiß der Hülsenfrüchte auch anders wirkt als beispielsweise das des Getreides. Zum einen ist es viel kompakter und auch wenig dynamisch, da es ja als Vorrat für die zukünftige Pflanze im Samen gespeichert wurde. Weiter ist es interessant, daß ein

Übersicht 11: *Unterschiedliche Bedeutung von Kohlenhydrat und Eiweiß bei Pflanze und Tier*

Substanz	Pflanze	Tier
Kohlenhydrat	Gerüstbildung (Stengel, Blätter)	–
	Zuckerbildung bei der Assimilation	Zucker im Stoffwechsel
	Speicherstoffe	–
Eiweiß	–	Gerüstbildung (Fleisch, Haut)
	aktive Substanz in Zellen	aktive Substanz in Zellen
	Speicherstoff (Früchte, Samen)	–

wichtiger Eiweißbaustein, der Schwefel, in einer Aminosäure, dem Methionin, mangelt. Schwefel ist der Mineralstoff, der als Vermittler zwischen dem Geistigen und dem Physischen gilt. Er ist die materielle Voraussetzung dafür, daß die Gestaltungskraft des Geistigen in das Physische der Körper einwirken kann.[19]

Dieser zweite Aspekt vermag die Wirkung des Eiweißes der Hülsenfrüchte vielleicht näher zu beleuchten. Wie erwähnt, lehnten die Pythagoräer Hülsenfrüchte ab, weil sie das Denken belasten. Könnte hier der Mangel an Schwefel eine Rolle spielen? Dazu kommt die kompakte Struktur des Hülsenfrüchte-Eiweißes, das schwieriger abzubauen ist als ein lockeres, daher auch das Stoffwechsel-Gliedmaßen-System stärker beansprucht und schließlich das Nerven-Sinnes-System in seiner Aktivität einschränkt.

Diese Beschränkungen der Eiweißverdauung waren den Menschen früher bekannt, und instinktiv kombinierten sie die Hülsenfrüchte mit Getreide. Deren Eiweiß ergänzt das der Hülsenfrüchte in guter Weise, so daß der Mangel an schwefelhaltiger Aminosäure ausgeglichen und sogar das Getreideeiweiß wertvoller wird. Die Struktur des Hülsenfrüchteeiweißes ändert sich dadurch natürlich nicht, lediglich die Verwertbarkeit steigt, und damit nimmt der Gesamtbedarf ab, weil das Eiweiß besser ausgenutzt wird. Bei diesen Kombinationen kommt es auch auf die Menge an: So ist bei Mais und Bohnen ein Verhältnis von ²/₃ Mais zu ¹/₃ Bohnen am günstigsten.[20]

Die einzelnen Hülsenfrüchte

Die bei uns verbreiteten und bekannten Hülsenfrüchte sind Erbsen, Bohnen und Linsen. Von ihnen sind Linsen am verträglichsten. So wie man die Eiweißverdauung durch Mischung mit Getreide verbessern kann, wird die Schwere und Unverdaulichkeit durch geeignete Zubereitung abgemildert. Erbsen und Bohnen werden am besten über Nacht eingeweicht, dann zwei bis drei Stunden gekocht und erst zum Schluß gesalzen, da sonst die Samen hart bleiben. Ferner verbessert sich die Bekömmlichkeit durch Würzen mit Kümmel, Fenchel oder anderen Doldenblütlern. Ebenso ist eine Zugabe von Gemüsen wie Möhren oder Pastinaken wünschenswert. Im folgenden Einiges über die einzelnen Hülsenfrüchte.

Erbsen

Es gibt rund 250 Sorten, unter denen die grünen und die gelben die bekanntesten sind. Sie kommen auch geschält und wegen der Ansehnlichkeit poliert in den Handel. Dadurch werden sie leichter verdaulich, aber auch weniger vollwertig.

Erbsen sind alte Kulturpflanzen der Stein- und Bronzezeit. Sie stammen aus Vorder- und Südwestasien.

Bohnen

Die bekanntesten Bohnensorten sind die weißen. Sie kochen besser als die bunten, die härter sind. Perlbohnen behalten beim Kochen ihre Form und eignen sich daher gut für Salate. Die Heimat der Speisebohnen soll Zentralamerika sein.

Linsen

Die Linsen bevorzugen warmes Klima und wachsen vor allem in Nordafrika. Ihre Heimat ist Südwestasien, wo sie schon seit der Steinzeit bekannt sind.

Linsen haben eine geringe Bindung an den Boden und sind auch leichter verdaulich. Die Samen weisen eine Farbe von Gelbgrün über Rötlich bis Dunkelbraun auf.

Sojabohne

Die Sojabohne ist die heute meistverbreitete Hülsenfrucht. Sie stammt aus China und wird heute in allen tropischen und subtropischen Gebieten angebaut. In Asien ersetzt sie die Milch und Milchprodukte (Sojamilch, Sojaquark). Auch bei uns hat sie heute in vielerlei Verarbeitungsformen Eingang gefunden (Sojamehl im Brot, Sojapasten). Am bekanntesten wurde das Sojafleisch (TVP), das mit Maschinen versponnen wurde, um Fleischfasern zu imitieren. So gibt es Sojawürste, Sojakoteletts usw. Zu diesen Modeprodukten ist zu sagen, daß wir den kompakten Eiweißgehalt auch als Vegetarier nicht nötig haben und für uns eigentlich die Milch das angemessene Nahrungsmittel ist. Zudem sollte man als Vegetarier nicht, weil das Bedürfnis nach Fleisch übermächtig ist, zu solchen Ersatzprodukten greifen. Dann ist das Fleisch wohl noch besser. Die hier nur skizzierten Gründe sollten dazu anregen, daß jeder sich selbst überlegt, ob er bereit ist, die Soja in seine Ernährung einzubeziehen, wie es asiatische Ernährungsformen uns nahebringen wollen, und inwieweit er sich der Wirkungen bewußt ist. Zumindest wäre eine kritische Auseinandersetzung mit der Anbauweise und der üblichen Verarbeitung notwendig, um zu einem Urteil zu kommen.[21]

Sojabohnen müssen immer gekocht oder gebrüht werden, da es sonst zu Vergiftungen kommen kann. Ferner sollten Sojakeimlinge nur in geringen Mengen verzehrt werden, da durch die Keimung die Giftstoffe nicht vollständig abgebaut werden. Sojakeimlinge werden vor dem Verzehr überbrüht.

Erdnuß

Kaum jemand weiß, daß die Erdnuß zu den Hülsenfrüchten gehört, ist der Same doch recht weich und roh zu verzehren. Ihren Namen erhielt die Erdnuß, weil die Pflanze die Früchte während des Wachstums in die Erde versenkt, wo sie ausreifen, bis sie geerntet werden.

Die Erdnuß wurde bei der Kolonisation Südamerikas entdeckt und von den Spaniern nach Afrika gebracht. Dort wird sie noch heute angebaut. Während wir meist nur die gerösteten und gesalzenen Nüsse kennen, mahlt man in Afrika die Nüsse, rührt sie mit Wasser an und kocht einen Brei oder bäckt sie zu Fladen. Weltweit wird das Öl in der Margarineherstellung oder für Erdnußbutter genutzt.

Sowohl die Erdnuß als auch die Sojabohne zeigen schon durch ihren hohen Fettgehalt und auch ihr Wachstum in wärmeren Klimata, daß sie mehr an innerer Wärme aufgenommen haben als die anderen Hülsenfrüchte. Daher sind sie auch leichter verträglich und weniger schwer. Allerdings ist auch ihr Eiweiß recht kompakt und entbehrt die Aminosäure Methionin. Ebenso wirkt sich auch der für die Familie der Hülsenfrüchte spezifische Einfluß der Eiweißbildung aus.

Die Hülsenfrüchte haben bis heute einen – wenn auch abnehmenden – Einfluß in unserer Ernährung. Ihre Sonderstellung um Stickstoff und dem daraus gebildeten Eiweiß führt dazu, daß sie enorm eiweißreich, aber teilweise auch giftig sind. Ihr Eiweiß hat eine belastende Wirkung auf uns, was bei größeren Mengen beachtet werden sollte.

Am günstigsten ist eine Kombination mit Getreide. Ferner hilft eine geeignete Zubereitung, die Schwere und Unverträglichkeit der Samen zu mildern. Dann können die Hülsenfrüchte auch heute noch eine geschätzte Frucht auf unserem Speisezettel sein.

Die Nachtschattengewächse – Kartoffel, Tomate, Paprika

Diese botanische Familie mit dem merkwürdig klingenden Namen umfaßt zwar nicht viele Nahrungspflanzen, aber die wenigen sind so bedeutsam, daß sie einen großen Anteil unseres Speiseplans einnehmen. Zu manchen Jahreszeiten sind fast alle Gemüse auf unserem Tisch Nachtschattengewächse. Im einzelnen gehören dazu: Kartoffel, Tomate, Paprika, Peperoni und Aubergine.

Andere Vertreter dieser Pflanzenfamilie sind teilweise aus der Heilkunde, aber auch wegen ihrer Giftigkeit bekannt: Tollkirsche, Bilsenkraut, Tabak und Stechapfel. Sie wurden früher auch zur Erzeugung von Trancezuständen und visionären Erlebnissen verwendet.

Die Herkunft der Nachtschattengewächse liegt in Südamerika. Während die Kartoffel aus den Andenländern stammt, wachsen die anderen Pflanzen in tropischen Breiten. Erst zu Beginn der Neuzeit (im 16. Jahrhundert) wurden diese eßbaren Nachtschattengewächse von Spaniern entdeckt und nach Europa gebracht. Lediglich die Kartoffel fand schon damals Verbreitung, die Tomate gewann erst im 19. Jahrhundert an Bedeutung; der Paprika nur im ungarischen Gebiet. Die Aubergine ist eines der wenigen eßbaren Nachtschattengewächse, die aus der Alten Welt stammen und durch die Araber in Europa bereits im 13./14. Jahrhundert bekannt wurden. Regelmäßig angebaut wird sie dann seit dem 15. Jahrhundert in Italien. Heute zählen Kartoffeln und Tomaten zu den Welthandelsfrüchten. Der Verbrauch von Kartoffeln steigt in den Entwicklungsländern noch stark an, während er in Europa zurückgeht. Dagegen werden Tomaten überall in zunehmendem Maße verzehrt.

Wie ist dieses Phänomen zu erklären, daß eine Gruppe von Pflanzen sich während eines ziemlich eng begrenzten Zeitraums – dem 15./16. Jahrhundert – so in den Vordergrund der menschlichen Ernährung schiebt, die bisher gebräuchlichen Grundnahrungsmittel verdrängt und bis heute einen beherrschenden Einfluß ausübt?

Botanische Grundlagen

Fast alle Nachtschattengewächse zeichnen sich durch einen Giftgehalt aus, der für den Menschen tödlich sein kann. Die meisten dieser Gifte gehören zu der Klasse der Alkaloide. Es sind häufig Salze, die aus dem Stoffwechsel ausgeschieden sind, also Endprodukte der Pflanzentätigkeit. Es zeigt sich, daß die Pflanze diese Gifte zwar produziert, aber nicht für ihre Lebensprozesse benötigt, sondern nur die eigentlichen Stoffwechselabläufe mit der Giftbildung abschließt.

Nun ist es eine bekannte Tatsache, daß Pflanzen, die Gifte produzieren, eine spezielle Blütenbildung aufweisen.[22] Im allgemeinen zeigt sich eine Einseitigkeit: Die Blüten sind von einer starken Räumlichkeit geprägt (Glocken, Trichter, Becher), die der Organbildung der Tierwelt zu entsprechen scheint. Die Farben der Blüten reichen von schlichtem Weiß bis zu schmutzig-dunklen Tönen, die so gar nicht zu Blüten passen. Oftmals strömen die Blüten dumpfen Geruch aus: Er zieht teilweise nur Fliegen an, aber keine Bienen (wie der Tabak und die Kartoffel). Die Blüten sind des öfteren mit der Öffnung nach unten gerichtet und stellen sich nicht aufrecht zum Licht.

Von besonderer Bedeutung bei den Nachtschattenpflanzen ist das vegetative Wachstum. Kaum eine andere Familie bringt eine solche Vielzahl vitaler Krautgewächse hervor. Die Blatt-, Stengel- und Sproßtätigkeit ist bedeutend, sie wird oft nicht beendet, wenn die Blütenentfaltung einsetzt, wie dies bei anderen Pflanzen der Fall ist. Das Wachstum hat oft etwas Wucherndes. Die Nachtschattengewächse gedeihen gut auf nährstoff- und wasserreichen Böden (sogar auf kultivierten Mooren). Sie benötigen allerdings alle viel Feuchtigkeit, was auf die Beziehung zum lebendig-vitalen Element hindeutet. Auch die starke Reproduktionskraft der Kartoffel in den Knollensprossen zeigt, wie sehr diese Familie die vegetative Kraft entfaltet.

So läßt sich zusammenfassend sagen, daß die Nachtschattengewächse eine einseitige Blütenbildung bei gleichzeitiger Giftigkeit von Knollen, Blättern oder Früchten aufweisen.

Dafür entwickeln sie eine starke Beziehung zum Vegetativen; es scheint teilweise kaum von der Pflanze ergriffen, sondern wuchernd über sie hinauszuweisen. Die Aufrichtekraft ist schwach ausgeprägt (Kartoffel, Tomate), die Pflanzen bleiben relativ klein und krautig oder müssen sogar gestützt werden (Tomaten). Die Fruchtbildung ist bei den eßbaren Gewächsen ebenfalls üppig: Auch hier dominieren viele Früchte; sie sind saftig und vital und reich an lebenskräftigenden Vitaminen. Die Fruchtform erscheint wenig gegliedert, eher formlos ausgebuchtet wie bei Kartoffel oder Paprika.

Bei den eßbaren Gewächsen ist die Giftbildung zugunsten des vegetativen Wachstums zurückgedrängt; die Gifte liegen in Organen, die nicht zum Verzehr geeignet sind, wie beispielsweise bei der Frucht der Kartoffel. Aber auch die eßbaren Organe enthalten ein schwaches Gift wie das Solanin (in der Kartoffel und der Tomate). Diese Tatsache muß beim Verzehr bedacht werden. Die Giftbildung und die Einseitigkeit bei der Blütenausprägung deuten nun auf eine Beziehung zum astralen Element. Wie auch bei den Hülsenfrüchten beschrieben, zeigt sich das Alkaloid als nicht voll entwickeltes Eiweiß. Eiweiß stellt aber die charakteristische Stofflichkeit des Tieres dar (vgl. S. 88). Pflanzen, die nun eine Alkaloidbildung aufweisen, haben diese astralen Impulse in sich aufgenommen, aber – als Pflanze – nicht voll verarbeiten können. So wirkt in den Nachtschattengewächsen ein Impuls, der eigentlich den Tieren gemäß ist, aber bei den Pflanzen in verzerrter Weise zum Ausdruck kommt. Dieser Impuls kann, als Heilmittel in rechter Weise aufgenommen, sehr hilfreich, bei den Nahrungsmitteln jedoch bei zu großer und undifferenzierter Wirkung schädlich sein.

Die Bedeutung des Namens «Nachtschatten» ist übrigens nicht ganz geklärt. Er kommt vom germanischen «Nahstrado» und soll unter anderem auf die dunkle Blütenfarbe des echten Nachtschattens oder die Giftwirkung «schwarzer Schatten» hindeuten. W. Pelikan meint, daß er auf schädliche nächtliche Elementarwesen anspielt[22]: Stradi war eine Tochter des Winterriesen Thiarsi. Jedenfalls vermittelt der Name eine gewisse Bedrohung. Da er aus dem Germanischen stammt, bezog er sich zunächst auf die in den entsprechenden Gebieten ansässigen giftigen Pflanzen dieser Familie.

Wodurch kam es nun, daß Kartoffel und Tomate sich so in unserer Landwirtschaft und dem Gartenbau durchsetzen konnten? Wie schon erwähnt, ist die Kartoffel relativ anspruchslos (bis auf den Feuchtigkeitsbedarf) und bringt einen recht großen Ernteertrag. Im 18. Jahrhundert wurde sie in größerem Maße – teilweise durch Zwangsmaßnahmen – in

Mittel- und Westeuropa eingeführt und verdrängte vor allem Buchweizen, Roggen, Hafer und Gerste. In einigen Ländern wie England, Irland und Norddeutschland, die den Feuchtigkeitsbedarf der Kartoffel gut dekken konnten, setzte sie sich vollständig durch. Bis heute ist diese Entwicklung am Speiseplan abzulesen. Trockenere und wärmere Länder, wie beispielsweise Italien, nutzten sie dagegen weniger. Dort wurde sie mehr als Beilage verwendet.

Für die erstgenannten Länder half vor allem die Kartoffel die wachsende Bevölkerung zu ernähren – bis es durch massives Auftreten von Schädlingen, vor allem der Kartoffelkäfer, des Mehltaus und der Viruserkrankungen, zu großen Mißernten kam, wodurch in Irland 1846 bis 1847 zwei bis drei Millionen Menschen verhungerten und ein Exodus in die Auswanderungsländer einsetzte. Seitdem findet ein langsamer Rückgang beim Kartoffelverzehr in Europa statt.

Wirkung auf den Menschen

Hier soll nur die Wirkung der Nahrungspflanzen betrachtet werden. Die Heilpflanzen und ihre Dosierung erfordern eine ganz andere Anschauungsweise. Selbst bei den Nahrungspflanzen muß nach den Arten unterschieden werden.

Im Grunde genommen läßt sich aus den Beobachtungen des Wachstums, der Eigenheiten und der botanischen Eigenschaften der Familie schon vieles ablesen: Das wuchernde, vegetative Wachstum kann dem Menschen keine Formkraft vermitteln, im Gegenteil: Es wirkt eben nur auf den vegetativen Bereich. Diese Tendenz kann sich positiv kräftigend und ernährend (Vitamingehalt) äußern, aber im Übermaß auch schädigend, wenn dieser vegetative Pol überbetont wird und keine Anregung zur Formung dieser starken Wachstumskräfte durch andere Nahrungsmittel und die Eigenleistung des Menschen erfolgt. Dies ist auch der Grund, warum die Nachtschattengewächse bei allen wuchernden Krankheiten, wie beispielsweise auch beim Krebs, gemieden werden sollen. Ferner findet beim Essen der Nachtschattengewächse – hier im besonderen der Kartoffel und in schwächerem Maße der Tomate – eine ständige

Giftaufnahme statt. Solche geringen Mengen können zunächst anregend auf das Nerven-Sinnes-System, auf die Dauer aber abstumpfend und schwächend wirken.

Die Kartoffel

Der Name stammt aus dem italienischen Sprachraum («tartuffoli») und soll auf die Ähnlichkeit mit den Trüffelpilzen hindeuten. «Erdapfel» zeigt die Bedeutung der Kartoffel, die in Form und Verzehrsmenge dem Apfel vergleichbar ist. Der englische Ausdruck «potatoes» zielt dagegen auf die Verwandschaft mit den Bataten oder Süßkartoffeln.[23]

Die Verbreitung der Kartoffel gelang in Europa teilweise erst durch Zwangsmaßnahmen, nahm dann aber einen rapiden Verlauf. Eßbar sind die Knollen: Es handelt sich hierbei nicht um Wurzeln, sondern um sogenannte Sproßknollen, verdickte Sproßteile, die in die Erde hineinwachsen. Bleiben Knollen über der Erde, werden sie also vom Licht erfaßt, so ergrünen sie und konzentrieren gleichzeitig das Gift Solanin. Daher müssen diese Stellen wie auch etwaige Keime entfernt werden. Diese Stellung der Knollen als zwar sproßzugehörig, aber wurzelhaft zeigt sich in vielerlei Weise; so ist die Kartoffel ähnlich wie Wurzelfrüchte lange lagerfähig und hat eine harte Außenschale. Auf der anderen Seite keimt sie wie ein Sproß und hat hohen Vitamin-C-Gehalt und hochwertiges Eiweiß wie ein Blatt.

Während Wurzelfrüchte beim Menschen das Nerven-Sinnes-System ernähren und das Blatt das rhythmische System, steht die Kartoffel dazwischen. Da sie stark zum Wurzelhaften tendiert, wirkt sie auch auf das Nerven-Sinnes-System, allerdings belastet sie es auch. Jeder kann an sich beobachten, daß Kartoffelessen müde macht. Durch einen analytischen Vergleich kann man versuchen, sich diesen Effekt zu verdeutlichen. Die Kartoffel enthält viel Kalium, aber wenig Kochsalz. Letzteres benötigen aber gerade das Gehirn und die Nerven. So wird ein Salzbedürfnis erzeugt, das heißt, wenn nicht gleichzeitig Salz gegeben wird, werden diese Bereiche des Menschen weniger versorgt und damit in ihrer Leistungsbereitschaft beeinträchtigt.[24] Rudolf Steiner sprach davon, daß die Kartoffel nur bis zum Bereich der Sinnesorgane im Kopfbereich wirkt und diese ernährt. Dagegen muß aber zur Verdauung, wie auch bei anderen Wurzelfrüchten, der Kopfbereich mithelfen. Nur enthalten die anderen Wurzelfrüchte nicht diese Inhaltsstoffe, besonders die Kohlenhydrate, die jetzt störend auf die Denkprozesse einwirken und die Denktätigkeit vereinseitigen und lähmen können.[25] Genauere Untersuchungen dieser empirischen Tatsachen stehen leider noch aus. Diese teils ernährende, teils lähmende Wirkung der Kartoffel ist in der heutigen Zeit, wo wir alle aufgrund unserer Entwicklung und Lebensweise zu einem umfassenden, lebendigen Denken aufgerufen sind, um die Lebens- und Umweltprobleme zu bewältigen, nicht mehr angebracht. Daher wird die Tendenz dahin gehen, den Kartoffelverzehr zu verringern und wieder das Getreide an seine Stelle treten zu lassen. Dieser Trend ist auch an den Statistiken ablesbar, wenngleich sich der Verzehr in den letzten Jahren stabilisiert hat.

Übersicht 12: *Kartoffelverzehr nach dem Zweiten Weltkrieg*

Jahr	1948/49	1954/55	59/60	65/66	75/76	77/78	82/83
Verzehr in kg	224	158	133	108	82,7	86	70,3

Heute werden Kartoffeln immer mehr «veredelt» angeboten und verzehrt. Wie kaum eine andere Frucht eignet sich die Kartoffel dazu, vielseitig verarbeitet zu werden: Klöße, Pommes frites, Kroketten, Puffer, Püree, Chips, dazu alkoholische Zubereitungen. Diese Erzeugnisse nehmen immer mehr zu und verdrängen die Kartoffel in ihrer gekochten Form.

Bei den Kartoffeln kann man verschiedene Sorten nach ihrem Erntezeitpunkt (früh, mittel, spät), nach ihren Kocheigenschaften (festkochend oder mehlig) und nach ihren Lagerbedingungen unterscheiden. Kartoffeln werden in kühlen, dunklen Kellern aufbewahrt. Im Gegensatz zu Wurzelfrüchten werden sie aber nicht mit Erde, Sand oder Laub bedeckt, denn sie benötigen als Sproßteil die Luft.

Die Tomate

Der mexikanische Name «Tumatle» wurde im Laufe der Zeit in Tomate verändert. Die Bezeichnung «Liebesapfel» taucht ab und zu noch auf und weist wohl auf die Verwandschaft zu den anderen Nachtschattengewächsen. Heute wird die Tomate weltweit gehandelt; die mitteleuropäischen Verbraucher können sie fast das ganze Jahr über erhalten: entweder im Frühsommer aus Nordafrika, dann aus Italien und Bulgarien, im Herbst aus eigener Ernte, später aus Südafrika und von den Kanarischen Inseln. Durch ihre rote Farbe anregend, findet sich die Tomate in fast jedem Salat wieder. War früher die Verwendung auf die Monate August bis Oktober (je nach Sommerwärme) bestimmt, so sind die Früchte heute stets und ständig – wenn auch zu hohen Preisen – erhältlich. Einher geht damit, daß Import-Tomaten unreif geerntet werden müssen, sollen sie nach langem Transport bei uns in reifem, verzehrfertigen Zustand ankommen.

Diese Früchte tragen dann zwar die wuchernde, vegetative Komponente in sich, nicht aber die Wärme- und Lichtqualitäten, die die Sonne vermittelt. So wird die Tomate zu einem sehr einseitigen Nahrungsmittel. Der Verbraucher spürt diesen Qualitätsverfall am fehlenden Aroma und dem faden Geschmack. In die gleiche Richtung tendieren die Züchtungen auf kleine, runde, verpackungsgerechte Exemplare.

Die wuchernde Eigenschaft läßt sich beim Wachstum beobachten. Die Tomaten zeigen rege Blätter- und Triebentwicklung. Werden sie nicht teilweise entfernt, so hat die Pflanze kaum Kraft, die Früchte zu bilden. Tomaten brauchen nährstoffreichen Boden und wachsen am liebsten, wie auch die Kartoffeln, in ihrem eigenen Kompost, was andere Familien nicht tun. Tomaten – vor allem unreife, wenig ausgereifte und grüne Früchte – enthalten wie die Kartoffel Solanin, wenn auch in kleinen Mengen.[26]

Von den Tomaten gibt es neben den kleinen die größeren Fleischtomaten, die manchmal etwas mehliger schmecken und eher als Gemüse gedünstet werden.

Tomaten sollten immer allein gelagert werden, da sie das Gas Äthylen ausscheiden, das beispielsweise Gurken vergilben läßt.

Tomaten werden als Mark, milchgesäuert mit anderen Gemüsen, oder als Saft haltbar gemacht. Ketchup ist eine Zubereitung aus Mark, mit Salz, Essig, Gewürzen und Zucker.

Paprika

Der Paprika ist die farblich vielseitigste Frucht: Sie kommt gelb, grün, orange und rot vor. Dabei variiert auch die Form von der länglich-schmalen Peperoni bis zur dickbauchigen Frucht. Ebenfalls unterschiedlich ist die Schärfe, die durch den Stoff Capsaicin bedingt ist. Er ist vor allem in den Kernen und Scheidewänden lokalisiert. Als Gewürz werden die kleinen scharfen Früchte getrocknet und gemahlen. Beim schärferen Rosenpaprika werden im Gegensatz zum edelsüßen die Samenkerne mit vermahlen.

Paprika wird meist als einjähriges Kraut angebaut, es gibt jedoch inzwischen auch mehrjährige Züchtungen. Während die Kartoffel zum Wurzelhaft-Wäßrigen und die Tomate zum Fruchtig-Wäßrigen tendiert, prägt sich beim Paprika die Licht- und Wärmebeziehung neben dem Grundtrend der Nachtschattengewächse zum Wäßrigen aus. Phänomene dafür sind Farben- und Formenvielfalt, Ölgehalt, Würzstoffe, der Vitamin-A- und -C-Gehalt. Diese Beziehung verstärkt sich vom Gemüse- zum Gewürzpaprika hin. Gewürzpaprika wird teilweise auch als Peperoni bezeichnet. Daneben finden wir auch

Chilli oder Cayennepfeffer

Diese sehr scharf aromatische Pflanze wird nur als Gewürz verwendet. Sie wächst in den Tropen als Busch. Die Chillifrüchte enthalten in viel größerem Ausmaß als der Gewürzpaprika das Alkaloid Capsaicin (0,6 bis 0,9 Prozent im Gegensatz zum Paprika mit 0,3 bis 0,5 Prozent). Chillies werden als Einmachgewürz und als Bestandteil von Curry verwendet.

Aubergine

Die Aubergine oder Eierfrucht stammt aus Hinterindien. Sie liebt warmes Klima und benötigt ebenfalls viel Wärme. Die Aubergine enthält bis zu 92 Prozent Wasser, schmeckt aber trotzdem recht saftarm. Auch ihr Aroma ist nur schwach ausgeprägt und tritt erst nach dem Dünsten oder Backen in Öl hervor. Diese Tatsachen weisen darauf, daß die Aubergine im wäßrig-stärkereichen Bereich beheimatet ist und wenig Beziehung zum Licht- und Wärmehaften aufweist.[27]

Übersicht 13: *Inhaltsstoffe von Nachtschattengewächsen* (pro 100 g)

	Eiweiß	Fett	Kohlen-hydrat	Natrium	Kalium	Eisen	Vitamin A	Vitamin C
	in g	g	g	mg	mg	mg	IE	mg
Kartoffel	2	+	15	15	350	0,7	+	12
Tomate	1	+	3	6	285	0,5	130	23
Aubergine	1	+	4	4	195	0,5	3	4
Paprika	1	+	4	1	165	0,6	230	107

Diese Betrachtungen der einzelnen Nachtschattengewächse zeigen, welche Vor- und Nachteile sie für den Menschen aufweisen. Es sollte hier kein Urteil gefällt werden, ob diese oder jene Nahrungspflanze für die menschliche Ernährung geeignet oder ungeeignet ist. Solche Entscheidungen muß jeder für sich selbst treffen. Helfen können bei diesem Urteil Informationen und Tatsachen über die Hintergründe.

Die Gemüse

Wenn man zu den wechselnden Jahreszeiten über einen Wochenmarkt geht, erlebt man so recht die Fülle der Gemüsearten. In vielen Farben von Erdbraun bis Rot, Gelb, Grün, Violett und Weiß leuchten die verschiedenen Früchte. Sollte man alle bekannten oder auch nur verzehrten Gemüse aufzählen, so gäbe es schon Schwierigkeiten: Fast immer werden welche vergessen. Wie kann man diese Fülle ordnen?

Die Dreigliederung der Pflanze (vgl. S. 16) bietet dazu einen Ansatz. Nach diesem System können Gemüse zu Wurzel, Blatt, Stengel, Blüte,

Übersicht 14:
Botanische Zuordnung der Nahrungspflanzen zu den Pflanzenorganen

Wurzel	Blatt	Stengel	Blüte	Frucht	Samen
Möhren	Kopfsalat	Spargel	Broccoli	unreife	Pistazien
Schwarz-	Feldsalat	Mangold-	Robinen-	Hülsen-	Nüsse
wurzeln	Brunnen-	stiele	blüten	früchte	Getreide
Radieschen	kresse	Rübstiele	Holunder-	Tomate	Sonnen-
Rettich	Kohl*	Rhabarber	blüten	Gurke	blumenkerne
Meerrettich	Kohlrabi	Porree	Artischocke	Kürbis	Gewürze wie
Rote Bete	Mangold	Kohlrabi		Paprika	Kümmel,
Sellerie	Spinat	Fenchel		(Pilze)	Fenchel,
Pastinaken	Brennessel	Kartoffel		Melone	Hülsen-
Petersilien-	Schafgarbe			Aubergine	früchte
wurzel	Löwenzahn			Zucchetti	
Steckrübe	Melde			Peperoni	
weiße Rübe	Chicorée				
Zwiebel	Endivien				
Knoblauch	Sauerampfer				
	Eissalat				
	Radiccio				
	Petersilie				
	Postelein				
	(Portulak)				

*Weiß-, Wirsing-, Rot-, Rosen-, China-, Grün-, Blumenkohl

Frucht oder Samen zugeordnet werden. Diese botanische Zuordnung fällt mit einigen Ausnahmen leicht. Allerdings ergeben sich für manche Städter, die nie Berührung mit Garten oder Landwirtschaft hatten, doch Probleme. Wer weiß schon, wie eine Rosenkohlpflanze aussieht? Bei etwas Überlegung kann aber jeder die Zugehörigkeit der meisten Pflanzen feststellen . Schwierig ist es beispielsweise bei der Kartoffel. Sie wächst wie eine Wurzel in die Erde; botanisch ist sie eine Sproßknolle, ein in der Erde verdichteter Sproß. Broccoli ist keine Blattmetamorphose, sondern ein Blütenstand; mitverzehrt wird allerdings der Blütenstiel (Sproß). Blumenkohl dagegen ist ein verändertes Blatt, denn die Pflanze bringt eigene Blüten hervor.

Der wirkungsmäßige Zusammenhang

Von größerer Bedeutung ist nun aber der wirkungsmäßige Zusammenhang. So ist die Möhre botanisch eine Wurzel. Wurzelfrüchte dienen hauptsächlich dem Nerven-Sinnes-System zur Ernährung, sind oftmals aber schwer verdaulich wie beispielsweise Sellerie. Die Möhre als Wurzel gilt aber sogar als ideales Gemüse für Säuglinge. Auch ihre Farbe läßt eher an Blüte oder Frucht denken als an Wurzel. Der süße Geschmack deutet ebenfalls auf Blüte und Frucht. So wird das Wurzelhafte der Möhre ergänzt durch Blütenhaftes. Daher enthält sie Eigenschaften beider Bereiche. Gleiches kann man bei vielen Gemüsearten feststellen, denn kaum eine Frucht verkörpert den reinen Typus einer Wurzel-, Blatt- oder Blütenpflanze.

Die Bestimmung dieser Zuordnung kann erlernt werden, wenn man das Wachstum und die Entwicklung der Pflanze verfolgt und miterlebt. Dazu helfen verschiedene Phänomene wie Form, Farbe, Geschmack, Aroma, Wasser- und Vitamingehalt, die das verschiedene Kräftewirken im Stoff ausdrücken.

Als Beispiel seien die Gurken (Curcumis sativus) betrachtet. Sie sind wärmeliebend, benötigen viel Wasser zum Wachsen und bevorzugen nährstoffreiche Böden. Sie bilden viel Blattwerk, haben aber keine Aufrichtekraft, sondern bleiben in der Horizontalen. Wir essen die Früchte, die eine grüne (Blatt-)farbe aufweisen. Diese Früchte haben wenig Aro-

Übersicht 15: *Phänomene des Kräftewirkens*

Phänomen	Ausprägungen			
Elemente	Erde	Wasser	Licht/Luft	Wärme
Pflanzenteil	Wurzel	Blatt	Blüte	Frucht/Samen
Form	grob	grob, ungestaltet	fein gestaltet (Fiederung)	wenig gestaltet
Nährkraft	gering	gering	gering	groß
Wachstumszeit	Herbst/ Winter	Frühjahr/ Sommer	Sommer	Sommer/ Herbst
Anbaubedingungen	schwere Böden, Längenwachstum	hoher Wasserbedarf	Trockenheit, Windbestäubung, hohle Stengel	Sonnenwärme Spitzenwachstum
Minerale	Na, Ca, P	Mg, Fe, Cu, S, K	SiO_2 (Kiesel)	S, Edelmetalle
Vitamine	Vit. D	Vit. B	Vit. C	Vit. A, E
Geschmack	salzig	sauer	bitter, scharf	süß
Geruch	erdig, muffig	frisch	aromatisch	aromatisch
Kohlenhydrat	Zellulose	Stärke		Zucker, Fruchtsäuren
weitere Inhaltsstoffe		Gelierstoffe, Säuren, Wasser, Eiweiß	ätherische Öle	Fette, Öle
Besondere Eigenheiten	Dauerhaftigkeit	Fortpflanzungsfähigkeit, Wachstumskraft, geringer Jodgehalt	Gestaltungskraft	Nährkraft

ma, aber hohen Wassergehalt (97 Prozent). Nährstoffe enthält die Gurke kaum, dafür aber u. a. Vitamin C und Mineralstoffe wie Kalium. Kaum vorhanden sind die in Wurzeln dominierenden Stoffe Kalzium und Natrium, es fehlt ein der Frucht zugehöriger süßer, aromatischer oder öliger Geschmack. Die Form der Gurke zeigt kaum Gestaltung; es handelt sich um eine einfache Walze, was auf fehlenden Lichteinfluß deutet. Die starke vegetative Kraft, verbunden mit dem Wasserreichtum und der grünen Farbe, zeigt die Beziehung zum Blattbereich.

So gehört die Gurke zwar botanisch zur Frucht, sie beinhaltet auch vieles davon. Sie ist wärmeliebend und benötigt Sonnenreife, aber ebenfalls wirkt das Blatthafte. So ist die Zuordnung zum Frucht/Blatt-Bereich zu erklären. Daher kann man bei Verzehr auch Wirkungen auf das Stoffwechsel- Gliedmaßen- und rhythmische System erwarten; bekannt ist ja auch der entwässernde Effekt der Gurke, der den Flüssigkeitshaushalt reguliert und das Herz entlastet.

Diese Wirkungsbeziehung stellt das folgende Schema bildlich dar.

Das Wirken der vier Ätherkräfte in den Nahrungspflanzen:

Name: Gurke (Curcumis sativus)
Familie: Curcubitaceae
Erntezeitpunkt: Juni bis November

Phänomene:

Farbe: grün
Form: längliche Walze
Gestaltung: wenig ausgeprägt
Wassergehalt: 97 Prozent
Fruchtteil: Frucht (Beere)
Geschmack: erfrischend, saftig
Geruch: frisch
Nährkraft: gering, Vitamin-C-Gehalt, Kaliumgehalt
Schwerpunkt: Blatt (Frucht)

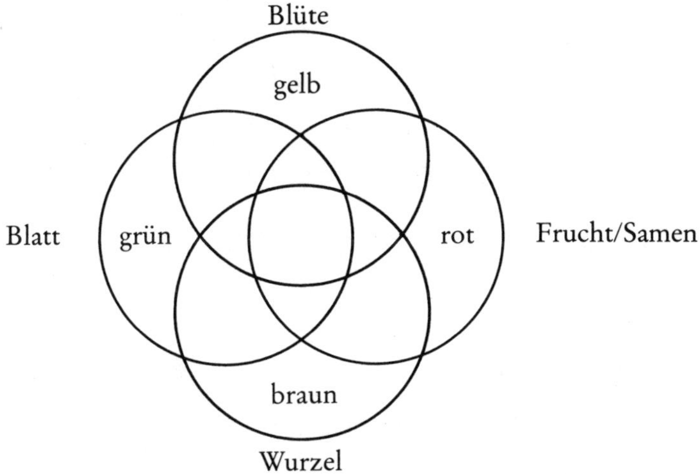

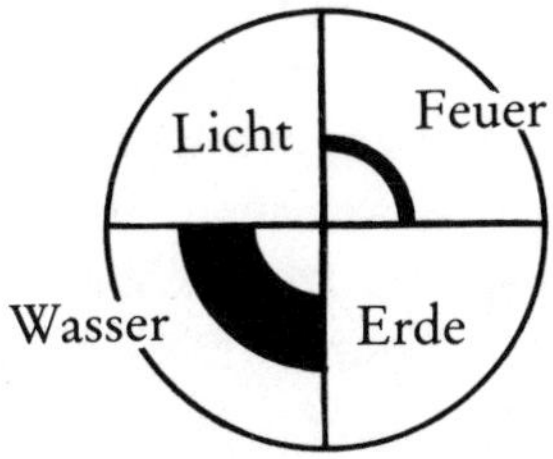

Führt man eine solche Betrachtung für die verschiedenen Gemüse durch, so kommt man zu einer Gesamtzuordnung der Wirkungsbereiche und der zugrundeliegenden Ätherkräfte und entwickelt eine lebendige Beziehung zu den Gemüsepflanzen. Man erlangt eine bewußtseinsmäßige Einstellung, die weit über die Kenntnis von Inhaltsstoffen und Analysewerten hinausgeht, wohl aber diese mitverwertet. Mit der Erkenntnis der Dreigliedrigkeit und der Beziehung zum Menschen kann die Wirkung einer Frucht empfunden werden.

Weiterhin ist es auch möglich, die Gemüse gemäß ihren Pflanzenfamilien zu betrachten und deren Typus näher zu beleuchten. Nun gibt es aber eine Vielzahl von Familien, zu denen die einzelnen Gemüse gehören. Die Übersicht 16 verdeutlicht die Vielzahl, verglichen mit den gesamten Pflanzen und Pflanzenfamilien sind es jedoch wenige, die der menschlichen Ernährung dienen.

Die Schmetterlingsblütler, Gräser und die Nachtschattengewächse wurden bereits beschrieben. Im folgenden werden die Gurken-, Knöterich-, Lilien- und Gänsefußgewächse sowie die Dolden-, Kreuz- und Korbblütler behandelt.

Die einzelnen Gemüsefamilien

Gurkengewächse

Zu dieser Familie gehören die Gurken (Garten-, Schlangengurken), der Kürbis, die Zucchini oder Zucchetti sowie die Melonen (Honig-, Wasser- und Netzmelone). Alle diese Gewächse sind wärmeliebend, sie bevorzugen nährstoffreiche Erde, wachsen teilweise direkt auf dem Kompost (Kürbis) und brauchen viel Wasser. Sieht man sich die kompakten Früchte dieser Familie an, so ist das jedoch nicht verwunderlich. Was für große, wuchtige Exemplare wachsen da heran! Kaum eine andere Familie bringt solche Massen hervor. Allerdings sind alle diese Gemüse sehr wasserhaltig und wenig aromatisch. Sie schmecken aber sehr erfrischend und sind gut zum Kombinieren, gerade auch mit den Nachtschattengewächsen, geeignet (Gurken-Tomaten, Kürbis-Tomaten).

Übersicht 16: *Pflanzenfamilien der Gemüse*

Familie	zugehörige Gemüse
Korbblütler, röhrenblütige gemischtblütige zungenblütige	Topinambur, Artischocke, Färberdistel (Saflor) Wermut, Beifuß Sonnenblume, Kamille, Schafgarbe, Ringelblume Chicorée (Zichorie), Radiccio, Endivie (Escariol, Zuckerhut), Kopfsalat, Schwarzwurzel, Löwenzahn
Gurkengewächse (Cucurbitaceae)	Zucchini (Zucchetti), Melone (Honig-, Wasser-, Netz-), Kürbis, Gurke
Schmetterlingsblütler (Papiloniaceae)	Erbse, grüne Bohne (Strauch-, Stangen-), dicke Bohne, Kichererbse, Erdnuß, Sojabohne, Linse, Bohne (weiße, gelbe), Süßholz, Robinienblüten
Rachenblütler (Scrophulariaceae)	Sesam
Gräser (Gramineae)	Getreide (Weizen, Reis, Gerste, Hirse, Roggen, Hafer, Mais, Zuckerrohr, Bambus)
Knöterichgewächse (Polygonaceae)	Buchweizen, Rhabarber, Sauerampfer
Gänsefußgewächse (Chenopodiaceae)	Rüben (Zucker-, Runkel-), Rote Bete, Spinat, Melde, Mangold, Quinoa
Doldenblütler (Umbelliferen)	Möhren, Pastinaken, Sellerie (Knollen-, Bleich-), Fenchel, Petersilie (Wurzel-, Blatt-), Kümmel, Anis, Dill, Liebstöckel, Kerbel
Liliengewächse (Liliaceae)	Zwiebel, Knoblauch, Porree, Spargel
Kreuzblütler (Cruciferen)	Rübstiel, Rettich, Meerrettich, Kohl (Weiß-, Rot-, Wirsing-, Blumen-, Grün-, Rosen-, China-), Broccoli, Kohlrabi, Steckrübe, Radieschen, Kresse, Meerkohl, Raps, Rübsen, Senf
Nachtschattengewächse (Solanaceae)	Kartoffel, Tomate, Paprika, Peperoni, Aubergine
Baldriangewächse (Valerianaceae)	Feldsalat

Die Pflanzen haben viel Blattwerk, was auf starke Vegetationskräfte hinweist, ihnen fehlt aber die Aufrichte- und auch Formkraft: Sie ranken auf dem Boden entlang, ihre Blätter und Früchte sind wenig gestaltet und haben einfache Formen wie eine Wurst oder Kugel. Für ihr schwaches Aroma brauchen sie dringend Wärme, sonst wären die Früchte noch wässerig-blattartiger. Warme Reifezeiten bescheren uns daher auch aromatischere Gemüse. Die Gurkengewächse haben wegen ihrer Verwandtschaft zum Blattbereich eine intensive Beziehung zum rhythmischen Pol des Menschen. Sie wirken auf den Flüssigkeitshaushalt meist regulierend und entwässernd (Gurken, Kürbiskerne). Auf der anderen Seite sind sie als Früchte auch für den Stoffwechselbereich gut verträglich, teilweise roh (Melone), teilweise erst in gegarter Form (Gurke, Kürbis), wenn sich erst dann das Aroma entfaltet. Die Wirkung auf das Nerven-Sinnes-System ist wegen fehlender Formkraft und des Mangels an Mineralstoffen sehr schwach.

Zucchini

Sie gehören zu den Flaschenkürbissen. Man unterscheidet sie von Gurken an ihrem sechskantigen Stiel und der Musterung. Wegen der harten Schale erntet man sie unreif. Ihr Aroma entfaltet sich erst beim Garen. Ältere Zucchini verhärten und sind leicht strohig – trotz hohen Wassergehalts.

Gurke

Man unterscheidet die derbere Gartengurke, die vorwiegend gegart oder eingelagert wird, und die feinere, dünnschalige Schlangengurke, die in Salaten Verwendung findet. Beide Varianten werden auch unreif geerntet, um sie nicht so hartschalig werden zu lassen. Schlangengurken sind sehr von der Zucht beeinflußt; ihnen fehlt der den Gurkengewächsen eigene Bitterstoff, sie haben nicht einmal mehr Samen und werden fast ausschließlich im Treibhaus angebaut. Dagegen weist die Gartengurke noch diese familientypischen Eigenschaften auf.

Kürbis

Der Kürbis ist eine der variationsreichsten Früchte. Er kommt in vielerlei Formen als Gurke, Kugel, Flasche und in vielerlei Farben vor. Viele Kürbisse sind allerdings nicht eßbar, sondern werden nur als Verzierung ins Zimmer gestellt. Der Kürbis erbringt wohl die größten Früchte: Tropische Arten erreichen bis zu 25 kg!

Kürbisse entfalten auch erst durch Dünsten als Kompott, Gemüse und Suppe oder durch Einlegen ihr Aroma. Von besonderer Bedeutung sind die Samen, die reich an hochwertigem Öl sind und entwässernd wirken.

Melone

Man unterscheidet die Wasser- und Zuckermelone, die in ihrem süßen Geschmack differieren. Melonen erreichen ebenfalls beachtliche Größen. Wegen ihres Wassergehaltes werden sie in wärmeren Ländern als Durstlöscher verzehrt. Melonen kamen über Indien ins Mittelmeergebiet, wo sie auch heute noch weit verbreitet sind.

Knöterichgewächse

Hierzu zählen Buchweizen, Rhabarber und Sauerampfer. Während die Samen des Buchweizens wie Getreide verwendet werden, ißt man vom Rhabarber die Stengel und vom Sauerampfer die zarten ersten Blätter. Die Knöterichgewächse wachsen anspruchslos an Boden und kommen auch mit kärglichen Bedingungen zurecht. Ihren Namen haben sie von der knotigen Gliederung ihrer Stengel. Die Einzelblüten sind bei allen unscheinbar, können sich aber zu ansehnlichen Blütenständen zusammenschließen. Das Besondere ist der Gehalt an verschiedenen Wirkstoffen wie zum Beispiel Farbstoffen (Anthrachinone) und Gerbsäure sowie häufig an Oxal- oder Kleesäure (Rhabarber, Sauerampfer).

Die Inhaltsstoffe können Verhärtungen im Stoffwechsel wirksam begegnen. Daher kann Sauerampfer als frühes Gemüse sehr anregend sein. Oft wird er auch zu Frühjahrskuren oder zur Entschlackung eingesetzt.

Rhabarber

Der Rhabarber ist eine dickfleischige Pflanze; wichtig sind die geschälten Blattstiele, die gekocht als Kompott Verwendung finden. Rhabarber selbst ist schon 4000 v. Chr. in China bekannt, allerdings nur die abführende Wirkung seiner Wurzeln. Erst im 18. Jahrhundert wurden Rhabarberstiele zuerst in England gegessen. Der hohe Oxalsäuregehalt des Rhabarbers läßt ihn sehr sauer schmecken. Daher wird er meist stark gesüßt. Dies sollte mit natürlichen Süßungsmitteln (Trockenobst, Honig, Dicksäften) oder süßem anderem Obst erfolgen. Ebenfalls kann die Zugabe von Milch oder Milchprodukten die Oxalsäure binden und so den Geschmack mildern; allerdings ist dann der Kalk der Milch fest an die Oxalsäure gebunden, und beide sind dem Körper nicht mehr verfügbar. Rhabarber sollte nur bis Johanni (24. 6.) geerntet werden. Grund dafür könnte zweierlei sein: Zum einen nehmen die Anthrachinone stark zu, zum anderen steigert sich auch die Oxalsäure. Letztere regt alle vitalen Prozesse im Menschen an und ist nach der vitalstoffarmen Kost des Winters sehr zu empfehlen. Im Sommer jedoch, wenn die Natur den höchsten Stand ihrer Entfaltung erreicht hat und beginnt, sich in der Samenbildung zu konzentrieren und zurückzunehmen, sollte auch der Mensch anfangen, sich auf sein Inneres zu besinnen und nicht weiter seine Vitalität steigern und anfachen. Dies könnte aber durch weiteren Verzehr von Rhabarber der Fall sein.

Sauerampfer

Er ist eine wild wachsende Pflanze, deren Blätter besonders im Frühjahr zu Suppen und Salaten verwendet werden. Ältere Exemplare schmecken zu intensiv sauer und bitter.

Dieses «Getreide» der Mongolen zeichnet sich durch eine nur etwa dreimonatige Vegetationsperiode aus, weshalb es viel von den Nomadenvölkern angebaut wurde. Darauf weisen die Namen «Heidenkorn» oder französisch «sarrasin» hin. Der Samen ist dreieckig wie die Buchecker und wird wie Weizen verwendet; so erklärt sich der deutsche Name. Buchweizen kann zu Grütze, Grieß oder Mehl verarbeitet werden und ist backfähig. Früher war er bei uns häufig, wurde inzwischen aber von den Getreidearten verdrängt. Der Buchweizen enthält einen roten Farbstoff, der aber beim Kochen zerstört wird. Ferner ist er reich an Saponinen, die besonders die vitalen Prozesse anregen. Sein Eiweiß ist recht leicht, da es auch nur kurze Reifezeiten durchlebt, und daher leichtverdaulich. Deswegen eignet sich der Buchweizen auch als diätetisches Nahrungsmittel bei Stoffwechselleiden. Sein Geschmack wird als apart gelobt oder strikt abgelehnt. Kinder mögen ihn oftmals nicht. Buchweizen lockert Gebäck, daher setzt man ihn oft zu Brot oder Pfannkuchen zu.

Liliengewächse

Diese Pflanzenfamilie ist vielen Menschen von den Gartenblumen, aber auch den eßbaren Gewächsen (Zwiebeln, Knoblauch, Porree, Schnittlauch und Spargel) bekannt. Die Liliengewächse gehören im Gegensatz zu den meisten anderen Gemüsefamilien zu den einkeimblättrigen. Sie weisen eine vergleichsweise einfache Struktur auf. In der Erde befindet sich eine Zwiebel oder Knolle, aus der ein dicker, hohler Blattstengel emporwächst. Die Blätter sind sehr einfach gestaltet. Das Wurzelwerk ist wenig ausgeprägt, die Blüten sind unkompliziert, aber teilweise sehr schön in Form und Farbe. Es kommen fünf Blütenblätter vor. Die Liliengewächse leben im Wäßrigen. Sie enthalten alle viele Schleimstoffe, was man merkt, wenn man einen Stiel abschneidet. Diese Gewächse erscheinen ungefestigt, in einem Frühstadium der Pflanzenentwicklung, wo noch bewegliche, plastische Tendenzen vorliegen. Wie kommt aber eine solche

Pflanze zu einem so intensiven Blühprozeß? Hier wirkt eine weitere Komponente ein: der Schwefel. Die ganze Pflanze von der Wurzelknolle bis zur Blüte ist von diesem Prozeß durchsetzt. Besonders die zwiebelartigen Gewächse enthalten Schwefelöle in großer Zahl und Menge. Der Schwefel vermittelt die Wärme- und Lichtaufnahme aus der Umwelt, ist er doch ein Element des Feuers. Es fehlt dagegen die mineralische Komponente: Die Liliengewächse setzen sich nicht sehr mit der Erde auseinander. So wirken zwei Komponenten in dieser Familie: das Wäßrige, das dickliche, gestaute Organe wie die Knollen hervorbringt, und das Schweflige, das die Blütenbildung und den teils scharfen Geschmack beeinflußt. Alle Gemüse dieser Familie wirken entwässernd und durch den Schwefelprozeß verdauungsfördernd und klärend, was sich bei zu starkem Genuß etwa von rohen Zwiebeln in Blähungen äußern kann.[29] Besonders hilfreich sind die Zwiebelgewächse bei fetten und eiweißreichen Speisen, weniger bei Vollkorngerichten.

Knoblauch

Der Knoblauch ist eine der ältesten Gewürzpflanzen. Er besteht nicht aus einzelnen Schalen wie die Zwiebel, sondern aus drei bis fünf voneinander abgetrennten Zehen. Der Koblauch enthält die «feurigsten» Würzstoffe. Seine schwefelhaltigen Öle sind so konzentriert, daß der Mensch sie bei reichlichem Genuß sogar durch die Haut ausscheidet. Die Schwefelstoffe wirken neben der Verdauungsförderung auch entzündungshemmend im Stoffwechselbereich und antibiotisch, d. h. lebensfeindlich. So hilft der Knoblauch auch Lebendiges, Ätherisches abzubauen, löst aber auch seelische Verkrampfungen im lebendigen Organismus, sogar bei Asthma und Bronchitis. Die entzündungshemmende Wirkung wird besonders in heißen Ländern geschätzt, wo die Nahrung manchmal nicht frei von schädlichen Bakterien ist und wo auch die Außentemperaturen eine Unterstützung der Verdauungssäfte erforderlich machen. Deswegen ist der Knoblauch ein Würz- und Heilmittel. Er sollte aber nicht überdosiert werden.

Zwiebel

Unsere Küchenzwiebel ist eine der häufigst gebrauchten Würzpflanzen. Sie wird zu Gemüse und Salaten, in Aufläufen, Pizzen und als Gemüsekuchen verwendet. Viele Menschen können ohne Zwiebel gar nicht mehr richtig würzen. Die Schwefelwirkung herrscht auch bei der Zwiebel vor, allerdings nicht so kräftig wie beim Knoblauch. Dafür kommen diverse Zucker- und Schleimstoffe vor, die eine Wirkung auf den Flüssigkeitsstoffwechsel des Menschen ausüben. Zwiebelkuren kräftigen die Gefäße (Krampfadern), stärken das Herz, fördern den Gallenfluß und entwässern. Somit stellt auch die Zwiebel nicht nur ein Nahrungsmittel, sondern auch ein Heilmittel dar, das in richtiger Menge verzehrt werden sollte. Neben der scharfen Küchenzwiebel kommen die milderen Gemüsezwiebeln ins Angebot, die auch abgeschwächt heilende Wirkungen entfalten. Ferner gibt es die kleinen Schalotten. Im Frühjahr werden auch gern die Blätter als Zwiebellauch verzehrt.

Porree (Lauch)

Dem Porree fehlt die typische Zwiebel, er weist nur schwache Verdickungen auf. Während besonders der Knoblauch und weniger die Zwiebel Wärme lieben, ist Porree winterfest. Oft sieht man noch im Schnee Porreestauden stehen, die auch bei Frost geerntet werden können. Von daher ist Porree erdverbundener, was sich auch am höheren Mineralstoffgehalt ablesen läßt.

Schnittlauch

Der Schnittlauch wird als Gewürz verwendet. Auch er weist die Eigenschaften der Zwiebel auf, ist aber in den Blättern, die ja verzehrt werden, reicher an Vitamin C. Auch er wirkt verdauungsfördernd und regulierend auf den menschlichen Flüssigkeitshaushalt.

Spargel

Der Spargel wirkt auf den ersten Blick nicht wie ein Liliengewächs, erntet man doch meist nur den schuppigen Sproß, der noch nicht das Licht erblickt hat. Wer hat schon ein ausgetriebenes Spargelfeld mit seinen bis zu 1,80 m hohen Stengeln und weichen Stengelgliedern gesehen? Spargel wurde schon von den alten Griechen kultiviert und besitzt wegen seines arbeitsintensiven Anbaus und feinen Geschmacks große Wertschätzung. Der Spargel bildet unterirdische Sprosse, sogenannte Rhizome, aus denen dann die Laubsprossen im Frühsommer hervorbrechen. Damit sie nicht ergrünen, werden Erdwälle gehäufelt und die Spargelstangen im Dunkeln abgestochen. Spragel ist relativ reich an Eiweiß und Vitamin C sowie an Kieselsäure. Die Spargelpflanze mit ihren fein gegliederten Sproß-Blättern zeigt uns die Beziehung zum Luftigen. So wirkt der Spargel auch auf die Nieren- und Blasenorganisation des Menschen. Er verbessert die Harnausscheidung, kann aber auch die Lösung von Steinbildungen in Niere und Blase günstig beeinflussen.

Die gesamte Familie der Liliengewächse zeigt somit die Komponente des Wäßrigen und Schwefligen. Beim Spargel tritt ein leichtes mineralisches und verstärkt luftiges Element hinzu. Die Pflanzen dieser Familie wirken auf den Flüssigkeitshaushalt, hemmen Entzündungen und fördern besonders die Eiweiß- und Fettverdauung.

Gänsefußgewächse

Zu dieser Familie gehören die Rüben (Rote Bete, Zucker- und Runkelrüben) und die Blattgewächse Spinat, Mangold, Melde und die als Körnerfrucht genutzte Quinoa. Alle Pflanzen dieser Familie lieben das Mineralisch-Salzartige und weisen daher einen hohen Anteil an diesen Stoffen auf. Dies kann problematisch werden, denn bei einem Überangebot an Mineralstoffen (z. B. Nitrat bei der Düngung) lagern sich diese Stoffe auch vermehrt in der Pflanze ab. Aber auch bei artgemäßem Anbau liegen die Natrium- und Kaliumgehalte recht hoch. Die starke Beziehung zum Mineralischen geht einher mit einer Schwächung des Blütenhaften. Die Gänsefußgewächse bringen nur unscheinbare Blüten hervor.

Rüben

Die Wurzeln reichern neben den Mineralien auch Zucker an; Blütenhaftes wird in diese unterirdische Region hineinverlagert, wie es auch die Farbe der Roten Bete zeigt. Überhaupt ist diese Pflanze der Familie eine der heilkräftigsten; sie regt die Verdauungskräfte ordnend an, steigert die vitalen Kräfte, wirkt auch blutbildend und unterstützt die Denkkräfte. Auch in der Krebstherapie setzt man sie – meist milchsauer vergoren – ein. Als Wurzel wirkt sie auf das Nerven-Sinnes-System des Menschen, wegen der enthaltenen Blütenimpulse (Farbe, Geschmack) aber auch auf den Stoffwechsel-Gliedmaßen-Bereich; daher ist sie leicht verträglich. Rote Bete werden sogar in der Säuglingsernährung eingesetzt. Ebenso enthält auch die Zuckerrübe die mineralische Komponente und Blütenhaftes, das den süßen Geschmack hervorruft. Isoliert man jedoch aus dem organisch Ganzen den weißen oder braunen Zucker heraus, so wirkt zwar noch der Stoff «mineralischer Zucker» (im Gegensatz zum blütenhaften Honig), aber es fehlen die wichtigen Begleitstoffe. Daher ist der Sirup zu empfehlen (vgl. Kapitel «Zucker»).

Spinat

Der Spinat ist eine schnellwachsende Pflanze, die fast das ganze Jahr über erhältlich ist. Seine Blätter enthalten ebenfalls Mineralien und Salze, aber auch Vitamine und Vitalstoffe. So sind die Bestandteile des Blattes mit dem wurzelhaften Charakter der Familie vereint. Ebenfalls besitzt der Spinat viel Oxalsäure (wie die Knöterichgewächse) und Eisen. Spinat kam mit den Arabern bereits im 9. Jahrhundert nach Spanien, von wo er als «spanachia» sich weiter nach Europa verbreitete. Er regt ebenfalls die vitalen, lebendigen Prozesse des Menschen an, wirkt auf das Nerven-Sinnes-System und ist auch für Kleinkinder geeignet, wenn er artgemäß angebaut wird. Bei überhöhtem Nitratgehalt kann er dagegen für sie gefährlich werden, da er Blausucht verursacht. Der Eisengehalt ist nennenswert, aber nicht überdurchschnittlich wie einst angenommen wurde. Er sorgt für Stabilität des Blutes und ist somit Voraussetzung für die Entfaltung des Ich.

Melde

Diese Pflanze war ein beliebtes Gemüse der Griechen und Römer, ist aber heute vom Spinat weitgehend verdrängt worden. Melde wächst viel wild und ist ein schmackhaftes Kraut. Ihre Wirkungen sind der des Spinats vergleichbar. Man sollte jedoch nicht zu viel davon essen, da es sonst zur sogenannten Chinesischen Bettlerkrankheit kommen kann.

Mangold

Ein bedeutsames Gemüse, gerade in der Sommerzeit, wenn wenig Spinat zur Verfügung steht, ist der Mangold. Mangold enthält wie Spinat Oxalsäure. Die Wirkungen auf den Menschen sind ähnlich. Man unterscheidet Rippen- und Schnittmangold.

Quinoa

Die Quinoa (Reismelde oder Peru-Spinat) wächst in den Andenhochebenen. Die Indios verwenden von dieser genügsamen Pflanze die Samen, die wie Getreide als Brei, Suppen, Bier und Brot (mit 25 Prozent Weizenzusatz) zubereitet werden. Auch in Indien werden Verwandte der Quinoa im Hochland kultiviert und stellen ein wertvolles Nahrungsmittel dar. Die Quinoa ist reich an Mineralien und Salz. In der Samenschale sind viele Saponine enthalten, die durch besondere Bearbeitungsverfahren herausgelöst werden müssen. Ferner gibt es noch weitere Gänsefußgewächse von lokaler Bedeutung wie den «guten Heinrich» oder Arten von Amaranthus.

Doldenblütler

Die zahlreichen Vertreter dieser Familie stellen die bedeutendsten Gemüse- und auch Gewürzpflanzen. So zählen Möhre, Sellerie, Pastinake und Fenchel zu den Gemüsen. Zahlreicher sind die Gewürze Kümmel, Anis, Dill, Liebstöckl, Kerbel, Ysop, Petersilie und andere mehr. Die Doldenblütler entfalten eine intensive Beziehung zur Luft. Die Stengel sind hohl, die Blätter fein gestaltet und scheinen sich in der Umwelt zu verlieren. Ebenso aufgelöst wirken die Blütendolden. Die Pflanzen dieser Familie bewegen sich gern ständig im Wind. Daneben weisen die Doldenblütler eine andere Besonderheit auf: Sie prägen in einem Jahr zunächst die Wurzel aus, oft in dicker gestauter Form wie z. B. Sellerie, und erst im folgenden die Blüte. So können in dem ersten Wurzeljahr die Kräfte der Blüte in diese Wurzelbildung gesteckt werden. Dies ist auch daran zu erkennen, daß viele Wurzeln farbig sind wie bei der Möhre und fast alle einen süßlichen Geschmack aufweisen. Ebenso stammt das Aroma aus ätherischen Ölen und Harzen, Stoffen, die dem Blüten-Fruchtbereich zugehörig sind. Allerdings sind diese Duftstoffe im Inneren. Meist muß die Pflanze erst zerrieben werden, damit man sie wahrnehmen kann. So wie das Herabwirken der Blütenkräfte die Wurzeln verändert, geschieht dies im Folgejahr bei den Blüten durch nicht beanspruchte Wurzelkräfte. Daher zeigen sich die Doldenblütler als nicht voll ausgeprägte Pflanzen. Das Element des Wäßrigen tritt sehr zurück. Wie die meisten Vertreter als trocken, ja dürr und kaum fleischig erscheinen, so lieben sie auch trockene Gegenden. Im feuchtwarmen Klima gibt es sie nicht.

Wie wirken die Doldenblütler auf den Menschen? Ihre Beziehung zu Luft und Licht läßt sie den Luftstoffwechsel sowohl im Verdauungsbereich bei Blähungen (Kümmel) wie auch im Atembereich (Fenchel) regulieren und Verkrampfungen begegnen. Ferner wirken sie harn- und schweißtreibend, aber auch anregend für die inneren Drüsen.

Möhre

Die Möhre ist eine unserer bedeutendsten Gemüsepflanzen. Zum einen wird sie ihrer Farbe und ihres süßen Geschmacks wegen gegessen, zum anderen ist sie wegen ihrer langen Lagerfähigkeit fast das ganze Jahr über erhältlich. Ihre Nährstoffzusammensetzung ist so ideal, daß sie Säuglingen im ersten Lebensjahr als alleiniges Gemüse dienen kann. Der gelbe Farbstoff der Möhre, das Carotin, ist dem Chlorophyll verwandt und als ein das Licht vermittelnder Stoff bekannt. Es stellt die Vorstufe des Vitamins A dar, das sich auf das Farbsehen des Menschen auswirkt. Hier zeigt sich also bei der Möhre eine über die Familie hinaus gesteigerte Beziehung zu Licht und Luft.

Die Möhre ist reich an Kieselsäure, einem Mineral, das ebenfalls die Lichteinflüsse der Umwelt in die lebenden Organismen hineinvermittelt. Da die Möhre aber eine Wurzel ist, besitzt sie einen dauerhaften Farbstoff, der nicht vergänglich ist wie der vieler Blüten, und wirkt auch besonders auf das Nerven-Sinnes-System. Daher ist sie so heilend und aufbauend für Kinder; einerseits bringt sie die nötigen Kräfte für das wachsende Gehirn, andererseits die zarteren Blütenimpulse für den jungen Organismus mit. Die Möhre gibt es in vielerlei Variationen. Die kleinen runden Wurzeln werden als Karotten bezeichnet.

Möhren werden roh, gedünstet oder als Saft verzehrt.

Sellerie

Ein mächtiger Doldenblütler ist der Sellerie. Er kommt als Knollensellerie und Bleich- oder Staudensellerie auf den Markt. Vom Knollensellerie wird die verdickte Wurzel, vom Bleichsellerie der Sproß mit den kleinen Blättern verzehrt. Der Sellerie liebt schweren Boden im Anbau, aber auch luftigen Stand. Es reichern sich viele Mineralien in der Knolle an. Der Knollensellerie hat etwas Süße, was die Zugehörigkeit zu den Doldenblütlern betont, ist aber roh recht schwer verdaulich, was den Wurzelcharakter bestätigt. Dadurch ist er bei Kleinkindern oft unbeliebt, sie schätzen auch den salzartigen Geschmack nicht.

Pastinake

Diese wohlschmeckende Wurzel ist vielen Menschen kaum mehr bekannt. Pastinake, auch Germanenwurzel oder Hammelmöhre genannt, war früher sehr verbreitet und ist heute fast ganz von der nahe verwandten Möhre verdrängt. Pastinake ist süßlich aromatisch im Geschmack, weich in der Konsistenz und von gelblicher Farbe. Sie ist reich an Zucker, Stärke, Pektin und ätherischen Ölen. Im Fruchtfleisch ist sie wie alle Doldenblütler eher trocken. Die Wirkung auf den Menschen ist der der Möhre vergleichbar.

Fenchel

Diese Knolle besitzt ebenfalls den süßlich aromatischen Geschmack. Sie ist jedoch ganz weiß, leicht verdaulich und gut verträglich. Fenchel ist eine uralte, schon den Ägyptern bekannte Gemüsepflanze.[30] Sie wirkt auch anregend auf die Verdauung, ist krampflösend und verhindert Blähungen. Verstärkt und erweitert werden diese Wirkungen beim Samen.

Kreuzblütler

So verschiedenartige Pflanzen wie die Kohlarten, die Radieschen, Kresse und Senf bringt diese Familie hervor. Was sofort auffällt, ist die intensive Stoffbildung bei vielen Vertretern. Alle besitzen einen starken Schwefelanteil, der leicht herauszuschmecken ist. Insgesamt zeigt diese Familie eine starke vegetative Kraft. Sie lebt sich entweder in der Schaffung großer Stoffansammlungen aus (der Kohlkopf ist eine gestauchte Blättersammlung) oder in vielen Samen (Raps), die in kleinen Schoten zu finden sind. Die ganze Pflanze ist dem vegetativen Wachstum untergeordnet. Selbst die Blütentraube wächst noch, während sich weiter unten die ersten Blütchen entfalten. Um so überraschender wirkt es, daß sich in dieser Familie viele wichtige Ölpflanzen finden (Raps, Rübsen), die zudem auch in kälterem Klima hochwertige Öle liefern.

Noch eine Besonderheit zeigt sich, wenn man die Familie betrachtet. Das Eiweiß vieler Kreuzblütler wie Kohl ist schwer verdaulich. Andere Kreuzblütler wie Senf, Kresse und Rettich liefern jedoch Stoffe, die dieses Eiweiß leichter verdaulich machen. Es handelt sich dabei um Schwefelöle. Der leichte, flüchtige Schwefel hebt die Wirkung des mehr lebendigen, aber verfestigten Eiweißes auf.[31] Ferner haben die Kohlarten die Eigenschaft, die Jodaufnahme zu stören. Betroffen davon ist beim Menschen die Schilddrüse, die den menschlichen Stoffwechsel reguliert. Die überschießenden Wachstumskräfte des Kohls hemmen eine Steuerung; Jod stellt nämlich einen Stoff dar, der das Lebendige gegenüber dem Geistigen zurückdrängen soll. Es kann zur Kropfbildung kommen. Interessant ist es zu sehen, daß die Menschen in Norddeutschland viel mehr Kohl in ihrem Speiseplan haben als in Süddeutschland. (Im Norden ist allerdings durch die Meeresnähe viel mehr Jod im Kohl und der übrigen Nahrung.) Es gibt im übrigen auch einen Kreuzblütler, das Hungerblümchen, der bei Jodmangel mit in der Therapie eingesetzt wird.

Kohlgewächse

Die Kohlarten sind schon seit langer Zeit als Gemüse bekannt. Sie sind sehr variationsreich und verdeutlichen die Vegetationskraft der Kreuzblütlerfamilie.

Praktisch jedes Organ der Pflanze kann verdickt werden, so daß wir die einzelnen Arten erhalten:

Blütenstand	Blumenkohl, Broccoli
Stengelachse	Kohlkopf
Augen	Rosenkohl
Stengelblätter	Weißkohl, Rotkohl, Wirsing, Chinakohl
Stengel (Hypokotyl)	Kohlrabi
Wurzel	Kohlrübe (Steckrübe, Erdkohlrabi)[28]

Der Kohl weist auf seinen Blättern eine Wachsschicht auf. Sie ist ein Ausdruck der Schwefelprozesse, die sich hier niederschlagen und die Pflanzen den äußeren Einflüssen der Wärme zugänglich machen. Die einzelnen Kohlgewächse sind um so verträglicher, je größer der Einfluß von Licht und Wärme ist. Dies kann man an der Farbe, der Gestalt und dem Geschmack erkennen. So ist der Rotkohl (Farbe, süßer Geschmack) leichter verdaulich als der Weißkohl. Auch der krause Wirsing (Gestalt) oder auch Chinakohl wirken nicht so beschwerend. Am verträglichsten sind Blumenkohl und Broccoli.

Senf, Kresse, Meerrettich

Bei diesen Kreuzblütlern ist zu sehen, wie sich der Schwefelprozeß in jeweils einem Pflanzenteil niederschlägt:

Senf	Samen
Kresse	Blatt
Merrettich	Wurzel

Da die Schwefelvorgänge eigentlich erst in der Blüte zum Tragen kommen, weisen Kresse und Meerrettich auch unscheinbare Blüten- und Samenbildung auf. Ihre Kraft liegt im Blatt bzw. der Wurzel. Beim Radieschen spricht G. Grohmann davon, daß es sozusagen «in der Wurzel blüht».[28] Diese Kreuzblütler unterstützen bei allen eiweißreichen Speisen die Verdauung. Sie wirken leicht antibiotisch, geben aber auch viele vitale Kräfte weiter, die den Kreuzblütlern eigen sind.

Korbblütler

Diese Pflanzenfamilie umfaßt zwar sehr viele Arten, jedoch nur wenige Nahrungspflanzen. Korbblütler kommen überall vor, in den Tropen wie in den kalten nördlichen Regionen. Sie zeichnen sich dadurch aus, daß sie eine hochorganisierte Blütenbildung entfalten. Alle Korbblüten wirken voll ausgestaltet und gesund. Bei den Nutzpflanzen haben wir es vor allem mit den Salaten (Kopf-, Endivien-, Eissalat, Zuckerhut), aber auch mit Chicorée, Löwenzahn und Radiccio zu tun. Die Knollen verzehren wir von Topinambur und Schwarzwurzel. Die Artischocke erfreut uns mit ihrem Blütenboden und den Blättern.

Salat

Die Salate sind für uns das ganze Jahr über eine Vitalitätskur. Wechselt man die Sorten, so erhält man sie immer frisch:

Winter/Frühjahr:	Chicorée
Sommer:	Kopf- und Eissalat
Herbst/Winter	Endivie, Zuckerhut und Radiccio.

Die Salate stärken unsere rhythmische Mitte: das Herz-Kreislauf-System und die Atmung. Sie enthalten Milchsaft, was auf eine Beziehung zu den vergangenen «Mondenkräften» früherer Erdzustände hinweist (vgl. S. 37).[29] Sie bewirken vor allem eine Stärkung des Flüssigkeitshaushaltes. Die Salate enthalten ferner hochwertige Öle, die besonders unseren Fettstoffwechsel anregen und auch auf die Regulierung der Blutfettwerte einwirken. Der Chicorée ist eine Blattknospe. Er enthält also noch viel Jungfräuliches und viele Keimkräfte. Die Bitterstoffe wirken tief und heilend in den Menschen hinein bis in die Hautregion und den Mineralhaushalt.

Topinambur

Diese vielen noch unbekannte Pflanze, auch Erdbirne genannt, kommt aus Nordamerika. Sie wurde im 16. Jahrhundert eingeführt, aber im 18. Jahrhundert von der Kartoffel verdrängt. Gegessen werden die Sproßknollen. Topinambur vermehrt sich wuchernd und stellt bis auf Wasser keine großen Bodenansprüche. Topinambur enthält einen seltenen Zukker, das Inulin, der auch Diabetikern verträglich ist.

Artischocke

Diese mannshohe Pflanze ist bei uns noch wenig bekannt; in Frankreich und Italien gilt sie als Delikatesse. Die Artischocke enthält Bitterstoffe und Öle. Sie wirkt heilend auf Leber und Galle und ist appetitanregend. Sie stammt aus Ägypten und galt bei den Römern als ein exquisites Gemüse.[30] Verzehrt werden die Blüte und der Blütenboden.

Schwarzwurzel

Dieser «Spargel des armen Mannes» erhielt seinen Namen von dem dunklen Korkmantel, der das weiße Fruchtfleisch der Wurzel umhüllt. Schwarzwurzeln enthalten ebenfalls Inulin und eignen sich daher besonders für Diabetiker. Bei der Zubereitung muß man darauf achten, nicht den bitteren Milchsaft austreten zu lassen. Die Blätter der Schwarzwurzel können auch als Salat Verwendung finden.

Dieser Blick in die Pflanzenfamilien der Gemüse zeigt die ungeheure Vielfalt, aber auch die Besonderheiten der einzelnen Arten. Für viele Menschen ist es nicht leicht, sich mit den Wirkungen jeder Art vertraut zu machen und in der Küche eine Auswahl aus der Vielzahl zu treffen. Hier wird kaum nach bewußten Kriterien, sondern eher nach Vorlieben oder Verfügbarkeit entschieden. Dies ist zunächst sicher berechtigt, aber eine langsame und bewußte Erfassung der Wesenheit jeder Art führt zu einer umfassenderen und dem Menschen gemäßeren Gemüseauswahl und Zubereitung.

Die Pilze

Diese Pflanzenfamilie beinhaltet eine Vielzahl von Arten und übertrifft bei weitem die der Blütenpflanzen. Wer zunächst nur an die Waldpilze denkt, sollte sich vergegenwärtigen, daß auch die Hefen, viele Krankheitserreger an Pflanzen (z. B. das Mutterkorn) und die medizinisch genutzten Pilze (z. B. die Penicillin-Arten) dazugehören.[32]

Pilze stehen in der Entwicklungsgeschichte der Pflanzen am Anfang, gleich nach den Algen. Sie haben komplizierte Fortpflanzungszyklen und variieren ihr Erscheinungsbild oft. Die eßbaren Pilze stellen nur eine zeitweilige Form dar. Der größte Teil des Pilzkörpers ist unterirdisch ausgebildet als sogenanntes Mycel; man könnte es als Wurzel bezeichnen. So bestimmt auch die Erde ihre Umwelt. Blattbildung ist den Pilzen unbekannt; sie bauen auch nichts auf wie die chlorophyllhaltigen Blütenpflanzen, sondern ernähren sich vom Abfall der Natur. Sie bauen Abgestorbenes ab; dabei spricht man vom Schimmeln, Gären und Modern – Ausdrücke, die auf die Todesprozesse hinweisen, an denen diese Pilze mitwirken. Daß diese Tätigkeit von größter Wichtigkeit ist, steht außer Frage, denn sonst würde der Kreislauf der Stoffe gestört. Einige Pilze sind Parasiten, die sich von lebenden Pflanzen ernähren und die der Wirt nicht mehr selbst vollständig unter Kontrolle hat.

Die höheren Pilze (Ständerpilze), die den oberirdischen Pilzkörper aufbauen, entwickeln ein neues Element, indem sie an die Oberfläche der Erde gehen. Grohmann spricht auch von « Wurzelblüten ».[28] Tatsächlich wirken die Fliegenpilze, Pfifferlinge oder Täublinge oft wie Blüten oder Früchte. In ihnen finden sich auch die Sporen zur Fortpflanzung. Es greift aber der Wurzelsproß direkt in den Blütenprozeß über, das ausgleichende Blattelement fehlt. Zudem ist die «Blüte» des Pilzes eher von Feuchtigkeit und Erde bestimmt als von Licht und Wärme und neigt also auch dem Wurzelhaften zu. Vergegenwärtigt man sich aber, daß die meisten Pilze keine «Wurzelblüten» entwickeln, so zeigt sich, daß hier kein intensiver Blühprozeß vorliegt, sondern eine Ausprägung des Wurzelhaften. Die Wirkung auf den Menschen müßte hier also vor allem beim Nerven-Sinnes-System liegen, was ja auch der Fall ist.

Die ungeheure Formenvielfalt und auch der Formenwechsel innerhalb einer Pilzart mit der variationsreichen Körperbildung und -umbildung deutet auf die große Plastizität, die dieser Familie innewohnt. Dazu kommt, daß die Pilze sich sehr rasch fortpflanzen, so daß hier eine starke Vegetationskraft wirken muß.

Inhaltsstoffe der Pilze

Eine Untersuchung der Pilze zeigt, daß sie kaum Fett und wenig Kohlenhydrate enthalten. Sie bestehen hauptsächlich aus Wasser und haben auch viel Eiweiß, die Hefen sogar sehr viel. Dieses Eiweiß ist nun aber leicht verderblich, ähnlich wie das Fischeiweiß. So entstehen bald nach der Zubereitung und bei längerem Warmhalten Abbaustoffe, die teilweise giftig sind. Aus diesem Grund sollen Pilze frisch zubereitet und sofort verzehrt werden.

Viele Pilze enthalten auch Gifte, die schon als nicht vollständig aufgebautes Eiweiß dargestellt wurden (vgl. Nachtschattengewächse, Hülsenfrüchte). Dabei greift ein seelisches Element in die Pflanzensphäre ein, das zu solchen Stoffbildungen führt. Auch das Pilzeiweiß ist davon berührt und deshalb so leicht verderblich. Alle diese Gifte wirken lähmend oder gar tödlich auf das Nerven-Sinnes-System.

Ein weiteres Problem ergab sich erst in jüngster Zeit. Pilze als Wurzelpflanzen sind reich an Mineralstoffen. Sie nehmen aber auch viele Schadstoffe auf, weshalb Waldpilze heute enorme Mengen an toxischen Schwermetallen wie Cadmium und Blei enthalten. Als empfindliche Organismen reagieren die Pilze stark auf die Umweltgifte, besonders den sauren Regen. Daher ist ein stetiger Rückgang zu verzeichnen. Einzelne Länder haben schon Sammelverbote erlassen.

Übersicht 17: *Inhaltsstoffe der Pilze* (in 100 g) in g

Name	Wasser	Eiweiß	Fett	Kohlenhydrat
Champignon	90,8	2,8	0,24	3,7
Pfifferling	91,5	1,5	0,5	3,8
Steinpilz	88,6	2,8	0,4	5,9
Bäckerhefe	71,0	12,1	0,4	11,0

Quelle: W. Uhlich: Nahrungsmittel ABC, Stuttgart 1981.

Hefe

Die Hefen sind eine Gruppe der Schlauchpilze. Ihnen fehlt das wurzelähnliche Mycel; sie bestehen also nur aus den Zellverbänden. Hefen kommen überall vor, wo vergärbare zuckerreiche Säfte vorliegen: von der Frucht über den Nektarsaft bis zu den Blättern der Pflanze. Hefen leben also durchaus über der Erde. Sie besitzen als typische Pilze die enorme Fortpflanzungsfähigkeit. Ihnen fehlt jedoch die Formenvielfalt. Durch ihren Stoffwechsel vergären sie Stärke und Zucker; das dabei entstehende Kohlendioxid-Gas wird als Triebmittel in der Bäckerei genutzt. Die Erzeugung von Alkohol, den sie auch aus diesen Rohstoffen produzieren, ist für die Wein- und Bierherstellung wichtig. Auch in der Milchwirtschaft tragen Hefen teilweise zur Verarbeitung bei: Kefir ist ein durch Hefen vergorenes Milchgetränk. Das Eiweiß der Hefen ist nicht so leicht verderblich wie das der anderen Pilze, da es aber recht kompakt vorliegt, ist es schwer verdaulich. Es enthält auch Stoffe, die in größeren Mengen nicht unumstritten sind (Nukleinsäuren).

Hefen wirken äußerst anregend auf die Lebenskräfte des Menschen, da ihre starke Vitalität ja von den menschlichen Verdauungskräften vernichtet werden muß. Nicht zuletzt deshalb sind frische Hefegebäcke schwer verdaulich. Dafür vermag die Hefe den menschlichen Ätherleib so anzuregen, daß die Wirkung bis in die Peripherie (die Haut und Sinnesorgane) ausstrahlt. Voraussetzung ist natürlich, daß der Mensch die Hefe überhaupt verdauen kann und sie nicht unter Blähungen ungenutzt wieder ausscheidet.

Die Züchtung der Hefen erfolgt heute teilweise in fraglichen Nährmedien (z. B. Sulfidablaugen), so daß längst nicht alle Hefen zu empfehlen sind. Auch erbringt die Bäckerhefe zwar einen guten Trieb, aber der Aufschluß des Getreides ist oft nur mangelhaft, weshalb viele Hefebrote ein schwaches Aroma entfalten. Es wird allerdings verbessert, wenn die Hefen lange auf den Teig einwirken können, also beispielsweise eine zwölfstündige Gärzeit (Vorteig) angesetzt wird.

Pilze zeigen intensive Fortpflanzungs- und Gestaltungskraft. Die Ständerpilze (Wald- und Wiesenpilze) haben Wurzelcharakter. Ihr Eiweiß tendiert leicht zu Verderb oder Giftbildung, da ein astrales Element hineinwirkt.

Die Hefen dagegen wachsen losgelöst auf ihren Wirtspflanzen und leben vor allem, um sich fortzupflanzen. Sie regen die menschlichen Ätherkräfte an, da ihre Verdauung viel Einsatz erfordert. Technisch werden ihr Triebvermögen und die Alkoholbildung genutzt.

Das Obst

Der Begriff «Obst» stammt aus dem Westgermanischen und bedeutete «Zukost». Darunter wurde alles Eßbare (außer Getreide und Fleisch), auch Gemüse, Hülsenfrüchte und eben Obst verstanden. Schon damals empfand man Obst als wichtiges, aber nicht vorherrschendes Nahrungsmittel. Heute bezeichnet man süße oder auch säuerliche Früchte, die überwiegend roh verzehrt werden, als Obst. Wie vielfältig diese Nahrungsmittel sind, ergibt sich aus der Einteilung der Gruppen: von Kernobst über Beerenobst bis zu den Nüssen. Man erweitert sie noch durch zahlreiche tropische Früchte wie Kiwis, Litschi-Pflaumen oder Mangos, die immer häufiger in unseren Geschäften angeboten werden.

Obst ist die Frucht der Pflanzen oder Bäume. Es hat somit den Wachstumsprozeß der Pflanzen mitgemacht und sich aus der befruchteten Blüte entwickelt. Wie bei allen Früchten wurden dazu Wasser, Licht, Luft und Wärme benötigt. Ist es jedoch zu feucht, faulen die Früchte, ist es zu trokken, gibt es kleine notreife, aber sehr aromatische Früchte. Fehlt es an Wärme, so reifen die Früchte langsam und es fehlt ihnen an Geschmack. Gleiches gilt für die Luft: Es kommt zum Reifestillstand. Man nutzt dieses Phänomen bei der Lagerung, um die Früchte länger haltbar zu machen, indem man Luft (Sauerstoff) entzieht. Ohne Licht ist ebenfalls keine Reifung möglich. So wächst die Frucht unter der Wirkung von Feuchtigkeit, Licht, Luft und Wärme heran. Die Wärme hat dabei eine entscheidende Bedeutung, denn die Früchte benötigen viel davon, viel mehr als die Blätter oder die Blüte der Pflanzen. Nicht umsonst sind gerade die Reifemonate in der warmen Sommer- und Herbstzeit, wo die Früchte viel Wärme empfangen und verinnerlichen konnten.

Wie gestaltet die Wärme den Stoff, in welchen Substanzen wirkt sie sich aus? Man kann dies an den für die Früchte typischen Inhaltsstoffen ablesen. Es sind Zuckerstoffe, die die Früchte süßen, Farbstoffe, die sie leuchten lassen, Duft- und Aromastoffe, die sie schmecken lassen, sowie Fruchtsäuren, Mineralien und Enzyme.

Diese Stoffe finden sich überwiegend im Obst. Selbstverständlich gibt es auch in anderen Pflanzenteilen – wie z. B. dem Blatt – solche Stoffe, aber sie treten nicht so konzentriert und häufig auf. Betrachtet man nun die Beziehung der dreigliedrigen Pflanze zum dreigliedrigen Menschen, so sieht man, daß die Frucht dem Stoffwechsel-Gliedmaßen-System zugerechnet wird. Obst entfaltet also eine Tendenz zur Ernährung gerade der inneren Organe des Menschen. Die Vielheit der Aromen, der Säuren und des Zuckers in Verbindung mit dem flüssigen Element spricht auch unser Blut an. So sagt der Volksmund nicht von ungefähr, daß beispielsweise Kirschsaft blutbildend sei. Nicht umsonst werden zur Entschlackung und Blutreinigung Saftkuren gemacht, die die Beziehungen zum Blut ausnutzen. Es gibt sogar einige Früchte, die wie ein Heilmittel wirken. Das ist beispielsweise die Walderdbeere, die die Eisenzufuhr für die roten Blutkörperchen steigert und aktiviert. Einen solchen Einfluß auf das Ureigenste des Menschen, das Blut, können die Obstarten nur ausüben, weil sich in ihnen Sonnenkräfte verkörpert haben. Die lange Reifezeit und die Aufnahme der Wärme und des Lichtes der Sonne führen zur Ausprägung des Aromas und der vielen Inhaltsstoffe. Zusammen mit der Süße und der Farbe beinhalten sie jene innere Wärme, die sich so kräftigend und regulierend auf den Menschen auswirkt.

Wie kommt es nun aber, daß nicht alle Menschen Obst vertragen? Handelt es sich um unreifes Obst, so ist diese Tatsache noch einigermaßen erklärlich: Hier fehlt es an der inneren Reife, die ja erst zu jener Harmonie des Aromas und des Geschmacks führt. Damit wird auch die Verdaulichkeit beeinträchtigt, denn ein Überwiegen der Fruchtsäuren und das Fehlen der Süße führt zu Verdauungsstörungen.

Einige Menschen vertragen aber auch keine rohen Äpfel oder Birnen. Dünstet man sie jedoch vorsichtig zu Kompott, so werden sie gut bekömmlich. Was liegt hier vor? Kostet man dieses Kompott, das (ohne Zucker oder andere Zusätze) nur aus den gedünsteten Früchten und gegebenenfalls etwas Wasser besteht, so wird man feststellen, daß das Aroma sogar noch zugenommen hat. Außerdem sind die Früchte weicher, oftmals fehlen auch die harten Schalen und Kerngehäuse. Dieses Kompott erweist sich als gut verträglich. Offenbar bewirkte der Wärmevorgang des Dünstens, daß eine Art Nachreifung stattgefunden hat. Die Beziehung dieser Früchte zum Stoffwechsel-Gliedmaßen-System des Menschen verstärkte sich und führte zur leichteren Verdaulichkeit. Manche Obstarten (z.B. viele Beeren) benötigen solche Nachreifung nicht; sie sind schon «ausgereift» im Sinne der bestmöglichen Aromabildung. Auf der anderen Seite gibt das Rohe des Obstes dem Menschen viele Aufbaukräfte, indem es die Vitalität des Menschen fordert und stärkt. Beim Dünsten werden diese vitalen Kräfte zugunsten der inneren Wärme und des Aromas abgeschwächt. Während die Wirkungskomponente des Vitalen in allen rohen Pflanzen vorhanden ist, beruht die des Wärmehaften, Gereiften auf den Einflüssen der Frucht und letztlich der Sonne.

Gerade diese beiden Wirkungen spiegeln zwei Bereiche des Menschen wider: die Kraft und Vitalität des lebendigen Körpers und die Weite des Geistes, der im Wirken der Wärme – stofflich realisiert durch das warme Blut – sich entfalten kann. Dies zeigt, daß gerade das Obst als Nahrung den Körper und den Geist anspricht. Obst ist nahrhaft durch die enthaltene Energie und die Nährstoffe, «wirkt» aber durch die Stoffe der feiner gestalteten Materie wie Vitamine, Minerale, Enzyme.

Betrachtet man nun die Vielfalt des Obstes, so will der Verstandesmensch gliedern, um Gemeinsames und Trennendes aufzuspüren. Dabei gibt es mehrere Möglichkeiten:

a) man unterteilt nach charakteristischen Merkmalen der Früchte;

b) man ordnet nach Pflanzenfamilien, aus denen das Obst stammt.

Beide Gliederungen können einander dabei ergänzen. Verschafft man sich einen groben Überblick über die Pflanzenfamilien, so stellt man fest, daß eine Familie, die Rosengewächse mit ihren zwei Unterarten, den rosenartigen und pflaumenartigen Pflanzen, die überwiegende Mehrheit stellt. Die anderen Pflanzenfamilien haben beim Obst nur eine geringe Bedeutung.

Übersicht 18: *Die Familien der Obstgewächse*

Familie	Vertreter
Rosengewächse	
rosenartige	Apfel, Birne, Quitte, Hagebutte, Elsbeere, Weißdorn, Speierling, Eberesche, Brom-, Him-, Erdbeere
pflaumenartige	Aprikose, Kirsche, Pflaume, (Zwetschge, Mirabelle, Reineclaude), Schlehe, Pfirsich, Kornelkirsche, Mandel
Zitrusfrüchte	Apfelsine, Mandarine, Grapefruit, Pampelmuse, Zitrone, Limette, Pomeranze
Steinbrechgewächse	Johannis-, Stachelbeere
Maulbeergewächse	Maulbeere, Feige
Heidegewächse	Heidel-, Preisel-, Moosbeere
Sumagewächse	Mango, Pistazie, Cashewnüsse
Geißblattgewächse	Holunder
Ananasgewächse	Ananas
Musaceae	Banane
Palmengewächse	Dattel, Kokosnuß
Ölweidengewächse	Sanddorn
Weinrebengewächse	Weinrebe
Actinidiaceae	Kiwi
Sapindaceae	Litschipflaume

Die bekannteste Einteilung des Obstes geschieht nach ihren Gestaltungen in Kern-, Stein-, Beeren- und Schalenobst sowie Kapselfrüchte. Daneben steht die eher volkstümliche Bezeichnung für die Südfrüchte, die fast ausschließlich Zitrusarten sind.

Übersicht 19: *Die Einteilung der Obstarten*

Kernobst	Apfel, Birne, Quitte, Weißdorn, Hagebutte, Elsbeere, Speierling, Eberesche
Steinobst	Aprikosen, Kirsche, Pfirsich, Pflaumen, Schlehe, Kornelkirsche, Mango, Datteln, Feigen
Beerenobst	Heidel-, Preisel-, Johannis-, Stachel-, Brom-, Him-, Maul-, Erd-, Moosbeere, Holunder, Kiwi, Sanddorn
Schalenobst	Hasel-, Wal-, Hickory-, Para-, Cashew-, Kokosnuß Edelkastanien, Mandeln, Pistazien, (Erdnüsse)
Südfrüchte	
Kapselfrüchte	Banane, Kürbis, Melone
Zitrusfrüchte	Apfelsine, Mandarine, Grapefruit, Pampelmuse, Zitrone, Limette, Pomeranze, Kumquat
Andere Südfrüchte	Ananas, Feige, Dattel

Kernobst zeichnet sich durch die Samenkerne aus, die im Innern des Fruchtgehäuses heranreifen. Es umfaßt im wesentlichen unsere bekanntesten Obstarten wie Apfel und Birne. Das Steinobst hat im Inneren einen festen Kern, der den Samen umschließt, wie Pfirsiche, Pflaumen, Kirschen, Datteln. Beim Beerenobst treten viele Früchte an einem Stiel, z. B. einer Dolde, auf: Heidel-, Brom-, Erdbeeren, aber auch Holunder und Sanddorn. Das Schalenobst hat außen eine feste, verholzte Schale wie unsere Nüsse. Die Kapselfrüchte haben eine dickere, aber weiche Fruchtschale, wie Bananen und Melonen.

Die Gruppe der Südfrüchte umfaßt eigentlich alle aus wärmeren Gegenden importierten Früchte. Es ist deshalb keine botanische Bezeichnung. Am häufigsten sind die Zitrusfrüchte vertreten, aber auch Ananas und die bei uns fast nur in getrocknetem Zustand bekannten Datteln und Feigen.

Die wichtigsten Obstarten

Rosengewächse

Alle Kernobstarten sowie vieles Stein- und Beerenobst gehören zur Familie der Rosaceen. Was zeichnet diese Familie aus? Was sind die prägenden Eigenschaften?

Betrachtet man die Rosengewächse, so fällt eine Harmonie auf. Sie wurzeln kräftig, haben aber auch eine gute Blattentfaltung, reiche Blütenbildung und ausgeprägte Früchte. So ist hier jeder Pflanzenteil gestaltet und geformt, jeder ist gleich betont. Fast scheint man eine Urpflanze vor sich zu sehen. Diese Harmonie wird durch die Form gestützt: Die Rosengewächse sind «schön» und ästhetisch. Es herrscht aber nicht nur eine Form vor, auch die Substanz ist vorhanden, sie auszufüllen.

Es gibt bei den Rosengewächsen sowohl Kräuter und Stauden als auch Bäume. Bei den Bäumen haben die Wurzelkräfte ihre Wirkung oberirdisch ausgedehnt, die Baumstämme wirken wie nach oben geschobene Wurzeln. Daneben zeigt sich aber auch hier, daß der Blatt-, Blüten und Fruchtbereich nicht zurückgedrängt ist, sondern sich behauptet. Es dominiert aber doch die Ausprägung von bestimmten Stoffen bei den Rosengewächsen, die nicht allen Pflanzen eigen sind: Es handelt sich um den Zucker, der sich in den Früchten konzentriert, die Zyanbildung – ein Blausäure enthaltender Stoff – und die Gerbsäure.

Zuckerbildung

Der Zucker ist ein von sehr vielen Menschen geschätzter Stoff, der die Süße bringt. Zucker entsteht originär als erster Stoff in den Blättern, wird dann aber vielfältig umgewandelt. Der Zucker in den Früchten ist ein sogenannter Speicherstoff. Er wird abgelagert in der Frucht und dient eigentlich nicht der Pflanze oder dem Samen, sondern den Mitgeschöpfen, die ihn dankbar mit der Frucht verzehren. So bilden die Rosengewächse zwar Zucker, nutzen ihn selbst aber gar nicht, sondern geben ihn ab. Anders verhält es sich mit der Wirkung auf den Menschen. Der Zucker ernährt Nerven und Gehirn, er schafft eine stoffliche Versorgung des Nerven-Sinnes-Systems und trägt dazu bei, daß sich die geistigen, denkerischen Prozesse besser entfalten können. Dabei ist es wichtig, daß der Zukker mit den anderen Begleitstoffen der Frucht verbunden ist, damit eine physiologisch unbelastende Aufnahme gewährleistet ist. Somit bewirken Früchte beim Menschen durch den Gehalt an Zucker eine Anregung der Nervenprozesse. Namentlich nach Anstrengungen körperlicher oder geistiger Art sind sie also ein wichtiges aufbauendes Nahrungsmittel.

Zyanbildung

Es ist schwierig, sich diesen «Giftstoff» in der Familie der Rosengewächse vorzustellen. Es handelt sich dabei um einen Kohlenhydratverwandten, ein Glycosid, das die Blausäure gebunden enthält. Unter bestimmten Bedingungen (Wärme, Flüssigkeit, Säure) kann es sich abspalten und für den Menschen gefährlich werden. Allerdings sind die Dosen an Zyan in den meisten Früchten so gering, daß nur bestimmte Zubereitungen Gefahr bringen können. Ausnahme ist hier die Bittermandel, von der schon sieben Stück tödlich wirken.

Wo ist das Zyan enthalten? Es bildet sich in den Samen des Steinobstes, in geringerem Maße auch im Kernobst. Deshalb warnt man vor dem Essen von Pfirsichsamen. An Apfelkernen hat sich wohl noch niemand eine Zyanvergiftung geholt. Es gibt bestimmte Säfte und Alkoholzubereitungen (Persiko-Likör), in denen Steinobstsamen mit verwendet werden; es sind aber Mengenbegrenzungen vorgesehen. Außerdem bietet der bittere Geschmack meist einen Schutz davor, zuviel davon zu essen oder zu trinken.

Was ist aber dieses Zyan? Was bewirkt eine solche Giftbildung? Zyan ist eine Stickstoffverbindung. Rudolf Steiner sprach davon, daß diese giftigen Stickstoffverbindungen nicht die Stufe der Eiweißbildung erreicht haben. Es bilden sich giftige Zwischenprodukte. Anders als bei den Hülsenfrüchten ist jedoch nicht die ganze Pflanze damit durchzogen, sondern es liegt eine Konzentration in den Samen vor. Die eigentliche Nahrung, das Fruchtfleisch, wird davon nicht berührt. So zeigt diese Zyanbildung nur an, daß die Rosengewächse einen intensiveren Kontakt mit dem Stickstoff haben als andere Pflanzen. Dieser ist aber das stoffliche Abbild des

Luftigen und Seelischen. Der Eiweißgehalt der Früchte ist nicht sehr hoch (ca. 1/2 bis 1 Prozent), aber sehr wertvoll. Dadurch, daß die Früchte diesen regen Austausch mit Luft, Licht und Wasser haben, in viel intensiverem Maße als andere Pflanzenteile, bilden sie zwar wenig, aber hochwertiges Eiweiß. (Übrigens ist bei vielen Früchten und Samen, die auf der einen Seite hochwertiges Eiweiß enthalten, ebenfalls auf der anderen Seite das Zyan zu beobachten: Getreidekörner, Leinsamen u. a.) So gesehen, scheint dieses Gift auch etwas mit der Dynamik der Eiweißbildung zu tun zu haben und – in rechter Dosis – eine Anregung für den Menschen zu bedeuten.

Gerbsäure

Alle Rosengewächse bilden Fruchtsäuren; es existiert immer ein Verhältnis von Zucker zu Fruchtsäuren, das das Aroma hauptsächlich bestimmt. Die Fruchtsäuren wirken anregend und aktivieren den Stoffwechsel; sie entfalten ihre Wirkung vor allem im lebendig-ätherischen Bereich des Menschen. Gerbsäuren kommen vor allem in den Beeren vor. Sie wirken beim Essen zusammenziehend und sind dem Lebendig-Quellenden ganz entgegengesetzt. Gerbstoffe werden von der Biochemie als entgiftete Stoffwechselprodukte angesehen. Sie sind nicht giftig wie die Zyane, aber auch sie weisen eine dem Lebendigen abgewandte Seite auf. So nutzt man Gerbsäuren, um tierische Produkte wie Leder in der Form zu bewahren, eben zu gerben. Formerhaltung durch Erstarrung ist das hier wirkende Prinzip. In der Natur treten Gerbsäuren auch bei der Gallbildung durch Insekten auf. Hier schützt sich die Pflanze vor den fremden tierischen Stoffen durch die Gerbsäurebildung. W. Pelikan führt jegliche Gerbsäurebildung auf ein seelisch-tierisches Einwirken zurück – sei es durch das Insekt bei der Gallbildung, sei es durch die allgemein seelisch-astrale Wirkung von Wesenheiten. Insofern kann auch das Auftreten von Gerbsäuren als ein Bewältigen von solchen Einflüssen verstanden werden. R. Steiner sprach davon, daß Gerbsäuren das Zusammenwirken von Seelischem und Lebendigem erleichtern. Sie sind somit stoffliche Vermittler von geistigen Qualitäten. Beim Auftreten von Gerbsäuren kann man also annehmen, daß seelisches Einwirken stattgefunden hat. Verzehrt nun der

Mensch Früchte mit Gerbsäuren, so können diese in gewissem Maße auch beim Menschen als stoffliche Vermittler von Seelischem und Lebendigem hilfreich wirken.

Diese drei ausführlicher besprochenen Stoffe (Zucker, Zyan und Gerbsäure) verdeutlichen die Wirkung des Obstes auf den Menschen. Es ernährt das Vegetative, es regt aber auch geistige Impulse an und wirkt dadurch oft als Heilmittel (z. B. bei Saftkuren).

Einige besonders erwähnenswerte Rosengewächse sind:

Apfel

Der Apfel ist wohl das harmonischste Obst, das wir kennen. Aufgrund seiner Ausgeglichenheit ist der Apfel auch eine der bekömmlichsten Obstarten. Kaum eine andere Frucht kann so vielseitig eingesetzt werden. Schon die Birne tendiert mehr zum Wäßrigen oder ist verholzt, je nach Sorte; auch die Quitte ist verhärtet. Der Apfel kann jedoch eine täglich genossene Frucht sein, die ausgleichend wirkt.

Erdbeere

Die Erdbeere ist ein Rosengewächs, das sich ganz der Umwelt öffnet. Sogar die Samen, das Innerste, stülpt sie nach außen. Gerade weil die Erdbeere sich so öffnet, wirkt sie bis ins Innere des Menschen. Besonders die Walderdbeere ist reich an Eisen und stützt das menschliche Blut. Der Gehalt an Kieselsäure wirkt auf die äußeren Bereiche und kann bei empfindlichen Menschen sogar zu Hautausschlägen führen.

Quitte

Dieses Kernobst gerät leider immer mehr in Vergessenheit und ist vielfach schon aus den Geschäften verschwunden. Dies kommt sicherlich daher, daß die Quitte nicht roh, sondern nur gedünstet gegessen werden kann.

Die Quitte ist jedoch ein sehr vitaler Baum. Der hohe Gerbsäuregehalt weist auf die astralen Kräfte hin. Gleichzeitig ist die Quitte aber auch reich an Pektin, einem Gelierstoff, der wiederum vor zu starker Verhärtung schützt. Es liegt ein Gleichgewicht zwischen dem Flüssigen und dem zur Erstarrung Drängenden vor. Nicht zuletzt deshalb wird die Quitte auch als Heilmittel geschätzt.

Neben der großen Familie der Rosengewächse spielt eine weitere Familie noch eine bedeutende Rolle beim Obst: die Zitrusfrüchte.

Zitrusgewächse (Rutaceen)

Diese Pflanzenfamilie liebt die Wärme sehr, ihre meisten Vertreter kommen im subtropischen oder tropischen Klima vor. Daneben spielt die Flüssigkeit eine große Rolle; alle Gewächse sind vegetativ-kräftig, aber nicht wuchernd. Diese Familie beschert uns einen Reichtum an Früchten (vgl. Übersicht 18), die sich jedoch interessanterweise alle ähneln. Es liegen nicht solche Unterschiede zwischen einer Apfelsine und einer Pampelmuse wie zwischen einem Apfel und einer Erdbeere; bei allen ist die Form der Frucht ähnlich gestaltet. Auch die Inhaltsstoffe sind ähnlich, wobei die den Geschmack dominierenden Fruchtsäuren, allen voran die Zitronensäure, bedeutsam sind.

Anhand einer Orange oder Apfelsine soll das Prinzip der Frucht dargestellt werden. Sie besteht aus vier Bereichen, die als Wirkung der vier Elemente aufgefaßt werden können. Die Schale ist reich an ätherischen Ölen, Farb- und Duftstoffen. Die leuchtend orange Farbe beruht auf dem Carotin, einer Vorstufe des Vitamins A. Alle diese Stoffe zeigen das Wirken von Wärme. Dazu kommt, daß die Schale recht verhärtet ist – ähnlich wie Leder –, was häufig beim Einfluß trockener Wärme zu beobachten ist. Unter dieser Schale befindet sich ein weißes, luftgefülltes Gewebe. Hier sind Bitterstoffe enthalten. Dieses Gewebe zeigt das Wirken der Luft. Darunter liegt der Bereich der eigentlichen Frucht – aufgeteilt in Scheiben, die um eine Längsachse angeordnet sind. Charakteristisch ist der Saft: ein Reichtum an Flüssigkeit. Er enthält neben den Fruchtsäuren Zucker, Mineralstoffe, Enzyme, Vitamine – besonders Vitamin C –, Gummi- und

Schleimstoffe. Jeder kennt aus eigener Erfahrung die wohltuende Wirkung von Orangensaft bei Erkältungen oder in der Rekonvaleszenz. Der Saft ernährt, regt den Stoffwechsel- und Flüssigkeitshaushalt an und belebt den Menschen. Ganz im Innern der Frucht findet sich wieder Verhärtetes: die festen Samen, die von einer bitteren Schleimschicht umhüllt sind, und zelluloseartige Gewebe. Die Schleimschicht wirkt keimhemmend, schützt also den Samen vor vorzeitiger Keimung. In diesem letzten Bereich wirkt der Einfluß des erdig-festen Elements.

Diese Betrachtung zeigt, wie harmonisch die Zitrusfrucht aufgebaut ist. Das gilt für alle Vertreter, nur verschieben sich die Schwerpunkte. So betont die Orange das Flüssige und Wärmehafte durch ihren Saftreichtum und den süßen Geschmack, während die Zitrone mit ihrem Zitronensäureanteil eine stärkere Ausprägung des Flüssigen aufweist. Die Mandarinen, Klementinen und Satsumas zeigen eine stärkere Tendenz zum Wärmehaften, während die bittere Pampelmuse mehr Erdig-Festes charakterisiert. Eines muß man sich allerdings verdeutlichen: Alle diese Früchte erreichen ihre Reifung nicht an der Pflanze, sondern werden unreif geerntet und reifen erst künstlich bei uns nach. Wer je in den Ursprungsländern reife Orangen gegessen hat, kennt die enormen Geschmacksunterschiede.

Außerdem kommt hinzu, daß gerade bei dieser Pflanzenfamilie starke Zuchtmaßnahmen vorgenommen wurden. So sind vielen Zitrusfrüchten die Samen weggezüchtet worden, weil sonst das Essen zu mühevoll wäre. Es mag vielleicht angenehmer sein, kernlose Satsumas zu essen, aber wie sich eine solche Einseitgkeit auf die Qualität der Pflanze und ihrer Früchte auswirkt, ist noch wenig untersucht. Kernlose Zitrusfrüchte (wie auch Schlangengurken, Bananen und Ananas) vermehren sich durch Jungfernzeugung (Vermehrung ohne Befruchtung und Pollen). Es treten bei diesen Früchten viele weitere Fragen zur Qualität auf. Zitrusfrüchte werden fast alle monokulturell in Plantagen angebaut. Fast alle Anbauer spritzen die Pflanzen und düngen konventionell. Zudem werden die Früchte, um sie länger haltbar zu machen, auf der Schalenoberfläche noch gegen Schimmel gewachst. Dieses Verfahren macht die so geschmackreiche und wertvolle Schale dann für Mensch, Tier und Kompost unbrauchbar. Es gibt heute aber schon Angebote aus biologischem und sogar biologisch-dynamischem Anbau, die nicht chemisch nachbehandelt sind. Hier muß der Verbraucher eine kürzere Haltbarkeit in Kauf nehmen.

Die Schalen lassen sich jedoch – weitgehend von der weißen Schicht befreit – gut trocknen oder mit Honig aufbewahren, so daß man dieses Würzmittel lange Zeit zur Verfügung hat, auch wenn es keine frischen Früchte mehr zu kaufen gibt.

Zum Schluß sei noch eine Obstart näher betrachtet, deren Verbrauch sehr zugenommen hat und die viele Kinder schon als heimisches Obst ansehen: die Banane.

Banane

Es ist eine riesige Staude, die man in den Tropenhäusern unserer Botanischen Gärten sehen kann. Sie liebt die Feuchtigkeit, wächst geradezu wuchernd und ist ständig im Fruchten begriffen. Oft sind an einer Pflanze gleichzeitig Knospen, Blütenstaude und Früchte erkennbar.

Die Frucht ist stärkereich, aber wasserarm. Sie enthält nur die durch schwarze Punkte angedeuteten Samenanlagen. Je reifer die Banane ist, um so süßer wird sie. Die dicke, leuchtend gelbe Schale schützt die Frucht. Als wirkende Kräfte sehen wir hier vor allem die Wärme und das Licht, die Aroma und Geschmack ausbilden, sowie Flüssiges und Feuchtes, deren Wirken sich in der Stärke zeigt. Es fehlt ein festes Element. Die Bananen werden grün geerntet, oft desinfiziert und kühl gelagert verschifft. Bei uns läßt man sie durch Gase reifen und verkauft sie.

Ihre Wirkung richtet sich beim Menschen vor allem auf den Stoffwechsel-Bereich, auf den sie einen nährenden Einfluß haben. Sie sind leicht verträglich und deshalb bei Kranken und Kindern beliebt. Ihre relative Armut an Vitaminen und Mineralien läßt sie aber hinter alle unsere Obstarten zurücktreten. Gerade auch die Tatsache, daß sie so wenig gereift geerntet, gekauft und oft auch gegessen werden, läßt eher vom Verzehr abraten. Zudem wurde viel auf Äußerlichkeit (makellose Schale) gezüchtet, was zu einer Abflachung des Aromas führte.

Die Nüsse

Die Nüsse werden botanisch zum Schalenobst gezählt, obwohl sie doch ein ganz anderes Nahrungsmittel als das Obst darstellen. Sie haben die verholzte Schale, sind nährstoff- und energiereich und nicht erfrischend und saftig wie die anderen Vertreter des Obstes. Die Nüsse scheinen eher mit dem Getreide oder einigen Ölsaaten als mit dem Obst verwandt zu sein. Aber auch hier findet man Gegensätze, so daß die Nüsse mehr als eigenständige Gruppe zu betrachten sind.

Was verbindet die Nüsse untereinander? Betrachtet man ihre Familienzugehörigkeit, so stellt man fest, daß nur Pistazien und Cashewnüsse sowie Walnuß und die bei uns seltene Pekannuß aus derselben Familie stammen; alle anderen gehören zu verschiedenen Familien.

Übersicht 20: *Nüsse und ihre Familienzugehörigkeit*

Haselnuß	Birkengewächse (Betulaceae)
Walnuß, Pekannuß	Walnußgewächse (Juglandaceae)
Edelkastanie (Marone)	Buchengewächse (Fagaceae)
Mandel	Rosengewächse (Rosaceae)
Paranuß	Lecythidaceae
Pistazie, Cashewnuß	Anacardiaceae

Bei den anderen Obstarten gab es zwar auch viele Familien, aber es waren immer mehrere Vertreter davon vorhanden. Dagegen ist die Gruppe der Nüsse sehr vielfältig zusammengesetzt.

Eine Gemeinsamkeit ist die harte, verholzte Fruchtschale. Sie ist bei allen Nüssen kaum ohne Hilfsmittel zu knacken. Je weiter im Süden die Nüsse beheimatet sind, umso dicker scheint sie zu werden, wie man an der Mandel, aber auch der Paranuß sieht. Die Sonne scheint das Verholzen zu fördern. Lediglich die Pistazien haben eine etwas dünnere Schale.

Betrachtet man nun die Inhaltsstoffe der Nüsse, so finden sich auch hier Gemeinsamkeiten.

Übersicht 21: *Inhaltsstoffe der Nüsse* (in 100 g)

Name	Eiweiß g	Fett g	Eisen mg	Phosphor mg	Kalzium mg	Kohlenhydrat g	Vit. B_1 mg
Haselnuß	12,7	60,9	4,5	320	250	18,0	0,47
Walnuß	14,8	64,0	3,1	380	99	15,8	0,33
Paranuß	14,0	66,8	2,8	600	127	10,9	1,00
Cashewnuß	17,2	45,7	3,8	373	38	29,3	0,43
Mandeln	18,6	54,2	4,7	504	234	19,5	0,25
Edelkastanien	6,7	4,1	3,3	170	57	78,8	0,23
Pistazien	19,3	53,7	7,3	500	131	19,0	0,67
Pekannuß	9,2	71,2	2,4	289	73	14,6	0,86
zum Vergleich:							
Weizen	11,7	2,0	3,3	406	44	69,3	0,48
Apfel	0,3	0,6	0,5	10	6	13,0	0,05

Quelle: W. Uhlich: Nahrungsmittel ABC. Das Nachschlagewerk für gesunde Ernährung. Stuttgart 1981, S. 180–210

Am deutlichsten zeigt der hohe Fettgehalt die Zusammengehörigkeit der Nüsse. Ausnahme ist hier die Marone, die dafür einen hohen Anteil an Kohlenhydraten, vor allem an Stärke, aufweist. Der Eiweißanteil liegt ebenfalls recht hoch, verglichen mit sonstigem Obst. Hierbei muß jedoch der unterschiedliche Wasseranteil und damit der Energiegehalt berücksichtigt werden, denn einen Apfel von 200 g ißt man auf, während 200 g Nüsse schon recht schwer und lange im Magen liegen. Der Kohlenhydratgehalt ist eher niedrig (mit Ausnahme der Marone). Bei den Mineralstoffen fällt der hohe Anteil an Phosphor und Eisen auf. Besonders Eisen wird heute viel zu wenig aufgenommen, so daß Nüsse hier eine wertvolle Bereicherung des Speiseplans darstellen.

Bei den Vitaminen dominieren diejenigen der B-Gruppe. Ihr Anteil liegt deutlich über dem Durchschnittsgehalt der anderen Lebensmittel. Vernachlässigbar ist die Menge Vitamin C; Die Vitamine A, E und D sind vorhanden. Dieser kurze Überblick zeigt, daß Nüsse eine sehr aufbauende und kräftigende Funktion in der menschlichen Ernährung haben. Sie sind kein Grundnahrungsmittel wie das Getreide, da ihnen die nährenden

Kohlenhydrate fehlen. Dafür weisen sie reichlich Stoffe auf, die sonst nicht in so großen Mengen gegessen werden. Deswegen sind Nüsse eine Ergänzungsnahrung. Tatsächlich zeigt sich in Untersuchungen, daß Getreide und Nüsse eine gute Kombination sind. Ebenfalls passen die Kernobstarten, Milch und Milchprodukte gut mit Nüssen zusammen; es ergibt sich eine Harmonie, die sonst nicht vorhanden ist. Dabei werden die Nüsse sparsam dosiert, entsprechend ihren konzentrierten Nährstoffen.

Nüsse als Fettspender

Die Nüsse können als wichtige Fettquelle angesehen werden. Ihre Öle sind recht wertvoll. Der Vorteil liegt darin, daß man das Fett nicht isoliert genießt wie meist bei den anderen Ölen, sondern eben die ganze Nuß ißt und damit auch die anderen wichtigen Begleitstoffe aufnimmt.

Die Qualität der Nußöle ist sehr hoch. Oftmals werden sie als Heilmittel eingesetzt (wie früher Haselnußöl bei Steinleiden), weil sie den Stoffwechsel aktivieren. Häufig kann man die gemahlenen Nüsse als Nußmus erhalten. Hier sieht man deutlich das abgesetzte Öl. Der Vorteil von Nußmus ist, daß die Nüsse bereits so fein vermahlen sind, daß die Wirkstoffe zur Verfügung stehen. In dieser Form sind sie auch leichter verdaulich; sie sollten aber trotzdem gut eingespeichelt werden. Die ganze Nuß müßte sehr intensiv gekaut werden, was leider nur die wenigsten Menschen tun.

Alle Nüsse sind, verglichen mit den anderen Obstarten, sehr erdverbunden. Schon ihre verholzte Schale, ihre Kompaktheit und ihr Gehalt an Nährstoffen zeigt, daß die Nüsse eher dem Festen zuneigen. Der hohe Fettanteil verdeutlicht zudem, daß hier ein phlegmatisches Element wirkt. Nüsse als Gewürze wirken auch immer beruhigend und sättigend. Sie sind deshalb beim «cholerischen» Hafer oder der «sanguinischen» Hirse angebracht.

Die einzelnen Nüsse

Haselnuß

Diese wohl bekanntesten und verbreitetsten Nüsse stammen von einem Strauch. Sie reifen im späten Herbst und lassen sich dann das ganze Jahr bis zur nächsten Ernte lagern. Kulturformen sind seit dem 2. Jahrhundert bekannt. Ihre Hauptanbaugebiete liegen in allen Mittelmeerländern, besonders in Italien und der Türkei. Bekannt sind die großen «Römer» und «Levantiner».

Ihr besonderer Reichtum an fetthaltigen Phosphorverbindungen, dem Lecithin ähnlichen Stoffen, macht sie als Nervennahrung sehr geeignet. R. Steiner empfahl, Kindern täglich zum Schulbrot Haselnüsse zu geben, weil dadurch eine bessere Konzentration möglich wäre. Haselnüsse enthalten ein Eiweiß, das beim Backen lockert. Daher setzt man sie gern Teigen zu, um Triebmittel einzusparen. Ihr angenehmes Aroma hilft auch, beim Backen Süßungsmittel oder Zucker einzusparen.

In der Schwangerschaft und auch während der Menstruation sollten nicht zu viele Haselnüsse gegessen werden, weil durch sie vermehrte Blutungen durch Lockerung des Gewebes verursacht werden. Haselnußmus ist ein wohlschmeckender Brotaufstrich und geeignet, die zuckerhaltigen Nuß-Nougat-Cremes zu ersetzen.

Walnuß

Diese zweite heimische Nuß ist seltener als die Haselnuß. Sie wird hauptsächlich in Mittel- und Osteuropa angebaut. Sieben Jahre benötigt der Walnußbaum, bis er erstmals fruchtet. Die Walnuß wird oft als die edelste Nuß bezeichnet. Man vergleicht ihre Form mit dem menschlichen Gehirn und schließt von daher auf ihre Wirkung auf die Nerven.

Walnüsse werden aufgrund ihres hohen Fettgehaltes schnell ranzig und sollten daher bis Mariä Lichtmeß (2. Februar) gegessen werden.

Walnüsse wirken kräftigend auf die Nerven und auch auf das Herz.

Heute werden leider viele Walnüsse durch Schwefel chemisch gebleicht, damit sie hell und ansprechend aussehen.

Mandel

Die Mandel hat sich von jeher einer besonderen Beliebtheit erfreut. Dies mag mit daran liegen, daß sie zu den Rosengewächsen zählt und daher auch sehr harmonisch in ihrem Aufbau ist. Schon im Altertum war das Marzipan bekannt, das aus Mandeln, Zucker und Rosenwasser besteht.

Botanisch unterscheidet man drei Arten:

a) die Bittermandel mit ihrem hohen Zyangehalt,

b) die süße Mandel,

c) die Krachmandel.

Während letztere bei uns kaum Bedeutung hat, ist die süße Mandel weit verbreitet. Die Bittermandel darf wegen ihrer Giftigkeit nur in kleinsten Mengen (bis fünf Stück) verkauft werden. Sechs Stück wirken bei Kindern, sieben bei Erwachsenen bereits tödlich. Die süße Mandel wird in vielen Gebäcken verwendet (Mandelbrot, -splittergebäck, -stollen oder -makronen). Auch als gebrannte Mandel ist sie, mit karamelisiertem Zukker überzogen, auf allen Jahrmärkten zu finden. Mögen diese Schleckereien auch nicht für eine Vollwertkost geeignet sein, so zeigen sie doch die Bedeutung der Mandel in der Ernährung.

Die Anbaugebiete liegen in den südlichen Mittelmeerländern, aber auch in Kalifornien.

Paranuß

Sie wird auch Brasilnuß genannt, was auf ihre Heimat in Südamerika hinweist. Der Paranußbaum wird bis zu 50 Meter hoch und wächst meist wild. Die Nüsse reifen im Januar und Februar, werden gesammelt und exportiert. Sie erreichen uns relativ frisch, wenn unsere heimischen Nüsse bereits länger gelagert sind.

Cashewnuß

Diese große beliebte Nuß ist roh ungenießbar und muß erst erhitzt werden, damit toxische Öle der Samenhaut extrahiert werden. Hauptanbauländer sind Indien und Mozambique.

Pekannuß

Diese Nuß wird auch Hickorynuß genannt. Sie ist mit der Walnuß verwandt. Die Anbaugebiete liegen in Nordamerika.

Pistazie

Dieser Strauch wächst im Nahen Osten und in asiatischen Gebieten. Auffallend ist die grüne Farbe des Samens. Die Schale ist leicht spaltbar. Pistazien werden gern zur Verzierung von Torten und Gebäck verwendet. Wegen ihres mandelartigen Geschmacks findet sie auch als Gewürz in Wurstwaren (Mortadella) Verwendung.

Edelkastanie oder Marone

Diese zu den Nüssen zählende Frucht ist eigentlich untypisch,denn sie enthält viel Stärke und wenig Fett. Daher steht sie dem Getreide nahe. Tatsächlich wird die Marone auch als Mehlersatz verwendet. Menschen mit einer Darmkrankheit, der Zöliakie, die kein Brotgetreide vertragen, nutzen häufig das Maronenmehl zum Backen. (Auf Korsika soll es ein Sprichwort geben, daß 20 Maronenbäume eine Familie und mehrere Ziegen ernähren können.)

Der Eßkastanienbaum stammt aus Kleinasien und ist mit der Buche verwandt. Durch die Römer wurde er auch in Mitteleuropa und England heimisch. Allerdings reifen die Früchte nur in wärmerem Klima aus. Die Maronen werden oft geröstet; dann lassen sich die Schalen absprengen und die Samen essen. Als Beilage sind sie zu Rotkohl, Wild und Geflügel beliebt. Sie haben einen leicht süßen Geschmack und sättigen rasch. Bekannt ist auch das Maronenpüree (Vermicelles).

Die Erdnuß zählt zwar auch zu den Nüssen, ist aber eine Hülsenfrucht und wurde im betreffenden Kapitel behandelt.

Zusammenfassend läßt sich sagen, daß Nüsse sehr wertvolle, ergänzende Nahrungsmittel sind, die sich besonders gut mit Getreide und Milch oder Getreide und Obst kombinieren lassen. Ihr konzentrierter Gehalt an Nähr- und Wirkstoffen erfordert aber auch einen guten Aufschluß durch Kauen oder den Verzehr als Nußmus.[33]

Zucker und natürliche Süßungsmittel

Im Jahr 1982 verbrauchten die Deutschen etwa 38 kg Zucker pro Kopf. Dies entspricht einer Menge von ca. 100 g pro Tag. Erscheint diese Menge schon erschreckend hoch, so zeigen viele europäische Nachbarländer, daß auch noch mehr Zucker konsumiert werden kann. Dabei fällt auf, daß der Verbrauch umso mehr ansteigt, je kühler das Klima und je industrialisierter das Land ist. Irland ist der europäische Spitzenreiter mit 69 kg Zucker pro Jahr; auch England und die Skandinavier kommen auf über 50 kg. Die Südeuropäer haben dagegen deutlich niedrigere Werte um die 30 kg.

Übersicht 22: *Zuckerverbrauch im Jahr 1980*

Erdteil/Land	Menge in kg pro Person und Jahr	Erdteil/Land	Menge in kg pro Person und Jahr
Europa ∅	40,3	Afrika ∅	14,2
Albanien	22,0	Ghana	3,9
Irland	69,1	Südafrika	41,0
USA	50,3	Asien ∅	8,5
Mittelamerika ∅	40,4	Nepal	1,4
Haiti	12,9	Israel	50,2
Costa Rica	56,0		
Südamerika ∅	42,7	Australien	55,3
Bolivien	30,6		
Brasilien	52,8		

Quelle: A. Imfeld: Zucker. Zürich 1983, S. 34.

Bezieht man nun die Länder anderer Erdteile ein, so kann man wiederum erkennen, daß in den industrialisierten Staaten ein recht hoher Verbrauch die Regel ist. In den Entwicklungsländern ist aber in den letzten Jahren eine deutliche Zunahme des Zuckerverzehrs zu beobachten, z.B.in Afrika.

Die mittel- und südamerikanischen Länder haber wegen ihrer eigenen Zuckererzeugung hohe Werte. Dort wird der Zucker aber teilweise in vollwertiger Form als ganzes Zuckerrohr oder als Vollsaft verzehrt.

In den Zahlen ist jeweils der pure Zucker wie auch der in Speisen und Genußmitteln verarbeitete enthalten. Dieser dominiert heute bei uns bereits. So enthalten Kuchen, Torten, Limonaden, Fruchtjoghurts, Desserts, Kakaofertiggetränke, Marmeladen und Konfitüren sowie Schokolade, Eis und Süßwaren teilweise sehr große Mengen an Zucker.

Betrachtet man nun nicht nur den jetzigen Verbrauch in den Ländern der Welt, sondern versucht man eine historische Schau, so zeigt sich die Zunahme erschreckend deutlich. Die ersten statistischen Ergebnisse liegen in Deutschland aus dem Jahre 1825 vor. Zu der Zeit gab es bereits die ersten Zuckerfabriken, aber mit noch geringer Produktion. Pro Kopf und Jahr wurden nur zwei kg Zucker verbraucht. Der Anstieg erfolgte langsam: 1880 lag er erst bei acht kg. Dann entwickelte sich der Verbrauch rapide; plötzlich war Zucker für alle Bevölkerungsschichten zugänglich geworden. Lediglich die Weltkriege brachten Einschnitte; nach dem Zweiten Weltkrieg folgte aber eine weitere Steigerung, die erst in den achtziger Jahren zum Stillstand kam.

Übersicht 23: *Zuckerverbrauch in Deutschland*

Jahr	Menge in kg pro Person und Jahr	Jahr	Menge in kg pro Person und Jahr
1825	2	1939	26
1850	3	1950	28
1880	8	1960	30
1914	18	1970	34
1924	13	1980	36

Quelle: A. Imfeld: Zucker. Zürich 1983, S. 34.

Es fand also in 150 Jahren eine Verachtzehnfachung des Verbrauchs statt. Da es daneben keine nennenswerten anderen Süßungsmittel gab – vom Honig wurden 1930 nur 250 g pro Kopf verbraucht – brachte die Gewinnung und der Verkauf von billigem Zucker eine völlige Umstellung der Ernährungsgewohnheiten mit sich. Da diese Veränderung von anderen Verschiebungen (man aß weniger Getreide, Kartoffeln, Grobgemüse und Hülsenfrüchte, aber mehr tierische Produkte, Feingemüse und Genußmittel) begleitet war, wurde vom menschlichen Verdauungssystem eine weitgehende und tiefgreifende Anpassung gefordert.

Wie kommt es aber, daß die Menschen offenbar so gern und manchmal geradezu süchtig nach Süßem verlangen? Wie konnte sich der Zucker in so kurzer Zeit einen solchen Platz in der menschlichen Ernährung erobern? Warum sind auch die Kinder so begierig auf süße Speisen und Gebäcke?

Geschichte der Süßungsmittel

Das erste bedeutsame Süßungsmittel der Menschen war der Honig. Den Sumerern und Ägyptern gelang es, die Bienenvölker zu kultivieren; die Imkerei entstand. Diese Leistung gelang den Germanen nicht, sie waren lange Zeit auf Wildhonig angewiesen. Der Honig war jedoch kein Nahrungsmittel, sondern wurde für kultische Zwecke benötigt. So war er Speise der Pharaonen und ihrer engsten Berater, Grabbeigabe für den gereinigten, vergeistigten Toten und Heilmittel bei Verwundungen. Erst viel später war Honig auch für breitere Schichten des Volkes verfügbar. Aus dem Mittelalter ist bekannt, daß die Städte ihren Bürgern auferlegten, Imkereien zu betreiben, um eine noch kleine Menge Honig abführen zu können. In der ägyptischen Zeit war der Honig jedoch nur wenigen auserwählten Menschen vorbehalten.

Honig wird von den Bienen erzeugt. Sie sammeln den Nektar der Blüten und wandeln ihn in ihrem Stoffwechsel in Honig um, der in den Waben abgelegt wird. Der Honig stammt von den Blüten der Pflanzen, was seine Leichtigkeit, seine Verdaulichkeit und Verträglichkeit mitbestimmt.

Jahrhunderte später kam dann ein neues Süßungsmittel für die Menschen auf: Feldherren Alexanders des Großen entdeckten in Indien das Zuckerrohr. Es wurde dort von Priestern gehütet und war wenig verbreitet. Diese alten Inder sollen gesagt haben, daß sie die Pflanze mit dem süßen Saft von noch älteren Kulturen aus dem ozeanisch-indonesischen Raum erhalten hätten. Das Zuckerrohr wurde zu Alexanders Zeiten in Indien nur spärlich angebaut und war eigentlich auch nur der Priesterkaste zugänglich. Nachdem es in den Mittelmeerraum gelangt war, begann sein Siegeszug. Allerdings beginnt hier auch ein Leidensweg für Umwelt und Mensch, der damit eng verbunden ist und der selten mit gesehen wird.

Das Zuckerrohr ist eine Pflanze, die warmes Klima über 20°C braucht. Sie reift in etwa einem Jahr heran. Sie stellt hohe Ansprüche an Boden und Bewässerung. Der Zuckergehalt des Saftes sinkt nach jeder Ernte, so daß die Pflanzen nach zwei bis vier Ernten erneuert werden müssen. Dann ist auch der Boden ausgelaugt, so daß man neue Plantagen anlegt. Zur Zukkergewinnung wird das Rohr geschnitten und gepreßt, der Rohsaft eingedickt. Dazu braucht man Wärme oder Energie; sie wurde vom Holz geliefert. Zuckerrohranbau lohnt sich erst für größere Plantagen, und deshalb führte das Zuckerrohr schon damals zu Großgrundbesitz. Die Böden verarmten, die Wälder holzte man ab, der Grundwasserspiegel sank. So verkarsteten viele Gegenden Ägyptens und Kleinasiens.

Die Araber brachten das Zuckerrohr durch die Mauren nach Spanien. Jetzt wurden die damals waldbestandenen atlantischen und Mittelmeerinseln wie die Balearen und die Kanarischen Inseln mit Zuckerrohr bepflanzt. Zu Beginn der Neuzeit waren sie ausgelaugt und erschöpft, die Wälder verschwunden. Dann gelangten die Pflanzen durch die Kolonisation nach Mittelamerika. Klima und Boden waren sehr geeignet, nur die Ureinwohner, die Indianer, ließen sich nicht zu der schweren Arbeit auf den Plantagen zwingen. Hier liegt eine Ursache des Sklavenhandels; es wurden Afrikaner nach Mittelamerika verschleppt, dieselben Schiffe brachten dann den Zucker und Rum nach Europa sowie Waren nach Afrika und luden wiederum Sklaven ein. Sehr schnell bildete sich in diesen Ländern der Neuen Welt Großgrundbesitz aus. Auch nach der Sklavenbefreiung und der Unabhängigkeit blieben die ungesunden sozialen Verhältnisse. Die Europäer und später auch Nordamerikaner waren zwar nicht mehr die Plantagenbesitzer, wohl gehörten ihnen aber die Raffinerien. Heute, wo auch diese in die Hände der Zuckererzeugungsländer übergehen, werden diese Raffinerien verkauft, und die Erzeugerländer sind schnell überschuldet. So wirken bis heute gestörte soziale und wirtschaftliche Verhältnisse in allem, was mit dem Zucker zu tun hat. Er ist ein Machtfaktor geworden. Daher sollte man sehr überlegen, was man eigentlich unterstützt, wenn man Zucker verzehrt. Schließlich dürfte uns heute das soziale Elend, das mit der Erzeugung dieses Produktes verbunden ist, nicht mehr gleichgültig sein.

Der Rohrzucker wird heutzutage genauso raffiniert wie der Rübenzukker, er kommt ebenfalls als weißer, isolierter Zucker auf den Markt. In der Qualität gibt es da keinen Unterschied. Lediglich geringe Mengen werden als Zuckerrohrsaft, brauner Rohrzucker oder andere braune Zucker verschiedener Reinigungsstufen verarbeitet. Das Gebiet, wo das Zuckerrohr seine größte Bedeutung hat, ist bis heute Mittel- und Südamerika. In dem Zeitraum vom 15. bis zum 18. Jahrhundert wurde der Rohrzucker nach Europa verschifft und war ein teures Genußmittel, das nur für den Adel erschwinglich war.

Im 18. Jahrhundert führten dann die politischen Ereignisse um die Napoleonischen Kriege mit der Kontinentalsperre für überseeische Schiffe dazu, daß eine neue Zuckerart forciert wurde: Die Zuckerrübe war als Rohstoff für Zucker entdeckt worden. Um aus ihr Zucker zu gewinnen, war allerdings hohes technisches Können und eine gewisse Arbeitsteilung und Industrialisierung notwendig. In Mitteleuropa, hauptsächlich in Preußen, entstanden um 1810 die ersten Zuckerfabriken. Bis heute sind diese Fabriken die am hochindustrialisiertesten in der Lebensmittelindustrie. Man sieht nur Rohre, Maschinen und chromglänzende Kessel. Wer je selbst aus Zuckerrüben Zucker und Sirup gewonnen hat, weiß, was dies für eine Arbeit ist und warum Maschinen hier helfend eingreifen. Es setzte aber die Verbreitung des Rübenzuckers ein neues Zeitalter, das der Industrialisierung, voraus. Dadurch konnte der Rübenzucker auch für alle erschwinglich werden und im 19. Jahrhundert dem Bürgertum, aber erst im 20. Jahrhundert auch der Arbeiterschaft und dem Bauernstand zur Verfügung stehen.

Rübenzucker hat allerdings auch zu unguten wirtschaftlichen Verhältnissen geführt. Um unsere Zuckerversorgung sicherzustellen, werden der Anbau bzw. die Produkte stark subventioniert; so kosteten 1978/79 100 kg Zucker in der EG 120 DM, auf dem Weltmarkt nur 35 DM. Dadurch können die Bauern selber noch Zucker anbauen und erhalten einen unserem Lebensstandard entsprechenden Preis. Um diesen Unterschied aber halten zu können, sperrt die EG fast allen Rohrzucker vom Weltmarkt aus oder belegt ihn mit höheren Zöllen.

Rübenzucker wird fast ausschließlich zu weißem raffinierten Zucker verarbeitet. Puder-, Hagel- oder Würfelzucker sind verschiedene Handelsformen. Kandis wird ebenfalls aus weißem Zucker gepreßt bzw. brauner Kandis aus halbweißem oder er wird nachträglich karamelisiert.

Melasse von der Zuckerrübe gibt es nicht, da diese immer den bitteren Rübengeschmack beibehält. Daher kann man auch keinen Roh-Rübenzucker anbieten.

Zuckerrohr ist dem Blatt/Stengelbereich der Pflanze zuzuordnen. In ihm wirken also Impulse, die eine Beziehung zum rhythmischen System des Menschen haben.

Seit kurzem gibt es nun noch weitere Zuckerarten, die aus anderen Pflanzenteilen stammen. Auch sie werden durch chemische Prozesse herausgelöst und sind ebenso isoliert. Am bekanntesten sind die Zuckererzeugnisse aus stärkereichen Früchten (Mais, Maniok, Yamswurzel), die entweder in sirupartiger Konsistenz oder als Traubenzucker, manchmal auch Fruchtzucker angeboten werden. Sie gelangen meist nicht direkt zum Verbraucher, sondern werden in der Lebensmittelproduktion, häufig in Bäckereien und Konditoreien verarbeitet. Ihr Anteil ist steigend. Bei diesen Erzeugnissen ist zu beachten, daß die Rohstoffe selber keinen nennenswerten Zucker enthalten, sondern höhere Kohlenhydrate wie Stärke. Hier erfolgt also erst ein chemischer (durch Säuren) oder mikrobieller (durch Enzyme) Abbau. Diese Produktion ist daher noch technisierter als die Herstellung von Rüben- oder Rohrzucker.

Allgemein kann man feststellen, daß die Herstellung von Süßungsmitteln immer «irdischer», technischer und damit toter geworden ist, genauso wie der Abstieg von der Blüte zu Stengel und Wurzel an der Pflanze abzulesen ist. Diesem Prozeß ist nun noch eine Stufe gefolgt, die ganz im synthetischen Bereich anzusiedeln ist. Aus seit langer Zeit toten Pflanzen gewinnt man ein neues Süßungsmittel: Der Süßstoff stammt aus Erdölprodukten. Hier befinden wir uns ganz auf mineralisch-synthetischem Gebiet. Ob Süßstoff nun als krebserregend gilt oder nicht: Er ist ein nicht dem Lebendigen zugehöriges Produkt, das deshalb ein Fremdstoff für unseren Körper ist, der in der Leber «entgiftet» werden muß.

In der folgenden Übersicht ist die Produktion von Süßungsmitteln noch einmal zusammengefaßt:

Übersicht 24: *Die Süßungsmittel in der Menschheitsgeschichte*

Name	Herkunft von	Zeit	Anbauland	Wirkung	zugänglich für
Honig	Blüte	2000 v. Chr.	Ägypten	lockernd	Königskaste
Rohrzucker	Stengel	300 v. Chr. 15. Jh.	Naher Osten Mittelamerika	rhythmisierend	Adel
Rübenzucker	Wurzel	19. Jh.	Mitteleuropa	festigend	Bürgertum (19. Jh.) Arbeiter und Bauern (20. Jh.)
Glukosesirup isolierter Zucker	Frucht/Wurzel	20. Jh.	Mitteleuropa und Nordamerika	mineralisierend	alle
Süßstoff	Erdöl	20. Jh.	Mitteleuropa und Nordamerika	synthetischer Fremdstoff	alle

Zucker und Bewußtsein

Deutlich wird sichtbar, daß die Süßungsmittel früher nur bestimmten Bevölkerungsschichten zugänglich waren. Erst im 20. Jahrhundert stehen sie allen Menschen zur Verfügung. Dies ist kein Zufall. Süßes übt nämlich eine bestimmte Wirkung aus. So benötigt unser Nerven-Sinnes-System Zucker, genauer gesagt Glukose oder Traubenzucker, um ernährt zu werden. Dieser innere Zucker wird vom Menschen aus höheren Kohlenhydraten wie Stärke oder Zucker abgebaut. Es geht natürlich schneller und einfacher, wenn man gleich Zucker oder Traubenzucker ißt oder gar intravenös spritzt. Dann erreicht er binnen kurzem die Nervenzellen, man fühlt sich wieder frisch und leistungsfähig. Allerdings hält diese Wirkung nur kurz an. Nach ein bis zwei Stunden kommt ein Tief, man bekommt wieder Hunger, fühlt sich müde und matt. Beim Genuß von höheren Kohlenhydraten wird dagegen der Zucker langsam abgebaut und den Zellen zugeführt, so daß eine länger anhaltende und kontinuierliche Versorgung möglich ist. Auf jeden Fall spürt man, daß die Zufuhr von Süßem die Nerven leistungsfähiger macht. Die körperliche Grundlage für die Denktätigkeit verbessert sich. Natürlich hat diese Tatsache nichts mit der Gedankenqualität zu tun, man erbringt also keine besseren Denkleistungen; nur das Denken als Tätigkeit wird bei einer guten Nervenernährung verbessert.

Je mehr nun die Lebensweise des Menschen dahin tendiert, das Nerven-Sinnes-System zu belasten und das Bewegungs- und Stoffwechselsystem immer weniger in Anspruch zu nehmen, umso stärker wird auch das Bedürfnis nach Süßem. Bei einer derart einseitigen Lebensweise kann der Bedarf kaum ausschließlich aus höheren Kohlenhydraten (also beispielsweise durch Getreide) gedeckt werden. Man benötigt daneben Süßes, nicht Zucker, aber süße Nahrungsmittel, die selbstverständlich Zuckerarten enthalten.

Überlegen wir doch einmal, wie oft wir heute genötigt sind, uns mit abstrakten Gedankengängen zu befassen. Wer mußte früher Stromrechnungen lesen, mit Bankkonten umgehen, Steuererklärungen verfassen oder Automaten bedienen? Wann wurden je die Sinne so mit Reizen überflutet wie heute – durch Massenmedien, Lärm, Leuchtreklamen und künstliche Aromen? Belastet der Mensch durch diese Lebensweise nicht einseitig sein Nerven-Sinnes-System? In der Folge verändert sich aber auch die Ernährung, der Mensch verlangt nach Süßem. Diese Tendenz zeigt sich heute weltweit, wie an den oben genannten Zahlen abzulesen ist. Je bewußter der Mensch wird, umso stärker wird auch sein Bedürfnis nach Süßem. Früher bestand eben nur in einer kleinen Bevölkerungsschicht der Tagesablauf aus Denken, Organisieren, Regieren: beim Adel oder den Herrschern. Den meisten Menschen wurde jede Denkfähigkeit abgesprochen: den Sklaven oder Leibeigenen. Sie mußten festgelegte Arbeiten verrichten und hatten keine oder wenig Entscheidungsbefugnisse. Von daher scheint es verständlich, wenn mit der politischen Unabhängigkeit der Länder der Dritten Welt auch ein Wandel der Lebensgewohnheiten und ein steiles Ansteigen des Zuckerverbrauchs zu beobachten ist, und die Beziehung zwischen Süßem und Bewußtsein durch die Bedeutung des Traubenzukkers als Nervennahrung wird verständlich. Auch der enorm hohe Zuckerverbrauch läßt sich durch unsere extreme Lebensweise und die Überbetonung der Nerven-Sinnes-Tätigkeit erklären. Wäre aber ein Rückgang oder Ersatz des Zuckers ohne Veränderung der Lebensweise möglich? Sicherlich nicht. Aber Ansätze zur Änderung zeigen sich allerorten durch Bewegungstraining, Eindämmung der Reizfluten durch Augenblicke der inneren Sammlung oder Verzicht auf wertlose Wohlstandsgüter.

Warum aber sollte weniger Zucker gegessen werden?

Welche gesundheitlichen Auswirkungen hat er?

Zucker und Gesundheit

Über diese Wechselwirkung sind viele Bücher geschrieben worden. Während die einen den Zucker für fast alle Zivilisationsleiden verantwortlich machen, weisen andere darauf hin, daß man direkte Zusammenhänge zwischen Zucker und Krankheit nicht feststellen könne. Tatsache ist wohl, daß der Zucker als reines isoliertes Produkt viel mit der Auslösung einzelner Krankheiten oder der Verschlechterung des Allgemeinbefindens zu tun hat, ohne der alleinige Auslöser zu sein.

Im einzelnen werden ihm folgende negative Wirkungen zur Last gelegt:

Zahnschäden (Karies)

Besonders in Verbindung mit klebrigen Substanzen wie auch weißem Mehl erzeugt Zucker durch Säurebildung Karies an den Zähnen. Sorgfältigste Mundhygiene könnte die Schäden verringern. Es ist aber bei Kindern kaum zu erreichen, daß sie nach jeder Süßigkeit die Zähne putzen. Dazu kommt, daß eine zuckerreiche Ernährung den Stoffwechsel belastet und zu einem Mehrbedarf an Mineralstoffen für den Abbau führt. Der Körper zieht diese aus den festen Substanzen wie Zähnen und Knochen ab – es kommt zu weicherem Zahnschmelz und leichterer Kariesbildung. Daneben hat eine nicht vollwertige Ernährung zur Folge, daß die Zähne von Anfang an nicht richtig ausgehärtet sind.

Wie stark Zucker die Zähne schädigt, wurde jüngst durch die Verwendung von gesüßten Kindertees bekannt. Behielten die Kinder diese Flaschen oft stundenlang zur Beruhigung im Mund, so wirkte der Zucker intensiv auf die Zähne ein und führte zu schweren Kariesfällen bis hin zu Kieferschäden.

Übergewicht

Der Genuß von zuckerhaltigen Produkten trägt zu einer erhöhten Energieaufnahme bei, da diese Nahrung meist «nebenbei» verzehrt wird. Da der Sättigungsgehalt aufgrund fehlender Ballaststoffe gering ist, kann man viel essen, bis man sich satt fühlt. Das Übergewicht ist nun der Ausgangspunkt vieler zivilisationsbedingter Krankheiten des Herzens, der Gelenke oder auch der Bauchspeicheldrüse.

Gefahr des Alterszuckers

Teile der Bauchspeicheldrüse haben die Aufgabe, das Hormon Insulin zu produzieren. Es wird benötigt, um Zucker aus dem Blut in die Zellen zu transportieren. Bei höherem Zuckerverzehr wird mehr Insulin gebraucht und somit die Bauchspeicheldrüse stärker belastet. Verbunden mit Übergewicht kann dies auslösend für den Altersdiabetes sein.

Geschmacksbeeinträchtigungen

Der Verzehr von süßen Speisen stumpft die Geschmacksnerven ab, da nur noch das Süße, das man vorn an der Zungenspitze wahrnimmt, geschmeckt wird. Die anderen Aromen verschwinden, da sie zu zart sind. Es tritt eine Gewöhnung an sehr süße Speisen ein. Ein schwach gesüßtes Gebäck wird als fade empfunden, weil die Aromen nicht wahrgenommen werden. Diese Abstumpfung zeigt sich auch darin, daß die anderen Speisen ebenfalls stark gewürzt sein müssen. So wird viel gesalzen, gepfeffert,

mit Ketchup und Curry gewürzt. Dieser intensive Gebrauch von sehr an- und aufregenden Gewürzen muß von unserem Stoffwechselsystem bewältigt werden. Beim Verzicht auf stark Gesüßtes zeigt sich im allgemeinen, daß nach einiger Zeit eine Regenerierung der Geschmacksintensität eintritt. Dann werden früher genossene, sehr süße Speisen als unangenehm abgelehnt.

Zucker und Verdaulichkeit anderer Lebensmittel

Zucker verträgt sich schlecht mit ballaststoffreichen Lebensmitteln wie Vollkorngetreide. So führt der gleichzeitige Genuß zu Blähungen, Magendrücken und Völlegefühl. Verzichtet man nun nicht auf den Zucker, so wird man das Vollkorngetreide absetzen und somit wieder zum weißen Mehl greifen. Folge ist eine Verschlechterung der der Ernährungsqualität.

Störungen des Vitamin- und Spurenelementhaushaltes

Um Zucker abzubauen, benötigt der Körper verschiedene Wirkstoffe wie das Vitamin B1 und die Spurenelemente Chrom und Zink. Diese Stoffe sind aber nicht mehr im weißen Zucker vorhanden, wohl aber in den Rohstoffen der Zuckerrübe oder des Zuckerrohrs. Sie werden bei der Herstellung abgetrennt. In verschiedenen natürlichen Süßungsmitteln sind sie aber noch – zumindest teilweise – enthalten. Um nun einen Zuckerabbau vornehmen zu können, muß der Mensch sie entweder aus anderen Nahrungsmitteln im Überschuß erhalten oder er muß sie irgendwo im Körper abziehen. Da es gerade für Vitamin B1 (Thiamin) keine Speicher gibt, werden die benötigten Mengen aus den Nerven abgezogen. Dadurch schwächt sich aber die Leistungsfähigkeit der Nerven ab. In schweren Fällen kann es sogar zu ernsthaften Störungen, der Vitaminmangelkrankheit Beri-Beri kommen. Sie tritt hierzulande nur bei extrem ernährten Menschen wie Alkoholikern auf. Diese essen oftmals aus Geldmangel nur Brötchen und Brot als Energiequelle. Sowohl Zucker als auch Weißmehl und Alkohol benötigen aber das Vitamin B1 zum Abbau, enthalten es jedoch nicht. Die Schwächung der Nerven äußert sich nun in steigendem Heißhunger auf Süßes, der Nervennahrung, was die Situation verschlimmert. Hier sollten mehr Nüsse oder Vollkorngetreideprodukte gegessen werden.

Verschlechterung des Allgemeinbefindens

Die zuckerreiche Ernährung beinhaltet auch zuviel Fett, weißes Mehl sowie Farb- und Aromastoffe, da nicht nur Zucker an sich gegessen, sondern meist zuviel Gebäck, Süßwaren oder Limonadegetränke konsumiert werden. Durch diese ungesunde Ernährung ist der Körper des öfteren in seiner Abwehrbereitschaft geschwächt. Man bekommt häufiger Erkältungen, grippale Infekte oder sogar Infektionskrankheiten ernsterer Art. So wurde auch ein Zusammenhang zwischen zuckerreicher Ernährung (Speiseeis) und dem Auftreten von Kinderlähmung beobachtet.

Einige dieser Wirkungen treten auch bei natürlichen Süßungsmitteln auf. So sind sie fast alle kariesauslösend, da sie wie beispielsweise Honig an den Zähnen kleben. Auch ein Übermaß an natürlichen Süßungsmitteln führt selbstredend zu Störungen.

Reduzierung des Zuckerverbrauchs

Die Aufzählung der schädlichen Folgen für die Gesundheit, die der Zukker zumindest auslöst, sowie die wirtschaftlichen und sozialen Mißstände, die die Zuckerproduktion mit sich bringt, führen bei vielen Menschen zu dem Wunsch, auf Zucker zu verzichten oder zumindest die Menge zu reduzieren. Wie aber soll dies geschehen? Manche Reformrichtungen empfehlen, den Zucker durch Honig zu ersetzen. Leider ist das Problem nicht so einfach zu lösen, denn auch dabei kommt man recht schnell an Grenzen.

Zunächst sollte die Menge an Süßem reduziert werden. Da heute der Anteil an verarbeitetem Zucker am Gesamtverbrauch sehr hoch ist, würde es ja schon einen deutlichen Fortschritt bedeuten, wenn diese Produkte aus dem Speiseplan verschwänden. Man nähme also beispielsweise

Fruchtsaft und Wasser anstelle von Limonaden; Nüsse und Rosinen anstelle von Süßigkeiten, Obst und gesäuerte Milchprodukte anstelle des süßen Gebäcks zwischendurch. Oftmals bleibt nur die Lösung, viel selber zu backen, um nicht auf stark gesüßte Fertigwaren zurückgreifen zu müssen. Dabei treten folgende Vorteile zutage: Vollwertige Rohstoffe (wie Vollkornmehl, Nüsse, Butter, Gewürze) mindern die Menge an Süßungsmitteln, da schon Aromaträger vorhanden sind. Daneben zeigt sich, daß bei einer Vollwertküche das Süßebedürfnis sinkt, so daß die Mengen noch dazu abnehmen.

Auch bei Konserven wie Konfitüren, Kompotten oder Apfelmus hilft meist die Eigenherstellung, die mit weniger Zucker oder natürlichen Süßungsmitteln auskommt. Es gibt auch einige Fertigprodukte der Reformbranche, die ohne Zucker zubereitet sind. Eines wird aber an diesen Beispielen schon deutlich: Es geht nicht ohne innere Bereitschaft, denn gerade auf die Verantwortlichen in der Küche kommt eine Mehrbelastung zu. Kreativität und Einfallsreichtum sind gefragt. Deswegen kann eine solche Umstellung nicht in ständiger Hetze erfolgen, sondern erfordert Überlegung und kritische Betrachtung der eigenen Gewohnheiten und ihrer Veränderungsmöglichkeiten.

Wie sieht es nun mit dem direkt verwendeten weißen Zucker aus? Problematisch wird es oft bei Gebäcken, für die größere Mengen erforderlich sind, oder beim Süßen von Kaffee, Schwarz- oder Kräutertee, wo der Geschmack eine große Rolle spielt. Bei den Genußgetränken bleibt nur der Verzicht oder die Akzeptierung des ungesüßten Getränks. Alternativen wie der Zusatz von Honig mit geringem Eigengeschmack treffen oft auf Vorbehalte.

Auch beim Gebäck zeigt sich, daß die natürlichen Süßungsmittel nicht ohne weiteres die Lücke schließen können, die der weiße Zucker hinterläßt.

Natürliche Süßungsmittel

Die natürlichen Süßungsmittel sind nicht oder nicht vollständig aus ihrer gewachsenen Zusammensetzung isoliert worden. Sie enthalten noch Begleitstoffe: die Vitamine, Minerale, Farb- und Duftstoffe der Rohfrucht.

Der Eigengeschmack ist ein positives Qualitätsmerkmal, denn ein nur süßes, chemisch reines Produkt hat den Bezug zum Lebendigen verloren. Solche reinen Stoffe gibt es im natürlichen, lebendigen Zusammenhang nicht. Allerdings erfordert der Eigengeschmack eines Süßungsmittels auch ein Umdenken in der Küche, muß doch der Geschmack nun bei der Speisenbereitung bedacht werden. Dabei zeigt sich, daß immer, wenn ein Gericht neu zusammengestellt wird, der Eigengeschmack des Süßungsmittels positiv hineinwirken kann. So schmeckt eine mit Birnendicksaft gesüßte Quarkspeise sehr gut. Benötigt man das Süßungsmittel dagegen nur als Hilfsstoff bei einer ansonsten fertigen Speise, so stört der Eigengeschmack (zum Beispiel bei der Marmeladenbereitung, wo die Zuckerkonzentration nur zur Konservierung gebraucht wird).

Honig

Das bekannteste natürliche Süßungsmittel ist der Honig. Er kommt in vielerlei Qualitäten auf den Markt. Entscheidend ist die Art der Gewinnung, die mit möglichst geringen Temperaturen und ohne chemische Hilfsmittel erfolgen sollte. Ferner ist auf die Herkunft des Nektars zu achten, der die Konsistenz, das Aroma und den Geschmack des Honigs bestimmt. Gute Honige tragen immer Bezeichnungen wie Lindenblüten- oder Akazienhonig. Wildblütenhonig ist dagegen schon ein weitgefaßter Ausdruck und läßt Mischungen zu.

Ausländische Honige besonders aus tropischen Gebieten sind oft billiger und manchmal aromaärmer. Preisunterschiede müssen aber nicht wertbedingt sein, schafft doch ein Bienenvolk im langen tropischen Sommer bis zu 50 kg, während es bei uns nur 7,5 kg Honig erzeugt. Deutschland muß schon heute über 80 Prozent seines Honigbedarfs importieren. Gleichzeitig sinkt unsere Honigerzeugung, weil wir durch den Einsatz chemischer Mittel im Landbau und in der Forstwirtschaft die Nahrungsgrundlage der Bienenvölker zerstören. Kann man angesichts solcher Zahlen den Ersatz von weißem Zucker durch Honig empfehlen?

Honig verliert bei Erwärmung über 40° C bereits an Wert. Daher ist es Verschwendung, sehr edle Honige zum Backen oder Süßen von Heißgetränken zu nehmen. Entweder man greift auf billige Honige zurück oder verwendet ein anderes natürliches Süßungsmittel.

Malzextrakt

Malzextrakt wird aus Gerste gewonnen. Man läßt die Gerste keimen, dann wird sie gedarrt, geschrotet und mit Wasser versetzt. Diese Würze, in der die Stoffe der gemälzten Gerste enthalten sind, wird zum Extrakt eingedickt. Malzextrakt ist ein wertvolles Süßungsmittel, hat aber einen intensiven Eigengeschmack. Er eignet sich gut als Brotaufstrich und zum Süßen von bestimmten Gebäcksorten.

Zuckerrübensirup

Zur Herstellung wird die Zuckerrübe zerkleinert, gekocht und der Saft ausgepreßt. Dieser Saft wird eingedickt und als Sirup bezeichnet. Es finden keine weiteren chemischen Prozesse statt. Zuckerrübensirup ist ein kräftigendes, mineralreiches Süßungsmittel. Sein intensiver Eigengeschmack und seine dunkle Farbe machen ihn nur bedingt für Gebäck und als Brotaufstrich geeignet. Bei Zuckerrübensirup muß besonders auf biologisch-dynamische oder kontrolliert-biologische Herkunft der Rüben geachtet werden.

Obstdicksäfte

Es handelt sich um konzentrierte Obstsäfte, meist von Äpfeln oder Birnen. Aus geschmacklichen Gründen sind sie oft noch entsäuert. Sie eignen sich für Quarkspeisen, Kompott und Gebäck, weniger als Brotaufstrich.

Ahornsirup

Der Saft des Zuckerahorns wird hierfür abgezapft und eingedickt. Ahornsirup hat einen milden Geschmack und eignet sich ebenfalls als Brotaufstrich und für manches Gebäck.

Trockenfrüchte

Bei diesem Süßungsmittel sollte auf Anbau, Vorratsschutzmaßnahmen und Konservierung geachtet werden.

Es gibt heute schon alle Trockenfrüchte in kontrolliert biologischem oder biologisch-dynamischem Anbau. Auch Maßnahmen zur Konservierung wie die Schwefelung kann jeder Verbraucher erkennen, da sie deklariert werden müssen. Warum schwefelt man überhaupt? Die Trockenfrüchte enthalten viele wertvolle Nährstoffe, die sie zu einem begehrten Futter für Insekten und andere Tiere machen. Insekten legen oftmals schon während der Reife der Frucht oder bei der Trocknung ihre Eier ab. Sie schlüpfen dann bei warmer Lagerung (in den Sommermonaten) aus. Um dies zu verhindern und um die Früchte hell zu erhalten (z. B. Aprikosen), wendet man Schwefel an. Daneben werden fast alle aus wärmerem Klima kommenden Trockenfrüchte (Rosinen, Korinthen, Datteln oder Feigen) mit giftigen Gasen behandelt, um die Insekteneier abzutöten. Diese Maßnahme zum Vorratsschutz muß nicht deklariert werden. Fällt die Begasung weg, so können wir eigentlich nur in den kalten Wintermonaten, also zur Adventszeit, Trockenfrüchte verwenden, ohne befürchten zu müssen, daß Maden ausschlüpfen.

Also kann auch in diesen sonst so vielseitigen Süßungsmitteln kein vollständiger Zuckerersatz gesehen werden.

Heimische Trockenfrüchte wie Äpfel, Birnen, Pflaumen oder Aprikosen kann man sich natürlich selbst herstellen. Auch kann man unbegaste Früchte erhalten, wenn man nachfragt. Trockenfrüchte eignen sich gut zum Süßen von Kuchen und Gebäck, Marmelade und Müsli. Weicht man sie ein, so erhält man ein süßes Wasser, das wiederum als Süßungsmittel dienen kann. Trockenfrüchte in Kombination mit Nüssen und Ölsaaten ergeben eine wertvolle Kraftnahrung («Studentenfutter»).

Süßes Obst

Dieses ganz natürliche Süßungsmittel sollte nicht vergessen werden. Oftmals lassen sich süße und weniger süße Früchte kombinieren, so daß kein weiteres Süßungsmittel zugesetzt werden muß. Eigentlich sind süße

Früchte das vollwertigste Süßungsmittel, weil in ihnen alle Komponenten der Frucht enthalten sind. Gerade für Kompotte, aber auch zum Einwekken können süße Früchte gut verwendet werden.

Sucanat oder Vollrohrzucker

Dieses körnige Süßungsmittel wird durch Auspressen des Zuckerrohrs und Eindickens des Saftes gewonnen. Es enthält somit die Bestandteile des Zuckerrohrsaftes und ist ein mildes, leicht malzartig schmeckendes Süßungsmittel. Da es leicht verträglich ist, kann es auch in der Säuglingsernährung verwendet werden.

Rohrohrzucker und «brauner Zucker»

Rohrohrzucker stammt aus wenig gereinigtem Zuckerrohrsaft. Er hat zwar schon geringe Einbußen an Inhaltsstoffen erlitten, gilt aber noch als akzeptabel. Die Bezeichnung «brauner Zucker» dagegen weist auf kein gesetzlich definiertes oder geschütztes Produkt hin. So kann jede beliebige Reinigungsstufe bei der Zuckerrohrproduktion zu braunem Zucker führen. Auch Zucker kurz vor der Raffination oder weißer Zucker, der in Melasse geschleudert wurde, ist «brauner Zucker». Daher bleibt dem Verbraucher nur übrig, sich genau zu informieren. Der meist als brauner Zucker verkaufte Rohrzucker ist nicht entscheidend besser als der weiße Zucker.

Alle natürlichen Süßungsmittel sind etwas teuer, und schon deswegen kann man von ihnen nicht viel verwenden. Dazu ist ihr Einsatz oft nur beschränkt möglich. Wenn auch eine Einschränkung des Verbrauchs anzuraten ist, weil viel gegen den weißen Zucker spricht, sollte man doch bedenken, daß eine plötzliche Änderung der Eßgewohnheiten von allen Familienmitgliedern mitgetragen werden muß. Geschieht dies nicht, wird es nur Ärger geben. Daher scheint es sinnvoller, zunächst die Zuckermengen zu reduzieren, ohne gleich radikal auf allen weißen Zucker zu verzichten.

Es sollte auch immer bedacht werden, daß das Süßebedürfnis von unseren Lebensgewohnheiten und der übrigen Ernährung mitbestimmt wird. Auch hier muß eine Änderung einsetzen, soll das Zuckerproblem wirksam angegangen werden. Ohne Verzicht wird es nicht gehen – aber vielleicht ist dies die Aufgabe, die wir in all unserem Wohlstand haben.[34]

Kräuter und Gewürze

Der Wert der Kräuter und Gewürze besteht in den feinen Aromen, die sich in Wurzel, Blatt, Blüte, Frucht und Samen der betreffenden Pflanzen befinden. Sie werden den Speisen in kleinsten Mengen zugesetzt, beeinflussen aber in entscheidender Weise Geschmack und Bekömmlichkeit; Nährstoffe enthalten sie nicht.

Geschichte der Gewürze

Gewürze galten schon immer als ein kostbares Gut. So war es im alten Ägypten den höchsten Kreisen der Priester und Pharaonen vorbehalten, ihre Speisen mit den edlen Gewürzen zu bereichern.

In Griechenland und Rom wurden von allen Schichten Gewürze benutzt, aber nur in geringem Ausmaß. Erst die Araber führten die Gewürzkultur wieder auf eine gewisse Höhe. Im Mittelalter begann dann bei den europäischen Völkern das Bedürfnis nach Gewürzen zu erwachen. Der Handel setzte ein. Bekannt wurden die Gewürzstraßen nach Indien und Afrika. Besonders der Pfeffer erlangte Bedeutung: Er wurde ein Zahlungsmittel, und es gab Pfefferzoll und -zins. Pfeffer galt als edles Geschenk für Könige. Daher ist es nicht verwunderlich, daß in der Regel die Gewürze den reichsten Familien, dem Adel, vorbehalten waren.

Wie hoch der Wert der Gewürze angesetzt wurde, läßt sich auch an den Kriegen ablesen, die um die Eroberung der Gewürz-Handelswege geführt wurden.

Das einfache Volk hatte keinen Zugang zu den Spezereien; ihm blieben die heimischen Kräuter, die überwiegend als Tee, aber auch als Salzersatz, da Salz ebenso teuer wie Gewürze war, genutzt wurden.

Im 17. und 18. Jahrhundert spielten dann die Gewürze eine geringere Rolle, im 19. erwachte auch das Interesse im Großbürgertum, schon des

Prestiges wegen, das mit dem Verzehr solch teurer Waren verbunden war. In heutiger Zeit sind Pfeffer, Ingwer, Curry, Paprika, Kapern, Kardamom – all die ehemals kostbaren Gewürze – für jedermann erschwinglich.

Wirkung der Gewürze

Wie erklärt man sich aber diese Geschichte der Gewürze? Sicherlich finden sich äußere Anlässe, die verständlich machen, warum beispielsweise die Gewürze erst im Mittelalter nach Europa gelangten oder warum sie erst im 20. Jahrhundert für alle erschwinglich wurden. Was aber steht dahinter?

Es lassen sich ähnliche Beobachtungen bei Salz, Zucker auch bei Kaffee machen. All diese Waren sind «Hilfsmittel» der menschlichen Weiterentwicklung. Sie alle – wie eben auch die Gewürze – bewirken, daß der Mensch stark in seinem Nerven-Sinnes-System angesprochen wird und sich daher seiner selbst bewußter wird. Jeder kann erfahren, wie sehr eine scharfe, pfeffrige Speise aufweckt, wie stark ein bitter-süßes Ingwer-Gericht wach und bewußt werden läßt. Während eine geschmacksarme, ungewürzte Speise oft achtlos gegessen wird, ohne recht wahrgenommen zu werden, fährt die Schärfe einer Speise in den Menschen hinein und läßt ihn aufmerken. Von daher sind die Gewürze eine Unterstützung des heutigen Lebens mit seinen vielen Sinneseindrücken, nervlicher Belastung und allgemeiner Kopfarbeit. Allerdings muß man sich klarmachen, daß es neben der wachmachenden noch viele andere Wirkungen gibt. Sie verlangen, daß nicht nur die Schärfe, Süße, Bitterkeit oder das Saure wahrgenommen werden, sondern die vielen Nuancen und feineren Aromen der einzelnen Gewürze. Diese Fähigkeit haben viele Menschen nicht, sie sind an einseitige, immer gleich schmeckende Kost gewöhnt. Allerdings ist das feine Schmecken auch eine Frage des bewußten Wahrnehmens. Hier erfüllen dann die Gewürze eine weitere Aufgabe für den Menschen, indem sie ihn erziehen, intensiver zu riechen und zu schmecken.

Schon lange versucht die Wissenschaft, die Wirkungen der Kräuter und Gewürze auf den Menschen festzustellen. Im späten Mittelalter erscheinen bereits Kräuterbücher, in denen viele Heilwirkungen aufgezeichnet sind. Daneben galten Würzkräuter immer als stoffwechselanregend, die Säfte regulierend, verdauungsfördernd, entwässernd und sogar stimulierend in der Liebe. Sicherlich ist die Heilkraft der Würzkräuter viel geringer als die der Heilkräuter oder gar der Heilmittel, aber Ernährung ist auch noch keine Diät; die Gewürze kommen ja in erster Linie dem gesunden Menschen zugute. Daher genügen geringe Impulse, um fördernd und wohltuend die Ernährung zu beeinflussen. Wissenschaftliche Untersuchungen wiesen nach, daß durch Genuß von Gewürzen der Speichelfluß verstärkt wird, aber auch, daß der Speichel selbst mehr Enzyme enthält, so daß die Verdauung der Kohlenhydrate im Mund schon vollständiger geschieht. Andere, besonders scharfe Gewürze regen den Magensaft an und unterstützen vor allem die Eiweißverdauung. Wiederum andere aktivieren die Verdauungsdrüsen (Leber, Galle, Bauchspeicheldrüse), so daß diese mehr Säfte und Enzyme in den Darm absondern. Hierzu zählen vor allem die Bitterstoffe, die die Fettverdauung erleichtern.

Durch eine bessere Verdauung wird es aber auch dem Körper leichter, die Nahrung weiter in sich aufzunehmen und neu zu menschlicher Substanz aufzubauen. Somit reicht die Wirkung der Gewürze sehr weit.

Sieht man sich Kräuterbücher an, so werden zu jedem Kraut und Gewürz verschiedenste Wirkungen aufgeführt. Diese vielen Eigenschaften sind kaum zu behalten, immer wieder vergißt man, ob nun beispielsweise Anis gut für die Atemwege oder Majoran krampflösend wirkt. Daher ist es hilfreich, sich die übergeordneten Prinzipien anzuschauen. Wieder greift man auf die bekannte Dreigliederung der Pflanze in Wurzel, Blatt und Blüte mit Frucht und Samen zurück. Was zeichnet die Gewürze und Kräuter aus? Sie haben keine Nährstoffe oder Vitamine, dafür bestehen sie aus Duft-, Aroma- und Farbstoffen. Diese Stoffe gehören meist im weitesten Sinne zu den Fetten wie die ätherischen Öle oder sind oft komplizierter chemische Substanzen. Solche Stoffe sind aber immer der Blüte verwandt. Auch sie strömt Duft aus, bildet keine Nährstoffe, wohl aber Farben. Von daher kann man sagen, daß Gewürze ein blütenhaftes Element in sich tragen, ob sie nun von der Wurzel oder einem Blatt stammen. Wie eine Blüte sind auch sie empfindlich gegen zuviel Licht (Ausbleichen) oder Feuchtigkeit. Sie lieben die Trockenheit. Daher kommen sie auch getrocknet in den Handel, wenn sie nicht frisch zu erhalten sind. Der blütenhafte Impuls entfaltet sich in Licht und Wärme. Bei Nässe und Kälte erblühen die Pflanzen nicht. Diese Kräfte des Lichtes und der Wärme sind in den Gewürzen verinnerlicht, als Duft- und Farbstoffe substanziell gebunden. Sie wirken, wenn der Mensch die Gewürze zu sich nimmt; dabei treten große Unterschiede auf. Betrachtet man, zu welchem Pflanzenteil die einzelnen Gewürze gehören (Übersicht 25), so kann man feststellen, daß Wurzel, Blüte, Frucht und Samen etwa gleich häufig vertreten sind. Die meisten Kräuter sind aber Blätter. Teilt man diese Gruppen in heimische Kräuter und tropische Gewürze, so ändert sich das Bild: Bei den tropischen Vertretern gibt es keine Blätter, dafür Wurzeln, eine Rinde (Zimt), mehrere Blütenknospen und am meisten Früchte. Samen kommen hier nicht vor.

Übersicht 25: *Die Zugehörigkeit der Kräuter zu einzelnen Pflanzenteilen*

Samen	Anis, Fenchel, Kümmel, Kreuzkümmel, Koriander, Dillsamen, Kapuzinersamen, Senf, Bittermandel, Bockshornklee
Frucht	Paprika, Cayenne, Chilli, Wacholder, Piment, Pfeffer, Muskatnuß, Vanille, Kardamom, Sternanis
Blüte	Dillblüte, Beifuß, Ringelblume, Kapuzinerkresse, Safran, Zimtblüte, Gewürznelke, Kapern, Macis
Blatt	Basilikum, Bohnenkraut, Bergbohnenkraut, Oregano, Pfefferminze, Lavendel, Majoran, Rosmarin, Salbei, Sellerieblätter, Thymian, Zitronenthymian, Ysop, Zitronenmelisse, Melisse, Rote Melisse, Quendel, Dill, Engelwurzblätter, Kerbel, Liebstöckel, Petersilie, Pimpernelle, Schnittlauch, Zwiebellauch, Wermut, Ringelblumenblätter, Löwenzahn, Eberraute, Estragon, Brunnenkresse, Gartenkresse, Löffelkraut, Kapuzinerkresse-Blattspitzen, Senfblätter, kleiner Wiesenknopf, Tripmadam, Zitronengeranie, Eisenkraut, Zitronenkraut, Waldmeister, Weinraute, Brennessel, Lorbeer, Borretsch, Portulak, Postelein, Schabziegerklee
Stengel	Engelwurzstiele, Eisenkraut, Zimt (Rinde)
Wurzel	Wurzelpetersilie, Knoblauch, Zwiebel, Schalotte, Meerrettich, Kalmus, Ingwer, Galgant, Gelbwurz (Kurkuma)

Das Blatt gilt als der mittlere und ausgleichende Teil der Pflanze. Es versorgt sowohl Wurzel als auch Blüte und Frucht. Die anderen Pflanzenteile sind extremer bzw. einseitiger. Unter diesem Aspekt läßt sich ein Bezug zum Klima herstellen: Auch das tropische Klima ist extremer mit seinem Sommer- und Winterhalbjahr, die ausgleichenden mittleren Jahreszeiten der gemäßigten Klimabereiche fehlen. So sind auch die Wirkungen der tropischen Gewürze viel intensiver, also extremer: Hier finden wir stark bittere, scharfe, süße Geschmacksrichtungen. Die heimischen Gewürze, die eben meist aus dem Blattbereich stammen, sind in der Regel dagegen schwächer, ausgeglichener. Jeder weiß auch, wie gering die benötigten Mengen von tropischen Gewürzen (etwa Safran oder auch Vanille) sind, verglichen mit den heimischen Kräutern. Ursache dieser stärkeren Wirkung ist meist die innere Wärme, die diese Gewürze in sich tragen. Sie wurde von der Sonne eingestrahlt. Sichtbar ist diese Tatsache auch daran, daß viele tropische Gewürze auch Öle enthalten (z. B. Muskatnuß, Sternanis, Zimt). Öle sind verdichtete Wärme, die sich als kompakte Substanz bildet. Diese Wärmeintensität fehlt unseren heimischen Gewürzen. Man muß aber auch bedenken, daß die tropischen Gewürze leicht überdosiert werden können, weil man eben nur geringe Mengen benötigt. Sie verlangen daher besondere Sorgfalt beim Umgang in der Küche. Auch besteht die Gefahr, daß man zu oft solche intensiven Gewürze verwendet. Typisches Beispiel ist der Pfeffer, ohne den man kaum ein Mittagessen im Gasthaus oder auch bei vielen Familien erhält, während heimische Gewürze vergeblich gesucht werden.

Betrachtet man die Gewürzvorräte in üblichen, traditionellen Küchen, so sind meist verschiedene Vertreter der tropischen Gewürze zu finden, während die Gartenkräuter – frisch oder getrocknet – fehlen. Wer hat denn nicht Pfeffer, Paprika, Zimt oder Vanille (leider oft als Vanillinzukker) im Haus? Wo gibt es dagegen auch Oregano, Thymian und Kerbel?

Hier mag neben der starken Würzkraft das Prestige eine Rolle spielen. Waren die tropischen Gewürze früher teuer und nur für Reiche erschwinglich, so galt es plötzlich als notwendig, diese edlen Drogen auch zu verwenden, bis sie volkstümliche Gewürze wurden, während die eigentlichen Volksgewürze in Vergessenheit gerieten.

Aus all dem Gesagten soll nun keinesfalls geschlossen werden, daß die heimischen Gewürze zu schwach sind, um wirken zu können. Eher das Gegenteil ist der Fall. Sie weisen zwar nicht so starke, intensive Aromen auf, aber dafür ist ihre Palette breiter. Es gibt bittere (Löwenzahn), säuerliche (Petersilie), scharfe (Meerrettich), fruchtige (Zitronenmelisse), süßliche (Lavendel), süße (Anis), herbe (Estragon), ölige (Thymian, Majoran) und saftig-fade (Postelein). Ihr Spektrum an Aromen läßt ahnen, daß sie vielseitiger wirken.

Von den tropischen Gewürzen sollte dagegen eher weniger genommen werden, da ihr intensiveres Aroma zu leicht die zarteren Nuancen eines Gerichts «erschlägt».

Die einzelnen Gewürzfamilien

Es gibt ungefähr 25 Pflanzenfamilien, in denen Gewürzpflanzen vorkommen. Dabei sind noch nicht einmal alle Wildkräuter, die auch zu Würzzwecken verwendet werden, miterfaßt. Diese Vielfalt ist schwer zu überschauen, zumal gerade die Familien der tropischen Gewürze uns oftmals gänzlich unbekannt sind . Außerdem gehört manchmal nur eine Gewürzpflanze zu solch einer Familie wie beispielsweise die Vanille zu den Orchideengewächsen.

Lippenblütler

Diese Familie enthält fast nur Blattgewürze. Alle Aromen sind von der Blüte her im Blatt konzentriert. Die Lippenblütler sind eine Familie, die stark das Wärmehafte in sich hineingeholt hat. Man findet dies bestätigt durch den Reichtum an ätherischen Ölen, Harzen und Wachsen. Die Blattform der Lippenblütler reicht von der nadelig-spitzen des Thymian bis zur breiten einer Melisse. Je kleiner und zusammengestauchter das Blatt ist, umso stärker konzentriert sich das Aroma. So intensiv-scharf das spitze Rosmarinblatt ist, so mild wirken dagegen Salbei oder Melisse. Den

Übersicht 26: *Die Zugehörigkeit der Gewürze zu den Pflanzenfamilien*

Lippenblütler	Basilikum, Bohnenkraut, Bergbohnenkraut, Oregano, Krauseminze, Lavendel, Majoran, Pfefferminze, Rosmarin, Salbei, Thymian, Ysop, Zitronenmelisse, Rote Melisse, Quendel
Doldenblütler	Fenchel, Anis, Kümmel, Koriander, Dill, Engelwurz, Kerbel, Kreuzkümmel, Liebstöckel, Petersilie, Pimpernelle, Sellerie
Zwiebelgewächse	Knoblauch, Zwiebel, Schalotte, Schnittlauch
Korbblütler	Beifuß, Eberraute, Estragon, Wermut, Ringelblume, Löwenzahn
Kreuzblütler	Brunnenkresse, Gartenkresse, Löffelkraut, Meerrettich, Senf
Rosengewächse	Bittermandel, kleiner Wiesenknopf
Dickblattgewächse	Tripmadam
Storchschnabelgewächse	Zitronengeranie
Eisenkrautgewächse	Eisenkraut, Zitronenstrauch
Aronstabgewächse	Kalmus
Nachtschattengewächse	Paprika, Cayenne, Chilli
Kapuzinergewächse	Kapuzinerkresse
Magnoliengewächse	Sternanis
Zypressengewächse	Wacholder
Labkrautgewächse	Waldmeister
Rautengewächse	Weinraute
Nesselgewächse	Brennessel
Schwertliliengewächse	Safran
Lorbeergewächse	Kampfer, Lorbeer, Zimt
Rauhblattgewächse	Borretsch
Myrtengewächse	Gewürznelke, Piment
Portulakgewächse	Portulak, Postelein
Schmetterlingsblütler	Bockshornklee (Schabziegerklee)
Kapergewächse	Kapern
Pfeffergewächse	Pfeffer
Muskatgewächse	Muskat, Macis
Orchideengewächse	Vanille
Ingwergewächse	Ingwer, Gelbwurz, Galgant, Kurkuma

Namen haben die Lippenblütler von ihren Blüten: Sie zeigen tierähnliche Formen wie Lippen, Schlünde, Kopfformen. Man fand sogar, daß sie gleichsam die Spiegelform eines Bienenkopfes darstellen: So sind sie wie geschaffen, den Bienen Nektar zu spenden, überhaupt ausgesprochene Insektenpflanzen zu sein. Melisse bedeutet im Griechischen auch Biene. Allerdings sind all diese Formen nicht ausufernd, ungestaltet, sondern wirken begrenzt und voll von der Pflanze ergriffen. Diese Beziehung zum Insekt verdeutlicht also das Wärmehafte, auch seelisch-astrale. Dementsprechend ist auch die Wirkung auf den Menschen: Sie ordnen, lindern im Stoffwechselgebiet. Sie helfen verdauen und «wärmen» kalte Wurzelfrüchte wie Sellerie, eignen sich gut zu Suppen, regen Getreide an, die in sich etwas fade sind wie die Gerste (Gerste-Thymian). Viele Lippenblütler wirken wohltuend auf das Blut wie Rosmarin, beruhigend wie Melisse und Lavendel; Thymian und auch Quendel (wilder Thymian) beugen Erkältungen vor. Salbei wirkt auf die Atmungsorgane, das scharfe Bohnenkraut regt an, steigert den Appetit und hilft Eiweiß zu verdauen. Die Lippenblütler haben fast alle ihre Heimat im Mittelmeergebiet, wo sie in lichter und warmer Atmosphäre ihre typischen Aromen ausprägen. Obwohl die Lippenblütler auch durchwärmend wie die meisten tropischen Gewürze wirken, unterscheiden sie sich von diesen doch sehr. Sie sind leichter, «kosmischer» und nicht so massiv und extrem. Von daher eignen sie sich auch als Heilpflanzen und heilende Kräutertees. Nicht umsonst verwendet man in der Küche der Mittelmeerländer viele Lippenblütler wie das «Pizzagewürz» Oregano oder die Würzmischung «Herbes de Provence» (Kräuter der Provence). Basilikum gilt als «italienisches» Gewürz. Lediglich die schwächeren Minzen und die Melisse haben schon immer ihre Heimat bei uns. Sie werden als Tee verwendet, sind aber auch als Gewürz geeignet wie Zitronenmelisse an Salaten oder bei der Pfefferminzsoße der Engländer.

Doldenblütler

Diese Familie hat ihren Namen auch von der Blütenform. Jeder kennt die meist weißen Dolden, die auf vielen Wiesen die Kräuter der Doldenblütler anzeigen. So aufgelockert, licht und luftig wie die Blüte sind auch die Blätter gestaltet. Selbst der mächtige Engelwurz hat noch gefiederte Blätter und wie alle Vertreter einen hohlen, luftgefüllten Stengel. So scheinen die Doldenblütler Lockerheit und Leichtigkeit zu vermitteln. Tatsächlich wirken viele auch so auf den Menschen: Sie helfen bei der Verdauung von Kohlenhydraten und auch Ballaststoffen wie Zellulose, sie bringen einen gestörten Luftstoffwechsel im Verdauungssystem wieder in Ordnung. Dies leisten vor allem die Samen: Kümmel, Fenchel, Anis und Koriander, die deshalb auch als Brotgewürz gelten. Die meisten Gewürze der Doldenblütler sind Samen (Anis, Koriander, Fenchel, Kümmel, Kreuzkümmel). Von einigen wenigen verwendet man die Blätter (Engelwurz, Dill). Von Dill nutzt man sogar alle oberirdischen Teile: Blätter als Gewürz für Gurken, Fisch, Pilze, Blüte und Samen als Gewürz im Einlegwasser für Sauergemüse und für Kräuteressig. Dill lockert wie alle Doldenblütler und erleichtert so die Verdauung auch bei schweren Speisen wie Pilzgerichten. Ferner helfen die Samengewürze, die Atmungswege freizuhalten (Anistee).

Die Doldenblütler fördern im Menschen den Flüssigkeitsorganismus und alle Drüsentätigkeit. So besteht ein Milchbildungstee für Stillende hauptsächlich aus Anis, Fenchel und Kümmel (neben der Brennessel). Teilweise wirken Doldenblütler auch lindernd bei Ohren- und Zahnschmerzen, indem sie wie Petersilie den «Luftdruck» – die Einwirkung von Astralem auf die Nerven – regulieren. Fenchel u. a. haben eine harntreibende Wirkung.

In der Ernährung nimmt man die Doldenblütler vor allem für Gerichte aus Getreide, Hülsenfrüchten und Pilzen.

Korbblütler (Compositen)

Diese Familie bezeichnet man gern als Krönung der Blütenpflanzen. Ihre großen, ausdrucksvollen Blüten setzen sich aus vielen Einzelblüten zusammen. Dieser Blühimpuls bestimmt auch eine der Hauptwirkungen: Sie helfen, schwere Speisen zu lockern, indem sie die Verdauungsdrüsen anregen. So sind viele Korbblütlergewürze bitter (Löwenzahn, Eberraute, Wermut). Man setzt sie gern Kohlgerichten, aber auch fetten Fleischspeisen zu (Beifuß, Wermut). Die Bitterstoffe regen vor allem Galle und

Leber zur Tätigkeit an. Ringelblumen-Blütenblätter werden als Ersatz für Safran verwendet und zum Färben von Fleisch-, Fisch- und Geflügelgerichten genutzt. Selbst die Kamille wird als Gewürz in Kohlspeisen verwendet und löst die Belastung und Schwere.

Kreuzblütler

Diese Pflanzenfamilie hat eine besondere Beziehung zum Schwefel. Überall findet er sich eingelagert in Wurzeln (Meerrettich), Blättern (Kresse) und Samen (Senf). Dementsprechend wirken diese teilweise stechend scharfen Gewürze auf den Menschen: Sie lockern und lösen vor allem Eiweiß, erleichtern auch sonst den Eiweißabbau, indem sie die Magensäure «locken». Kreuzblütler werden allen Speisen zugesetzt, die ein kompaktes Eiweiß aufweisen: Kohl, Fleisch, Fisch, Geflügel und Pilze. Interessant ist, daß Kohl zu derselben Familie gehört, die damit also einerseits ein schwer verdauliches Eiweiß hervorbringt, andererseits auch die Pflanzen schafft, die es verdauen helfen.

Senf kann als Samen mitgekocht werden. Oft verwendet man ihn fertig als Senfzubereitung oder Tafelsenf. Alle Kreuzblütlergewürze regen den Appetit an.

Zubereitung von Senf (Mostrich):

Senfkörner fein mahlen und mit Obst- oder Kräuteressig zu einem weichen Brei verrühren. Dazu kommen feinst gehackte oder gemahlene Kräuter wie Estragon, Lorbeer und Knoblauch. Manchmal wird zur Abrundung noch ein Süßungsmittel wie ein Schuß Apfeldicksaft hinzugegeben.

Liliengewächse

Diese einkeimblättrige Pflanzenfamilie besteht aus verdichtetem Wurzelsproß, der Zwiebel, Blattstengeln und einer einfachen Blüte. Alle Kräfte sammeln sich hier in den Zwiebeln. Auch bei diesen Gewürzen wirkt ein

Schwefelprozeß, aber er ist mit dem Flüssigen verbunden. Zwiebelgewürze werden fetten und schweren Speisen zugesetzt. Sie wirken vorbeugend gegen Erkältungen, stützen die Atmungsorgane, desinfizieren sogar und beugen damit bakteriellen Vergiftungen vor. Daneben helfen sie, gut zu verdauen. Das erklärt, warum beispielsweise Knoblauch in wärmeren Ländern geradezu unentbehrlich ist. Ihr starkes Aroma führt manchmal dazu, daß sie zu häufig an die Speisen gegeben werden. So gibt es Zwiebeln zu vielen Fleisch- und Bohnengerichten, oftmals auch zu Rohkost.

Nachtschattengewächse

Zu dieser Familie gehört eines der am häufigsten verwendeten Gewürze: Paprika. Es gibt ihn als milden Rosenpaprika oder in seiner pfeffrig-scharfen Version als Cayenne oder Chilli. Paprika stammt von den getrockneten Früchten, die ohne Kerngehäuse und Samen vermahlen werden. Seine Schärfe regt an, alles Schwere wie Fett oder kompaktes Eiweiß leichter zu verdauen. Er hebt sozusagen alles lastend Träge. Deshalb verwendet man ihn gern, um aromaarme Gerichte wie Reis, Gurken oder andere wässrige Nachtschattengewächse wie Aubergine, Tomate oder Kartoffel aus ihrer Langweiligkeit zu lösen und zu beleben. Wie wird ein Gurkensalat durch eine Prise Cayenne aufgewertet! So wirkt der Paprika in Luft und Wärme. Dämpft man ihn nicht durch flüssige oder träge Speisen, so wühlt er den ganzen Körper auf. Wer je unvermutet auf eine Peperoni gebissen hat, weiß, daß man glaubt, Feuer im Mund zu haben, daß im Nu die Atemwege frei sind, daß die Tränen laufen und der Schweiß ausbricht. Der gesamte Flüssigkeitshaushalt des Menschen gerät in Aufruhr. Deswegen sollte dieses Gewürz schwach dosiert werden.

Tropische Gewürze

Lorbeergewächse

Zu dieser Familie zählen Lorbeer, Zimt und Kampfer. Zimt ist das einzige Gewürz, das aus einer Rinde gewonnen wird. Lorbeer ist uns von seinen lederartigen Blättern her bekannt und gilt als Pflanze der Sieger. Auch das Zimtlaub ist immergrün und hart. Die Lorbeergewächse, selber bis ins Laub verhärtet, haben die blütenhaften Aromen ganz in sich hineingeholt. Sie enthalten Öle, etwas Bitterstoffe und Gerbstoffe. Letztere fördern ein stärkeres Zusammenziehen, ordnen den Flüssigkeitshaushalt und beugen Blutungen vor. Das intensive Aroma wirkt stark in die Substanz hinein. Daher regen diese Gewürze auch den Appetit an. Lorbeer wird zu Fleisch und Fisch, aber auch zu Soßen gegeben. Zimt gilt als Süßgewürz, das in Backwaren, Apfelmus, Obstkompotten oder Süßspeisen verwendet wird; man nutzt auch die im Aroma schwächere Zimtblüte. Den wertvolleren Ceylon-Zimt oder Kaneel unterscheidet man vom chinesischen Zimt, einem der ältesten Gewürze, das schon 2700 v. Chr. in chinesischen Dokumenten erwähnt wird.

Myrtengewächse

Hierzu zählen Gewürznelken und Piment. Die Gewürznelke ist die getrocknete Blütenknospe, Piment eine unreif geerntete und getrocknete Frucht. Die Myrtengewächse sind immergrün, mit lederartigen Blättern. Beide Gewürze haben einen brennend-pfeffrigen Geschmack und enthalten viel Öl (ätherische Öle bis 25 Prozent), Harze und auch Gerbstoffe. Sie wirken appetitanregend, vermögen fette und eiweißreiche Speisen zu lockern und straffen den Stoffwechsel des Menschen. Meist werden sie mitgekocht und sie verbinden sich daher intensiv mit den Gerichten. Piment wird zur Wurstherstellung und für die Weihnachtsbäckerei verwendet. Gewürznelken gibt man Kohl- und Fleischgerichten bei; wegen ihres hohen Ölgehaltes finden sie auch bei der Parfümproduktion Verwendung.

Pfeffergewächse

Der Pfeffer ist das Gewürz, das jeder im Kochen auch noch so Ungeübte kennt. Ein Pfefferstreuer steht in jedem Restaurant auf dem Tisch. Der Pfefferstrauch ist eine Kletterpflanze, die keine eigene Aufrichtekraft besitzt. Pfeffer enthält ein Alkaloid, Piperin, das für die Schärfe und Intensität des Geschmacks verantwortlich ist. Er wirkt appetitanregend und verdauungsfördernd und wurde deshalb als Heilmittel eingesetzt. Schwarzer Pfeffer stammt von den unreifen Früchten, weißer von den reifen, fermentierten. Der schwarze Pfeffer ist wesentlich stärker und intensiver in Aroma und Geschmack.

Orchideengewächse – Vanille

Keine andere Familie begeistert die Menschen so sehr wie die Orchideen. Man findet bei diesen tropischen Gewächsen Blüten in nahezu unglaublicher Größe und Schönheit. Die Vanille ist die einzige Nutzpflanze; Orchideen leben sonst nur im Blühen und Duften. Sie bilden die raffiniertesten Blüten, die den Insekten vorgaukeln, daß es sich um Sexualpartner handelt. Die Vanille hat eine recht einfache Blüte. Sie ist eine Kletterpflanze, lebt ganz im Luftigen. Ihre Schote ist das eigentliche Gewürz. Der eigentliche Würzstoff, das Vanillin, ist ein Alkaloid. Daneben enthält die Schote Duftstoffe, Harze, Schleim, Säuren und Gerbstoffe. Vanille ist sehr empfindlich gegen Licht und Luft wie eine Blüte. Sie wird Back- und Süßwaren, Schokolade und Süßspeisen zugesetzt. Man merkt sehr deutlich, wie ein Getreidebrei durch etwas Vanille einen völlig anderen Geschmackscharakter erhält.

Ingwergewächse

Diese Familie gehört wie die Liliengewächse und die Orchideen zu den einkeimblättrigen Pflanzen. Die Ingwergewächse haben viele Gewürze hervorgebracht, obwohl diese Pflanzengruppe sonst rar an Gewürzen ist;

die Orchideen haben gerade die Vanille, die Liliengewächse die bekannten schwefelhaltigen Zwiebelpflanzen. Die Ingwergewächse stellen nun feurige, aber dennoch sehr erdhafte Gewürze, denn die Drogen finden sich alle in der Wurzel, wenngleich oftmals die ganze Pflanze von dem Aroma durchzogen ist.

Neben der feurigen Schärfe bringen sie auch intensive Farben hervor wie der Ingwer und die zahlreichen Kurkumaarten. All dies deutet auf die Wärmeprozesse, die sich hier nach unten verlagert haben.

Die feurige Süße des Ingwers regt die Verdauung an und hilft Kohlenhydrate abzubauen. Ingwer wird für Backwaren, Suppen, Soßen, ja sogar Bier (Ginger-Ale) verwendet. Gelbwurz oder Kurkuma, die artenreichste Gewürzpflanze, regt besonders Leber und Galle an und hilft Kohlenhydrate abzubauen.

Gelbwurz ist der Hauptbestandteil des Curry, einer Würzmischung, in der Paprika, Pfeffer, Koriander, Ingwer, Senf, Muskatnuß, Zimt, Kardamom und Piment enthalten sind. (In Indien hat jede Familie ihre eigenen Rezepte.) Curry ist wie kein anderes Gewürz geeignet, Reis zu beleben und dessen Kohlenhydrate zu lockern. Er stützt Leber und Galle und beugt den heute so verbreiteten Verdauungsschwächen vor.

Kardamom ist ein bekanntes feuriges Kuchengewürz. Es wirkt anregend und magenstärkend. Galgant wird ähnlich wie Ingwer verwendet, ist jedoch mehr in seinen Ursprungsländern (China und Fernost) verbreitet.

Verwendung von Gewürzen

Die Beschreibung der Gewürze zeigt, daß sie alle eine recht ausgeprägte Wirkung haben. Es ist zu beobachten, daß Gewürze, die man am Beginn des Garprozesses einem Gemüse, Getreide oder Fleisch zufügt, sich intensiv mit der Speise verbinden und sie beeinflussen. Würzt man dagegen erst nach dem Garen – kurz vor dem Verzehr – so behalten die Gewürze mehr ihren Eigencharakter; sie wirken dann weniger auf die Speisen als auf den Menschen. Nun sagt man, daß Samen am Beginn des Garens zugegeben werden sollten, damit sie überhaupt aufgeschlossen werden, gemahlene Gewürze und zarte Kräuter am Schluß. Dies ist sicherlich richtig; beispielsweise kann mitgegartes Paprikapulver bitter werden und das Essen verderben. Man kann Samengewürze auch mahlen und zum Schluß zugeben, wenn ihr Eigenaroma stärker hervortreten und sie mehr auf den Menschen wirken sollen. Überhaupt ist es besser, einige Gewürze (vor allem Samen) zuvor zu einem Sud auszukochen und dann den Sud statt Wasser zu der Speise zu geben, denn es ist recht unangenehm, auf eine Gewürznelke oder ein Lorbeerblatt zu beißen.

Bei unseren heimischen Gewürzen ist es sicherlich am besten, sie als frische Kräuter zu verwenden. Sie können problemlos an der Luft im Schatten getrocknet werden, damit sie auch im Winter und Frühjahr zur Verfügung stehen. Wer keine frischen Kräuter bekommen kann, greift auf getrocknete zurück. Sie sollten dunkel, möglichst in Glasgefäßen gut verschlossen aufbewahrt werden.

Tropische Gewürze erhält man oft im ganzen: Ingwerwurz, Vanilleschote, Muskatnuß, Pfefferkörner, Piment und Nelken. Sie sind aromareich und können bei Bedarf gemahlen werden. Gemahlene Ware verliert stärker an Aroma. Gerade bei Gewürzen, die man wie Piment nur in geringen Mengen benötigt, sollte dies bedacht werden. Es ist allerdings auch auf die Qualität zu achten. Häufig werden Vorratsschutzmaßnahmen gegen Schädlinge (z. B. Begasung oder vereinzelt auch Bestrahlung) durchgeführt. Hier sollte man sich beim Hersteller orientieren. Große Unterschiede gibt es auch beim Anbau. Heimische getrocknete Kräuter werden inzwischen auch in biologisch-dynamischer Qualität angeboten, wobei nicht nur der Anbau kontrolliert wird, sondern auch auf die oben genannten Vorratsschutzmaßnahmen verzichtet wird.

Kräuter und Gewürze begleiten die Menschheit schon lange, um sie wurden Kriege geführt und Eroberungen gemacht. Sie haben wie kein Nahrungsmittel bis heute noch für viele Menschen den Reiz von etwas Geheimnisvollen, sie werden geschätzt, mitunter geradezu verehrt. An der Art, wie sie verwendet werden, zeigt sich, ob ein Koch oder eine Köchin wirklich die Kunst des Kochens beherrscht – und damit auch einen gewissen Einblick in die Geheimnisse der Natur hat.[35]

Das Wasser

Kaum je war ein Thema akuter als dieses: Trinkwasser! Nach den Schadstoffen und Rückständen in unseren Lebensmitteln wird nun auch entdeckt, daß das Wasser nicht mehr so sauber und quellfrisch wie früher ist. Es werden verschiedene Analysen durchgeführt und die gefundenen Stoffe aufgelistet; schon hier zeigen sich teilweise erschreckend hohe Anteile an Stoffen, die im Wasser nicht vorkommen dürften.[36] Sieht man dazu noch auf den kräftemäßigen, lebendigen Zustand des Wassers, so ist es ähnlich bedenklich. Diese so wichtige Qualität, die lebendige Bildekraft, wird jedoch noch kaum in Betracht gezogen.

Bedeutung des Wassers

Ein Zitat aus Goethes Faust mag für viele andere Worte stehen:

> Alles ist aus dem Wasser entsprungen
> alles wird durch das Wasser erhalten
> was wären Gebirge, was Ebenen und Welt?
> Du bist es, der das frischeste Leben erhält!

In nüchterner Alltagssprache heißt das: Wasser ist die Grundlage des Lebens auf der Erde. Ohne Wasser gäbe es keine Zelle, keinen Organismus. Es ist auch kein Gebilde in der Natur völlig frei von Wasser. Selbst die Steine enthalten noch Spuren davon; ein Neugeborenes hat über 90 Prozent Wasser in seiner Körpersubstanz. Bei den Lebensmitteln haben Früchte 95 bis 98 Prozent Wasser; Samen – die trockensten Gebilde – noch 8 bis 9 Prozent. Selbst getrocknete Lebensmittel enthalten noch Wasser; erst das Verkohlte ist frei davon.

Diese ungeheure Bedeutung des Wassers wird auch im Koran ausgedrückt: «Du magst dem anderen das Weib stehlen, das Pferd, die Ehre, aber nicht das Wasser».

Was ist Wasser?

Chemisch betrachtet, besteht es aus den zwei Gasen Wasserstoff und Sauerstoff. Der Wasserstoff ist das energiereichste Element, das wir kennen; er ist so leicht, daß er sich kaum auf der Erde findet. Der Sauerstoff ist das Lebenselement, das die Lebewesen für die Atmung brauchen. Beide Elemente verbinden sich zu dem verwandlungsfähigen und bedeutsamen Stoff Wasser. Wasser ist bei normalen Temperaturen flüssig, erstarrt bei Minusgraden zu Eis und verdampft bei 100° C. Es ist ein Lösungsmittel, d. h. es löst feste Stoffe wie Zucker auf und transportiert sie. Es dient Pflanzen, Tieren und Menschen bei der Wärmeregulation. Dazu kommt eine Eigenschaft, die über das Stoffliche hinausreicht: Wasser ist beweglich. Schon die einzelnen Wassermoleküle befinden sich in ständiger Bewegung, auch wenn man dies mit bloßem Auge nicht sehen kann. Selten erlebt man Wasser in völliger Ruhe. Es stürzt als Gebirgsbach über Felsen herunter und verbindet sich mit Luft und Wind; es rollt und spritzt in Meer und Gischt, es strömt träge dahin oder zerstäubt in Fontänen. Wasser und Bewegung gehören zusammen, und es läßt sich schon ahnen, daß je nach der Beweglichkeit des Wassers sich auch die Qualität verändert. Frisches Quellwasser schmeckt ja auch anders als Wasser aus einem stehenden Gewässer.

Vorkommen des Wassers

Auf der ganzen Welt gibt es samt Meeren und Eisgletschern 1400 Millionen km^3 Wasser. Davon sind nur 2,6 Prozent (36 Mio. km^3) Süßwasser.

In Deutschland stehen etwa 16 Milliarden m^3 (1,6 km^3) zur Verfügung. Nach der Herkunft unterscheidet man das Oberflächenwasser, das sich in Flüssen, Seen oder Speichern befindet, das Quellwasser, das aus unterirdischen Quellen an die Erdoberfläche tritt, und das Grundwasser, das durch Brunnen und Bohrungen vom Menschen aus der Erde hervorgeholt wird. Je nach Herkunft des Wassers ändert sich auch die Qualität. Grundwasser ist entscheidend von den Gesteinen und Erden geprägt, durch die es geflossen ist; Oberflächenwasser wird durch die Bewegung des Flusses oder Sees, durch seine Sauberkeit und biologische Kraft mitgeprägt. Warum mögen viele kein (aufbereitetes) Rheinwasser trinken? Warum nutzt man Quellwasser auch zu Heilzwecken? Hier spiegeln sich Impulse der Umgebung wieder, die das Wasser bei seinem Gang aufgenommen hat.

Die einzelnen Regionen Deutschlands versorgen sich in unterschiedlicher Weise mit Wasser. Während in Berlin fast zu 100 Prozent Grundwasser verwendet wird, nutzt Baden-Württemberg 31 Prozent Oberflächenwasser (vor allem vom Bodensee), Nordrhein-Westfalen sogar 60 Prozent (Rhein, Stauseen). Insgesamt wird in Deutschland der Wasserbedarf zu 62 Prozent aus Grund-, 10 Prozent aus Quell- und 28 Prozent aus Oberflächenwasser gedeckt.

Dabei nimmt es zu, daß das Wasser immer weniger aus lokalen Quellen und immer mehr aus großen Zentralanlagen zu den Menschen kommt. So existieren im Ruhrgebiet große Wasserfernleitungen; auch in Baden-Württemberg wird Bodenseewasser über 200 km weit transportiert. Für diese Entwicklung gibt es viele Gründe, die letztlich mit zunehmender Verschmutzung und größerem Verbrauch zusammenhängen. Reichten früher in dünnbesiedelten Gebieten kleine Quellen aus, so träte heute bei erheblich höherem Verbrauch pro Person erhebliche Knappheit auf.

Übersicht 27: *Wasserverbrauch in Deutschland* (pro Kopf und Tag in Liter)

18. Jh.	ca. 20
1950	85
1955	86
1959	99
1965	107
1969	123
1975	132
1978	137
1980	138

Quelle: Naturstoff Wasser. Hrsg. Vereinigung Deutscher Gewässerschutz. 4. Aufl., Bonn, S. 24.

Außerdem müssen heute viele Maßnahmen zur Wasserreinigung vorgenommen werden. Die Investitionskosten für die dafür notwendigen Maschinen und Anlagen übersteigen oftmals die Möglichkeiten der kleinen Wasserwerke.

Es findet also ein Konzentrationsprozeß statt, bei dem die kleinen Werke immer mehr verschwinden und wenige große Anlagen mit ausgedehnten Einzugs- und Versorgungsgebieten übrigbleiben. Damit wird aber auch das Wasser immer zentraler und entfernter von den Menschen gewonnen und aufbereitet. Früher wußte man noch von der Beziehung des Wassers und der Erde zu den Menschen; auf ihn wirkt ja der Wohnort durch Boden, Luft und Klima. Dazu gehört auch das Wasser, das z. B. in kalkreichen Gegenden charakteristisch geprägt ist. Trank der Mensch dieses Wasser, so erlebte er eine gewisse Einheit mit der Umwelt. Es konnte sich auch dadurch eine intensive Beziehung zur «Heimat» entwickeln. Heute erhalten die Menschen weit auseinanderliegender Regionen das gleiche Wasser, das durch die Aufbereitung in seinen Inhaltsstoffen genormt und standardisiert ist. Darin zeigt sich ein Aspekt der Vereinheitlichung, der Lösung von Bindungen, den man auch in vielen anderen Bereichen beobachten kann: So gibt es Marken-Lebensmittel immer gleichen Standards, Kleider «von der Stange», gleiche Wohnungen in großen Blökken, gleiche Information durch Massenmedien usw. Diese Entwicklung ist aber erklärlich durch die Lebensweise der Menschen; sie haben sich auch aus der lokalen und sogar regionalen Bindung gelöst und sind offener und mobiler geworden.

Es ist bekannt, daß das Wasser Selbstreinigungskraft besitzt, so daß es eine normale – nicht jedoch eine übermäßige, vom Menschen verursachte – Verschmutzung beseitigen kann. Das braune Wasser eines Flusses nach Regenfällen klärt sich, das schmutzige Schneeschmelzwasser wird auch wieder hell und rein. Wie geschieht dieser Reinigungsvorgang?

Das Wasser existiert in der Natur nicht statisch. Es befindet sich nicht nur immer in Bewegung, sondern es wechselt auch seinen Aggregatzustand. Ständig verdunstet es, geht als Wasserdampf in das Element Luft über, erstarrt zu Eis, regnet herab, gefriert zu Reif oder benetzt als Tau. Dieser Kreislauf vollzieht sich regelmäßig:

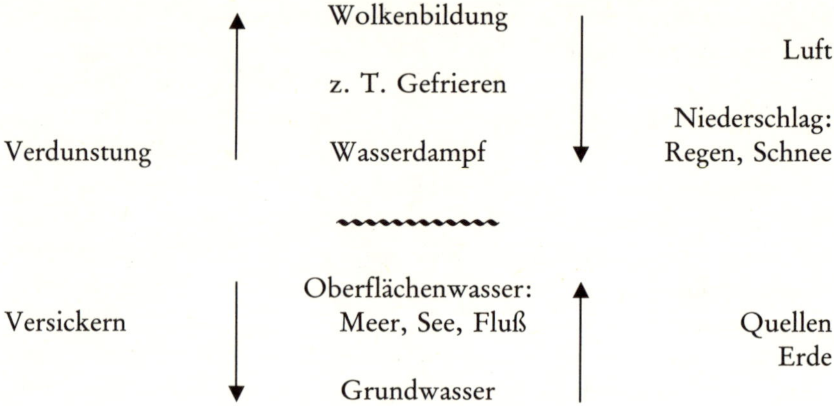

Das Oberflächenwasser steigt als Wasserdampf zum Himmel auf, bildet dort Wolken, teilweise gefriert es in den höheren Luftschichten. Dann kommt es als Niederschlag (Regen, Schnee, Hagel) wieder auf den Boden zurück. Ebenso existiert ein Kreislauf im Erdinneren. Das Wasser versikkert von der Oberfläche, je nach der Durchlässigkeit der Erdschichten. Dabei erfolgt eine Reinigung. Das Grundwasser tritt wieder durch Quellen an die Erdoberfläche oder wird vom Menschen durch Brunnen oder Pumpen heraufgeholt. Daneben findet auch durch Lebewesen und Minerale eine Reinigung in den Gewässern statt. Das Wasser weist sogar eine Beziehung zu den Kräften des Mondes auf. Der Rhythmus dieses Gestirns prägt die Gezeiten. Planetenkräfte spiegeln sich in den Wasserbewegungen wider.

Der Wasserkreislauf beeinflußt die verschiedenen Wasserqualitäten. So ist das Grundwasser abhängig von Erden und Gestein, das Niederschlagswasser von der Luft. Schon Hippokrates (460 v. Chr.) wußte von Wasserqualitäten, denn er betonte, wer richtige Untersuchungen über die ärztliche Kunst anstellen wolle, müsse auch die Wirkungsweise der Gewässer betrachten. Man habe darauf zu achten, ob man sich sumpfigen, weichen oder harten, vom Himmel oder vom Gebirge kommenden Wassers bediene. Denn auf das Wasser komme es am meisten an, wenn man gesund sein wolle.[37]

Damit war nun nicht nur die stoffliche Qualität gemeint, sondern auch die Einflüsse, die das Element des Luftigen oder des Festen-Erdhaften ausübt. Diese Einflüsse lebendiger Art werden heute meist unterschätzt.

Das Problem der Wasserverschmutzung

Der natürliche Wasserkreislauf führte zu immer wieder erneuertem, sauberem Wasser, bis der Mensch durch die industriellen Produktionsweisen mit ihren negativen Folgen entscheidende Veränderungen herbeiführte. Heute ist der Regen aufgrund der Luftverschmutzung sauer, das Grundwasser durch Schadstoffe im Boden belastet, viele Gewässer durch Abwässer schwer geschädigt oder gar schon biologisch tot. Auch in früheren Jahrhunderten gab es schon Wasserverschmutzungen, nur traten sie nicht so gehäuft, so besorgniserregend und kompliziert auf wie heute. Derzeit nimmt die Anreicherung mit Nitrat und organischen Chlorverbindungen immer noch zu.

Die ersten gravierenden Trinkwasserverschmutzungen größeren Ausmaßes, die als solche erkannt wurden, traten im letzten und Anfang des 20. Jahrhunderts auf: Krankheitskeime wurden durch das Trinkwasser verbreitet. 1829 starben in Hamburg 8500 Menschen an Cholera, 1901 gab es in Gelsenkirchen 2600 Thyphusopfer. Diese Epidemien führten dazu, daß das Wasser «aufbereitet» wurde. Die ersten Entkeimungsanlagen in den Wasserwerken entstanden.

Neben der Keimarmut stellt man verschiedene weitere Ansprüche an das Trinkwasser: Es soll geruch- und geschmacklos, klar, kühl und farblos sein. Ferner soll der Anteil an gelösten Stoffen (Salzen) in Grenzen gehalten werden, so daß kein Fremdgeschmack oder gar gesundheitliche Beeinträchtigungen auftreten. Die Ansprüche gelten als Soll-Anforderungen an das Trinkwassers gemäß DIN 2000. Sie sind wünschenswert, nur wird ein Kriterium völlig außer acht gelassen: die so entscheidende Eigenschaft des Wassers, die Bewegung, das eigentlich Lebendige! Wann genügt das Trinkwasser dem Bedürfnis des Menschen, wirkliche Anregung und «Erquickung» zu finden?

Diese Gedanken sind einem Wasserchemiker sehr fremd. Er bereitet Wasser nach gesetzlichen Bestimmungen auf und gibt es weiter an den Verbraucher. Was ist dann noch von dem Kreislauf des Wassers, der Beweglichkeit und der natürlichen Veränderung übriggeblieben?

Die wachsenden Großstädte benötigen neben großen Mengen an Wasser auch enorme Verteilungssysteme (Rohre, Pumpen, Abwasserkanäle). Daraus ergeben sich wiederum technische Probleme, denn das Wasser darf zum einen keine Mineralstoffe enthalten, die das Material der Rohre angreifen, zum anderen muß das Wasser in einen anderen Bewegungsablauf gebracht werden: Druck läßt es in den Leitungen der Wohnblöcke steigen. Wo das natürliche Gefälle nicht ausreicht, helfen Pumpen, das Wasser hochzutreiben. Dadurch erhält das Wasser eine andere «Bewegungs-Qualität». Ein Flußlauf ist durch Windungen und Schleifen gekennzeichnet; erst der durch Menschenhand geschaffene Kanal verläuft gerade. Rohre werden auch gerade verlegt; bei Richtungsänderungen herrscht der rechte Winkel vor; die Rohrwandungen sind künstlich glatt. Solche Formen kennt die Natur nicht. Das an sich formlose Wasser wird in eine ihm fremde Hülle gepreßt. Es verliert seine innere Dynamik, die ihm in der Natur eigen ist. Heute erhalten fast alle Menschen Trinkwasser, das die natürliche Bewegung entbehrt. Auch in Flaschen abgefülltes Trinkwasser wirkt nicht besser.

Die Wasseraufbereitung

Die Wasseraufbereitung beginnt mit der Entfernung von groben Verunreinigungen, die durch Rechen und Kämme zurückgehalten werden. Dann erfolgt ein Absetzen von Schwebeteilchen. Das Wasser wird dazu in Becken geleitet und nur geringfügig bewegt. Zur Beschleunigung dieses Vorgangs dürfen bestimmte Chemikalien (Aluminiumsulfate und -chloride) zugesetzt werden, die dann ausgeflockt auf den Boden sinken. Sie dürfen nur in geringen Resten im Wasser verbleiben.

Der zweite Schritt ist die Filtration. Auch in der Natur wird Wasser durch Filtrieren gereinigt. So fließt es etwa am Ufer langsam (5 bis 20 cm/Std.) durch die Erde. Bei der Aufbereitung imitierte man früher die natürliche Bodenfiltration. Heute nimmt man Schnellfilter, bei denen die Fließgeschwindigkeit 40 bis 50 mal so hoch ist wie bei den Langsamfiltern. Damit ändert sich natürlich die dynamische Qualität der Reinigung, auch wenn ebensoviele Stoffe zurückgehalten werden.

Danach wird das Wasser belüftet, um unerwünschte Gase wie Schwefelwasserstoff oder Kohlendioxid aus dem Grundwasser zu treiben und den Sauerstoffanteil zu erhöhen.

Es folgt die Entfernung von Eisen und Mangan, da diese Metalle den

Geschmack beeinträchtigen und im Leitungsnetz leicht Ablagerungen bilden können. Die Enteisenung geschieht durch Oxidation und auch Belüftung. Damit das Wasser nicht die Rohre angreift (Korrosion), müssen die Inhaltsstoffe Kalk und Kohlensäure in einem Gleichgewicht stehen. Dies wird durch Entfernen der überschüssigen Kohlensäure oder durch Zugabe von kohlensäurebindenden Salzen, die Kalzium, Magnesium oder Natrium enthalten, erreicht. Weiterhin soll der Korrisionsschutz durch Zugabe bestimmter Stoffe, die eine Schutzschicht bilden, verbessert werden. Hierbei handelt es sich um Phosphate oder Silikate (Salz der Kieselsäure). Der Zusatz von Phosphaten erscheint recht bedenklich, da wir heute bereits zuviel davon essen, und ein Überschuß für bestimmte Verhaltensstörungen (Hyperaktivität) verantwortlich gemacht wird.[38] Zwar macht die Phosphataufnahme durch Trinkwasser nur ein halbes Prozent der täglichen Menge aus, aber hier sollte man vorsichtig sein.

Gelegentlich wird das Wasser noch enthärtet, wenn es sehr hohe Werte aufweist. Die Wasserhärte wird durch Calzium- und Magnesiumionen erzeugt. Eine große Härte ist für die Leitungen und für viele Gewerbebetriebe unvorteilhaft. Auch beim Wäschewaschen bevorzugt man weiches Wasser. Für die Ernährung gilt zu weiches oder zu hartes Wasser als unerwünscht. Bei zu weichem Wasser fehlen die Minerale, was zu Unterversorgungen führen kann. Viele Firmen oder auch Privathaushalte haben eigene Anlagen zur Wasserenthärtung (Ionenaustauscher), um ihre technischen Geräte vor Korrosion und Kesselstein zu schützen. Zu hartes Wasser verändert den Geschmack von Kakao und Milchgetränken und verlängert die Garzeit von Hülsenfrüchten, Getreide und Fleisch recht erheblich.

Schließlich werden noch unerwünschte Geruchs- und entfernt, sofern diese nicht durch die Belüftung verschwunden sind.

Die letze Stufe der Wasseraufbereitung ist die Entkeimung, also Abtötung von Bakterien, Hefen und anderen Keimen. Am verbreitesten ist das Zusetzen von Chlor. Es richtet sich neben vielen anderen Faktoren nach der Temperatur: je wärmer, umso höher die Chlormenge. Ferner kann man auch mittels Ozon entkeimen. Ozon ist viel giftiger und daher braucht man weniger; Reste müssen allerdings nach der Entkeimung aus gesundheitlichen Gründen entfernt werden. Um im Rohrleitungsnetz keine Neuinfektion zu riskieren, wird auch häufig noch etwas Chlor zugegeben.

Nach all diesen Prozeduren entspricht das Wasser den gesetzlichen Vorschriften und kann als Trinkwasser zu den Verbrauchern geleitet werden. All diese Behandlungen – der Einsatz von Chemikalien und verschiedenen physikalischen Verfahren – sind dem Wasser als Naturprodukt fremd. Sie denaturieren es, sind aber nötig, um die von Menschen verursachten Verschmutzungen wieder zu entfernen.

Dynamik des Wassers

Wenn man sich die Aufgaben des Wassers im Lebewesen, also auch im Menschen, vergegenwärtigt, so stellt sich die Frage, ob ein derart behandeltes Trinkwasser noch wirksam sein kann. Das Wasser transportiert und löst die Stoffe, es ist an der Bildung von Blut, Gewebsflüssigkeit und Lymphe beteiligt. Es reguliert durch Verdunstung den Wärmehaushalt und aktiviert den Stoffwechsel, der im Chemismus des Flüssigen abläuft. Es schwemmt Giftstoffe aus und macht sie auch durch Verdünnung unschädlich.

Die Lebensfunktionen haben das Wasser als Grundlage, als Medium; das Flüssige ermöglicht dem Ätherleib das Eingreifen in den Körper. Zwar nimmt der Mensch nicht mehr Flüssigkeit auf, als er ausscheidet, aber er braucht die Zufuhr von frischem Wasser, um sich immer wieder anregen zu lassen. Das Wasser kann seine belebende Aufgabe aber nur erfüllen, wenn es nicht nur chemisch rein, sondern auch mit innerer Dynamik durchzogen ist. Daran mangelt es dem heute üblichen Wasser.

Inzwischen gibt es Methoden, die es gestatten , zusätzlich zur stofflichen Reinheit des Wassers auch die innere Dynamik zu untersuchen und wiederherzustellen. Dies ist vor allem die Tropfenbildmethode nach Schwenk.[39] Es werden auch Verfahren erprobt, die das Wasser wieder verlebendigen sollen.

Es ist auch zu bedenken, daß das Wasser nur zu einem geringen Teil für die Ernährung genutzt wird.

Reines Brauchwasser (zur WC-Spülung oder Wohnungsreinigung) müßte längst nicht so aufbereitet sein, wie es von den Wasserwerken getan wird. Auch die Anlagen zur Verlebendigung des Wassers könnten zu-

Übersicht 28:
Wofür Wasser im Haushalt gebraucht wird (1980 pro Kopf und Tag)

Baden und Duschen	30–50 l
Wäschewaschen	20–40 l
WC-Spülung	20–40 l
Körperpflege (ohne Baden)	10–15 l
Wohnungsreinigung und Gartenpflege	3–15 l
zum Trinken und Kochen	3– 6 l

Quelle: «Ernährungsrundbrief» 46. Hrsg. vom Arbeitskreis für Ernährungsforschung e. V., Bad Liebenzell. 1983, S. 36.

nächst nur für das Wasser, das der Ernährung dient, später vielleicht für alles Wasser, das mit dem Menschen in Berührung kommt (Körperpflege, Wäsche), eingesetzt werden. Etwaige technische Probleme sollten im Zeitalter der Raumfahrt auch auf diesem Gebiet lösbar sein.

Was kann der einzelne Verbraucher tun?

Zu einer gesunden Ernährung gehören nicht nur qualitativ hochwertige Lebensmittel, sondern auch wirklich gesundes Wasser. Es wurde gezeigt, daß das Wasser bislang einseitig nach stofflichen Gesichtspunkten aufbereitet wird. Wie kann man die Qualität verbessern?

Zunächst gilt ganz allgemein:

- weniger Wasser verbrauchen und damit verschmutzen, denn umso weniger Wasser muß aufbereitet werden.
- Verschmutzungen vermeiden. Dazu gehört, daß keine fetthaltigen Stoffe (Reste von Speiseöl, Altöl vom Auto) ins Abwasser gelangen. Speiseöle können in den Kompost gegeben werden, Mineralöle zu den Sammelstellen.
- Keine Medikamente, Farben, Lacke oder Lösungsmittel ins Abwasser geben, auch keine festen Abfallstoffe (Watte, Binden, Zigarettenkippen) oder Speisereste und Küchenabfälle. Letztere gehören auf den Kompost.
- Umweltfreundliche Wasch-, Putz und Spülmittel verwenden und sparsam dosieren.

Diese Maßnahmen tragen dazu bei, die Wasserverschmutzung in Grenzen zu halten.

Wasser ist die Grundlage des Lebens. Es ermöglicht unseren ätherischen Kräften erst das Wirken in unserem Körper. Daher muß die Wasserqualität weit mehr beachtet und verbessert werden.[36]

Die Genußmittel – Kaffee, Tee, Kakao, Cola

Der Mensch nimmt Nahrungs- und Genußmittel zu sich. Nahrungsmittel sind die eigentlich wichtigen Produkte, die Nährstoffe, Vitamine und Mineralien enthalten, während Genußmittel in ihrer verzehrfertigen Zubereitung kaum Nährstoffe enthalten, sondern sogenannte Drogen oder auch Wirkstoffe. Sie dienen – wie schon ihr Name sagt – dem Genuß (oder auch nur dem Gaumenkitzel). Ihre Wirkung auf den Menschen ist sehr stark, weshalb sie nur in geringen Konzentrationen genossen werden sollten. Hier nähern sie sich in ihrer Wirkungsaktivität den Heilmitteln, die ebenfalls in kleinsten Mengen große Wirkungen erbringen.

Genußmittel werden deshalb auch nicht zur Ernährung verzehrt, sondern der Anregungen wegen. Der menschliche Körper benötigt sie im Grunde nicht; er wird nicht aufgebaut, wie das durch Nahrungsmittel geschieht, sondern er wird im Gegenteil geschwächt oder geschädigt.

Betrachten wir den Menschen als viergliedriges Wesen mit physischem Körper, Lebensorganisation (Ätherleib), Seele (Astralleib) und Geist, so zeigt sich, daß Genußmittel den belebten Körper – also die Stoffe und Lebenskräfte des Menschen – schwächen, lähmen oder schädigen. Aber auch die Seele und der Geist des Menschen werden beeinflußt. Diese Funktion erfüllen die einzelnen Genußmittel nun in unterschiedlichster Weise: Kaffee, Tee und Mate wirken anregend, Alkohol lockernd, Kakao beruhigend und lösend, Nikotin ebenfalls anregend und entspannend.

Offenbar brauchen die Menschen in heutiger Zeit diese Anregungen in immer stärkerem Maße, wie Zahlen über die Erzeugung und den Verbrauch von Genußmitteln zeigen.

Übersicht 29: *Welternte bei Genußmitteln* (1980)

	in Mill. t
Kaffee (grüne Bohnen)	4,702
Kakao (Bohnen)	1,553
Tee	1,883
Tabak (Rohtabak)	5,496

Übersicht 30: *Verbrauch von Genußmitteln in Deutschland*

	pro Kopf und Jahr in l		in kg
	1979	1980	1980
Kaffee	186,8	184,4	7,340
Tee	44,7	48,2	0,240
Kakao	–	–	2,4
Bier	145,1	145,7	–
Wein	20,3	21,4	–
Sekt	4,1	4,4	–
Spirituosen	7,8	7,9	–
Tabak, davon	–	–	2,100
Zigaretten	2007 Stück	2063 Stück ca. 6 St. pro Tag	

Wie ist es sonst zu erklären, daß durchschnittlich ein halber Liter Kaffee und Bier täglich getrunken werden? Warum raucht statistisch jeder Deutsche täglich rund sechs Zigaretten? Es müssen wohl tiefere Ursachen gesucht werden, um diese heute immer noch weiter zunehmenden Mengen zu erklären.

Was spricht dagegen? Warum soll man nicht durch Kaffee seine Müdigkeit vertreiben oder durch Alkohol seine Schüchternheit überwinden? Es ist bekannt, daß Genußmittel wegen ihrer starken Wirkung nur in begrenzter Dosis verträglich sind. Zuviel Genuß führt zu Schädigungen, Krankheit oder suchtartigen Abhängigkeiten. Es handelt sich dann regelrecht um Gifte. Wie es zu den Gefahren kommt, soll im folgenden bei der Betrachtung der einzelnen Genußmittel dargestellt werden. Weiterhin sollte beachtet werden, wann und wo sich die einzelnen Genußmittel verbreiteten und in welcher Art sie die menschliche Lebensweise beeinflußten. Gibt es beispielsweise einen Zusammenhang zwischen der Bevorzugung eines Genußmittels und dem Temperament? Solche Fragen werfen ein Licht auf die seelisch-geistigen Einflüsse der Genußmittel.

Über eine Tatsache kann man sich leicht verständigen: Die Genußmittel nehmen dem Menschen eine Arbeit ab. Wenn man müde ist, aber trotzdem wach bleiben muß, weil noch Dinge zu erledigen sind, so kann man seine Müdigkeit auf zwei Arten überwinden: durch «eisernen Willen», also eine innere Leistung des Ich, oder aber durch Kaffee, eine von außen kommende Wirkung auf die Körperorganisation. Der Effekt, das Wachwerden, kann in beiden Fällen gleich sein, aber im einen Fall beruht er auf der Aktivität des Menschen selber und wirkt langfristig erstarkend, während er im anderen Fall von außen zugeführt wird und erschlaffend wirkt, da der Wille sich nicht an Aufgaben kräftigen kann. Im Gegenteil, die ständige Hilfe von außen führt zu Abhängigkeit, da der eigene bewußte Wille bequem wird, keine Kraft mehr aufbringt; dann wird jemand ohne Frühstückskaffee nicht mehr wach. Bei stärkeren Genußmitteln wie dem Alkohol kann eine solche Abhängigkeit zu einer äußerst bedenklichen Willenslähmung führen, die sich dann als Sucht äußert. Ohne damit ein Urteil über die Genußmittel abzugeben, ist festzuhalten, daß sie den «oberen», bewußten Menschen vom «unteren» Stoffwechselmenschen abhängig machen. Jeder, der zur Selbständigkeit auch in bezug auf seinen Körper kommen will, muß diese Tatsache bedenken, wenn er Genußmittel verwendet.[40]

Kaffee

Der Kaffee (Coffea arabica) stammt ursprünglich aus dem Hochland von Abessinien, verbreitete sich aber schon um 1000 v. Chr. in Arabien und kam ab dem 15. Jahrhundert auch in die westliche Welt. Erst im 18. Jahrhundert fand er in Europa eine größere Verbreitung. Heute wird Kaffee in Arabien, Süd- und Mittelamerika und Afrika sowie in steigendem Maße in Asien und Ozeanien angebaut. In den nördlichen Ländern ist es zu kalt.

Der Kaffeebaum gedeiht in tropischem Klima. Er benötigt viel Niederschlag. Der Baum wird drei bis acht Meter hoch. Vom dritten Jahr an blühen die Kaffeesträucher, und die etwa 500 bis 1200 Bohnen können geerntet werden. Bis zum 30. Lebensjahr wird ein Kaffeebaum in der Plantage genutzt, danach wird der Ertrag geringer, obwohl die Pflanze bis zu 60 Jahre alt wird. In den Plantagen wird der Kaffeebaum so beschnitten, daß er die Form eines Strauches behält – ein nicht unerheblicher Eingriff in die Vitalität der Pflanze. Die Blüten sitzen direkt in den Blattachseln, was verdeutlicht, daß das Blattelement, das zwischen Wurzel und Blüte vermittelt, etwas zurückgedrängt ist. Die Fruchtbildung dauert fast acht Monate, vollzieht sich aber das ganze Jahr über. In der Frucht befinden sich zwei Samen: die uns bekannten Kaffeebohnen. Die Früchte müssen in der Reife geerntet werden, da sonst das Aroma fehlt.[41] Diese Tatsache erfordert eine Handlese – zumindest für die hochwertigen Sorten –, da sich immer Früchte unterschiedlicher Reifegrade auf einem Baum befinden. Nach der Ernte wird das Fruchtfleisch mit Walzen entfernt; anschließend werden die Samen zwei bis drei Tage vergoren, um Fruchtfleischreste zu beseitigen und das Aroma zu verbessern. Danach werden vom Samen die Pergamentschale und das Silberhäutchen abgetrennt. Der Rohkaffee gelangt zu uns, wo er bei 200 bis 300 °C geröstet wird. Dabei sinkt der Wassergehalt; Eiweiß und Gerbstoffe zersetzen sich, so daß der herbe Geschmack einem feineren, lieblicheren weicht. Diese «Nachreifung» mildert also gerade jene Geschmackskomponente, die dem Blatt zuzurechnen ist.[42] Dafür dominiert das Bittere des Wurzelbereichs stärker. Es wird vor allem vom Koffein, einem Verwandten der salzartigen Harnsäure, bestimmt. Diese Zurückdrängung des Blattartigen zeigt sich auch daran, daß gerade Eiweiß und Gerbstoffe, zwei stoffliche Komponenten des Blattbereichs, zersetzt werden. Die geröstete Kaffeebohne umfaßt somit die Polarität zwischen dem Salzartigen (Koffein, Rohfaser) und dem Blütenartigen (innere Wärme, Fett, Zucker), während der Blattbereich schwächer ausgeprägt ist. Diese Tendenz wird beim Aufguß durch die starke Wärmezufuhr noch verstärkt.

Übersicht 31: *Inhaltsstoffe der gerösteten Kaffeebohne* (in g/100 g)

Wasser	2,75
Eiweiß	13,3
Fett	12,8
Kohlenhydrate	47,2
(vor allem Stärke)	19,8
Rohfaser	4,1
Mineralstoffe	1,3
Coffein	1,5
Zucker	1,5

Quelle: W. Franke: Nutzpflanzenkunde, 2. Auflage, Stuttgart 1981, S. 310.

Beim Kaffee gibt es drei Arten – Coffea arabica, Coffea robusta und Coffea liberica –, die sich in Aroma und Geschmack sehr unterscheiden.

Im «fertigen» Kaffee, der in den Geschäften angeboten wird, sind viele Sorten miteinander gemischt, damit der Geschmack ausgeglichen bleibt. Interessanterweise haben die europäischen Länder ihre je eigenen Kaffeemischungen: Während man in Deutschland die milden, aber ausdrucksstarken Sorten schätzt, lieben die Südeuropäer den kräftigen, bitteren Geschmack. Bei der französischen Kaffeemischung dominiert die Säure stärker, während die Engländer eher eine flache, milde Geschmacksausprägung bevorzugen. Nicht zuletzt tragen diese Unterschiede dazu bei, daß der Kaffee der anderen Völker abgelehnt wird oder gar Urteile über die Völker selber – wegen ihrer angeblichen «Kaffee-Unkultur» – gefällt werden. Es ist aber nur sachlich zu konstatieren, daß diese Unterschiede da sind, und je ausgeprägter das «Ritual» ist, das ein Volk beim Kaffee entwickelt, um so größer ist seine Bedeutung für die Menschen in den betreffenden Gebieten.

Die sofort spürbare Wirkung des Kaffees auf das Nerven-Sinnes-System ist das «Wachwerden». Ferner steigt der Blutdruck, die Gefäße lockern sich, was bei Verkrampfungen im Kopf (Kopfschmerzen, Migräne) zu einer spürbaren Erleichterung führt. Nicht umsonst enthalten viele Schmerzmittel Koffein. Diese Auswirkungen zeigen sich im rhythmischen System. Der Stoffwechselbereich reagiert mit verstärkter Darmtätigkeit und Gallenproduktion. Bei empfindlichen Menschen oder bei Überdosierung führen diese Veränderungen mitunter zu ernsten Schädigungen:

– Nerven-Sinnes-System: Nervosität, Übererregbarkeit, Kopfschmerzen, Müdigkeit, Sehstörungen, Geschmacks- und Geruchsbeeinträchtigungen.
– Rhythmisches System: Blutdrucksteigerung, Atemnot.
– Stoffwechsel-Gliedmaßen-System: Magenschmerzen, Erbrechen, Gallenkoliken, Verstopfung.

Rudolf Steiner erläutert, daß der Kaffee die Verbindung zwischen Ätherleib und physischem Leib lockert. Der Ätherleib zieht sich dabei zurück, so daß die Lebenskräfte schwächer werden; im Körper können dann die physikalischen Naturkräfte intensiver wirken. Dies äußert sich darin, daß der Körper eben stärker, als es die Lebensorganisation zulassen würde, durch Denktätigkeit beansprucht werden kann. Denken aber bewirkt immer Abbau, der während des Schlafes vom Ätherleib wieder ausgeglichen werden muß. Wird die natürliche Müdigkeit als Zeichen eines nötigen Aufbaus unterdrückt und weiter «gedacht», so können im Laufe der Zeit ernsthafte Störungen auftreten. Die weitere Wirkung des Kaffees geht nun aber dahin, daß sich durch die Kräftigung des physischen Leibes mit den physischen Kräften die Grundlage für die Denktätigkeit verändert. Die Naturkräfte zeichnen sich gerade durch streng logischen (mathematischen) Ablauf aus, und genau diese Art der Gedankenbildung wird erleichtert durch ein verstärktes Einwirken des Astralleibes. Kaffee unterstützt also das Denken in logischen Zusammenhängen. Rudolf Steiner spricht von einem gewissen soliden, auf wahren Grundlagen beruhenden Denken, das gefördert wird. Daher kann Kaffee besonders für Menschen, die Schwierigkeiten mit der Konzentration und dem folgerichtigen Denken haben, durchaus eine Hilfe sein. Er fördert aber damit auch eine extreme Lebensweise. Wenn Menschen etwa beruflich ihr Nerven-Sinnes-System durch ständige Gedankenarbeit, Konzentration, Konferenzen und pausenloses «Dasein» einseitig belasten – bei gleichzeitiger Vernachlässigung des Stoffwechsel-Gliedmaßen-Systems (sitzende Tätigkeit, falsche Ernährung) und des rhythmischen Systems (schlechte Luft, Schlafmangel) –, so «hilft» Kaffee zwar, eine solche Lebensweise durchzustehen, kann aber nur zeitweise kompensieren, was ohne ihn schneller erkennbar wäre: eine physische Überlastung und falsche Lebensweise. Irgendwann kommt es dann zu ernsthaften Krankheiten wie Herzinfarkt, Nervenzusammenbruch u. ä. Zwar kann der Kaffee für manche Menschen, gerade die etwas Zerfahrenen, Zerstreuten, hilfreich sein; bei «Kopfmenschen» fördert er dagegen die oft ungesunde, weil extreme Lebensweise.

Interessant ist es nun, den Blick auf die europäischen Völker zu lenken, die eine besondere Kaffeekultur und -tradition ausgebildet haben: die südeuropäischen Länder wie Italien, Südfrankreich und die Türkei. Die Angehörigen dieser Völker zeichnen sich in ihren Lebensgewohnheiten nicht als «Kopfmenschen» aus, sondern tendieren zum Stoffwechsel-Gliedmaßen-Menschen hinsichtlich ihrer Beweglichkeit (Gestik) und Tagesgestaltung. Der Kaffee unterstützt hier also das Nerven-Sinnes-System, das angeregt, aber nicht übermäßig belastet wird. Anders sieht es bei uns und in den USA aus, wo der Intellektualismus stark ausgeprägt ist; hier verstärkt der Kaffee noch die Einseitigkeit.

Tee

Der schwarze Tee (thea chinensis) stammt aus Hinterindien. Er kam im dritten Jahrtausend v. Chr. nach China, im neunten Jahrhundert n. Chr. nach Japan und erst im 16. Jahrhundert nach Europa. Heute wird Tee in Indien, China, Ceylon, der UdSSR, ja sogar in Afrika und fast allen asiatischen Ländern angebaut. Ursprünglich wurde er als Suppe gegessen, bald aber als Aufgußgetränk aus den Blättern genossen. Tee ist wie Kaffee ein Baum, der als Nutzpflanze zu einem Strauch gezogen wird. Die zum Teegetränk verwendeten Blätter sind dauerhaft grün und etwas ledrig. Der Teestrauch wächst in mildem Klima von 18 bis 28 °C heran und benötigt viel Niederschläge. Teeplantagen besonders in Hochlagen von 1000 bis 2000 Metern geben beste Blätter. Vom vierten bis zwölften Lebensjahr werden die Blätter der Teepflanze geerntet. Danach sinkt der Ertrag. Geerntet werden die feinen Blätter und Knospen. Je gröber die Blätter sind, um so geringer wird die Qualität bewertet; es steigt der Gerbsäuregehalt, während das Koffein abnimmt. Die Blätter werden gerollt und danach fermentiert (leichte Gärung). Dabei wird die Gerbsäure teilweise abgebaut, ein ätherisches Öl bildet sich und die kupferrote Farbe entsteht. Zum Schluß werden die Blätter getrocknet. Man unterscheidet den grünen Tee, der nicht fermentiert wird und sehr viel herber schmeckt, und den Oolong-Tee, der nur schwach fermentiert ist.

Im Handel befinden sich zahlreiche Teesorten, die nach ihren Herkunftsländern unterschieden werden. Die indischen Sorten *Assam* und *Darjeeling* sind kräftiger, während die chinesischen und japanischen Tees ein zartes, blumiges Aroma aufweisen. Oftmals werden die Tees gemischt und als englische Mischung (indische Teesorten), ostfriesische Mischung (indonesische Sorten) oder russische Mischung (chinesische Sorten) gehandelt.[42] Die Zubereitung von Tee ist eine Kunst für sich. Dabei muß man nicht nur an die zeremonielle, fast kultische Art der Teezubereitung in Japan denken; auch bei uns vollzieht sich das Teetrinken in einer sehr gepflegten und aufmerksamen Art. Eine Tasse Kaffee wird auch «nebenbei» getrunken, Tee aber zur Teezeit. Besonders bei den Engländern kann man die Bedeutung der *Tea-time* erleben. Tee ist in Porzellan-, Glas- oder Steingutgefäßen zuzubereiten, die nur mit klarem Wasser gespült werden sollen. In die vorgewärmte Teekanne wird der Tee gegeben und mit kurz gekochtem, sprudelndem Wasser übergossen. Bei kurzem Aufguß wirkt der Tee anregend, da sich zuerst überwiegend das Koffein löst, bei längerem Ziehen (über drei Minuten) gelangt zunehmend mehr Gerbsäure in das Wasser, die beruhigend wirkt. Wer den Tee nachlässig oder falsch zubereitet, gilt als unzivilisiert.

Tee selbst gehört zum Blattbereich. Die Teepflanze mit ihrem Feuchtigkeitsbedarf verdeutlicht ebenfalls die Zugehörigkeit zum Wässrigen. Welcher Baum, der nicht eine starke Vitalität aufweist, würde es verkraften, bis zu 30mal im Jahr teilweise seiner Blätter beraubt zu werden? Wirkte hier nicht ein starkes ätherisches Element im Blattbereich, so müßte die Pflanze eingehen. Die harten lederartigen Blätter zeigen aber auch, daß der Tee ein Wurzelelement in sich birgt. Die Inhaltsstoffe umfassen viel Gerbsäure (10,9 Prozent), Eiweiß (26 Prozent) und Kohlenhydrate (44 Prozent)[41], Stoffe, die dem Blattbereich zugeordnet werden können.

Tee wirkt – bei kurzem Aufguß – anregend und belebend, nicht schnell wachmachend wie Kaffee, dafür aber länger wirkend, ermunternd. Er führt ebenfalls zu leichter Blutdrucksteigerung wie Kaffee, im Stoffwechselbereich wirkt er allerdings stopfend, leicht säuernd (Sodbrennen) und erschlaffend auf die Magensekretion. Die Nierentätigkeit wird angeregt. Bei Überdosierung treten folgende Störungen auf:

– Nerven-Sinnes-System: Sehstörungen, Kopfschmerzen, Hautveränderungen.

– Rhythmisches System: Herzklopfen.

– Stoffwechsel-Gliedmaßen-System: Leberschäden, Verstopfung, Magenbeschwerden, Sodbrennen.

Das Koffein des Tees führt ebenso wie beim Kaffee zu einer Lösung des Ätherleibes vom physischen Leib. Allerdings zieht sich der Ätherleib nicht zurück, sondern dominiert. Die physischen Kräfte wirken schwächer, die des Vitalen dafür stärker. Deshalb wird die Phantasie bis hin zum Phantastischen, aber damit auch ein realitätsfernes Denken gefördert. Die Gedanken sind leicht, locker, fließender, nicht zwingend logisch wie durch Kaffeegenuß. Der Astralleib verbindet sich hier stärker mit dem Ätherleib, so daß man dessen Wirken stärker empfindet. Tee ist kein Getränk für Konferenzen, eher für gesellige Runden, wo ein lockeres, spritziges Gespräch gepflegt wird. Rudolf Steiner betont, daß das vom Tee geförderte Denken bis hin zu Zerfahrenheit und «Sichgehenlassen» führt.

Was hat es mit dem Mate-Tee auf sich?

Der Mate-Tee ist das Volksgetränk Südamerikas. Er stammt vom Matebaum (Ilex paraguarilusis), der mit unserer Stechpalme verwandt ist. Wie auch Kaffee und Tee benötigt der Matebaum ein feuchtwarmes Klima. Geerntet werden die Blätter. Sie werden geröstet, getrocknet und grob zerkleinert. Mate enthält weniger Koffein als Tee oder Kaffee. Er regt aber stark und vor allem anhaltend an. Nebenwirkungen sind kaum vorhanden; Mate führt leicht ab und wirkt harntreibend. Der Vorteil vom Mate-Tee liegt darin, daß er auch lauwarm oder kalt getrunken werden kann, ohne wesentlich an Aroma einzubüßen. In seiner Heimat ist um den Mate-Tee ein rechter Kult entstanden, in Nordamerika und Europa hat er sich kaum eingebürgert. Mate hat ebenfalls lederartige, immergrüne Blätter. Sie verdeutlichen wieder das Hineinragen von Salzartigem, Festem in den Blattbereich. Daher läßt sich auch die Wirkung auf das Nerven-Sinnes-System verstehen.

Der Kakao als Genußmittel

Der Kakao ist eines unserer wichtigsten Genußmittel, weniger als Getränk, aber um so mehr als Schokolade, in Süßspeisen und Gebäck. Der Kakaobaum wächst vor allem in den Urwaldgebieten Südamerikas, da er sehr viel Feuchtigkeit benötigt. Er hatte bei den Indios eine kultische Bedeutung, seine Samen dienten als Münzen. Im 17. Jahrhundert gelangte der Kakao nach Europa. Größere Verbreitung fand er aber erst, als auch der Zucker bekannt wurde: Es entstand die erste Schokolade. Heute wird Kakao in allen klimatisch günstigen Gebieten der Erde angebaut, in Afrika, Südamerika, Südostasien, Neuguinea, Ceylon. Der Baum wird vier bis acht Meter hoch und trägt das ganze Jahr über Blüten, die direkt am Stamm sitzen, also das vermittelnde Blattelement entbehren. Die Kakaofrucht ist gurkenförmig und enthält an die 50 Samen, die einen erstaunlich hohen Wassergehalt haben und erst getrocknet werden müssen. Die geernteten Samen fermentiert man, um Bitterstoffe abzubauen, Fruchtfleischreste zu entfernen und die braune Farbe sowie das Aroma zu entwickeln. Danach werden die Bohnen gewaschen und getrocknet und in die Verbraucherländer verschickt. Dort röstet man die Bohnen – dabei lösen sich die Samenschalen – und vermahlt den Kakao. Er enthält bis zu 53 Prozent Fett. Um Kakaopulver herzustellen, wird daher ein Teil der Kakaobutter abgepreßt.

Die Kakaobutter findet Verwendung als Zusatz zu brauner Schokolade und als Hauptbestandteil weißer Schokolade, zum Überziehen von Pralinen und Gebäck und in der Pharmazie als Salbengrundlage und Gleitmittel für Zäpfchen.

Das Kakaopulver wird mit einem speziellen Alkaliverfahren aufgeschlossen, das Bitterstoffe abbaut und die Löslichkeit verbessert. Den so bearbeiteten Kakao nennt man nach dem Hersteller Van-Houten- oder holländischen Kakao.

Heute ist vor allem mit Zucker gemischter Kakao (teilweise 50 bis 70 Prozent Zuckeranteil und 32 oder 25 Prozent Kakaoanteil) im Handel.

Kakao wird meist in Verbindung mit Milch und einem Süßungsmittel – oft ist es der Zucker – getrunken. Damit unterscheidet sich Kakao von anderen Genußmitteln, die auch ohne Zusätze zubereitet werden.

Kakao wird bei uns überwiegend von Kindern, weniger in Cafés getrunken. Er entfaltet eine beruhigende Wirkung und vermittelt leichtes Phlegma. Es ist zu beobachten, daß cholerische Menschen oft Schokolade essen oder Kakao trinken. Neben der körperlichen Beruhigung kommt es auch geistig zu einer Wirkung: Ein Denken, das sich in geordneten, festgefügten Bahnen bewegt, wird erleichtert. Ursache ist wieder eine Lösung des physischen vom ätherischen Leib. Letzterer wird zurückgedrängt, so daß der physische Leib die Oberhand gewinnt. Die Phantasiekräfte treten zurück, Schwere und Ordnung machen sich in den Gedanken geltend. Es kommt zu einem realitätsnahen, aber phantasielosen Denken, das traditionsbezogen ist. So entsteht ein sich wiederholendes, bis zum «Tratsch» reichendes Gespräch leichter durch Schokolade und Kakaogenuß.

Wie auch andere Genußmittel führt Kakao bei Überdosierung zu Schädigungen. Im Nerven-Sinnes-System kommt es zu Sehstörungen, Kopfschmerzen und Migräne. Im Stoffwechsel-Gliedmaßen-Bereich treten Verstopfung und bei körperlicher Disposition durch vermehrte Harnsäurebildung Gicht oder Rheuma auf. Der rhythmische Bereich wird kaum berührt. Jedoch ist Kakao in gewisser Weise das harmloseste der drei besprochenen Genußmittel.[43]

Die Cola-Samen

Dieser koffeinhaltige Samen dient vielen Afrikanern als Anregungsmittel. Sie kauen die «Nuß», wobei der anfangs bittere Samen durch den Speichel ganz süß wird. Erst gegen Ende des 19. Jahrhunderts gelangten erste Cola-Samen nach Europa und Amerika, wo sie gemahlen (in Cola-Wein und -Schokolade) als Kräftigungsmittel eingeführt wurden. Heute ist Cola in Erfrischungsgetränken gleichen Namens enthalten und weltweit verbreitet. Diese Erfrischungsgetränke bestehen neben der Cola-Essenz aus Säuren, Wasser, Zucker und Farbstoffen.

Der Cola-Baum ist in tropischen Regenwäldern beheimatet und wird heute in Afrika, Südamerika, Indonesien und Indien angebaut. Wie auch die anderen Genußmittel hat dieser Baum immergrüne, ledrige Blätter. Die Blüten sitzen teilweise direkt am Stamm, was wiederum auf eine andere Ausprägung der Dreigliedrigkeit der Pflanze hindeutet. Die Colapflanze bildet Sammelfrüchte. Ein Baum erbringt etwa 750 bis 1250 Samen (ungefähr 10 bis 16 kg); sie haben, wie die des verwandten Kakao, einen hohen Wassergehalt und werden auch beim Aufbewahren feucht gehalten. Diese Tatsachen weisen auf ein Verharren im Trägen, Feuchten hin, das sich beim Genuß in einer gewissen körperlichen Entspannung äußert. Cola hat wegen seines Koffeingehaltes eine anregende, wachmachende Wirkung, die der des Kaffees ähnelt. Bei Überdosierung treten ebenfalls Störungen im Nerven-Sinnes-System auf, was vor allem bei Kindern zu beachten ist.

Genußmittel dienen also eigentlich nicht der Ernährung. Der gesunde Erwachsene kann sie zwar dosiert zu sich nehmen, aber er sollte auch die unerwünschten Nebenwirkungen bedenken, die Genußmittel mitunter fast zu Giften werden lassen.

Die Genußmittel – Alkohol, Tabak

Im Gegensatz zu den bisher besprochenen Genußmitteln Kaffee, Tee und Kakao hat der Alkohol eine andere, tiefer gehende Bedeutung. Bei den ersteren wird die Seele angeregt, der Mensch reagiert mit Empfindungen und Gefühlen. Wenn jemand seinen gewohnten Morgenkaffee nicht erhält, ist er «sauer». Entzieht man aber einem Alkoholiker sein Getränk, so antwortet er mit seiner ganzen Persönlichkeit; körperliche, seelische und geistige Symptome treten auf. Diese Reaktionen verdeutlichen das Problem: Alkohol führt über Abhängigkeit und Gewohnheit zur Sucht. Diese ergreift den Menschen in seinem Ich-Wesen und schwächt oder vernichtet ihn. Mit jedem noch so passionierten Teetrinker kann man reden, mit etwas Willensstärke wird er auf sein Getränk verzichten können. Alkohol schädigt dagegen das Zentrum des Menschen, so daß er nicht mehr anzusprechen ist. Hier liegt die große Gefahr: Alkohol zerstört das ichhafte, autonome Bewußtsein und auf die Dauer auch den Körper – damit aber die feste Grundlage, die nötig ist, um einer Sucht wieder Herr zu werden. Deutlich wird die Wirkung, wenn man erkennt, daß der Alkoholiker nicht mehr fähig ist, moralisch zu handeln, daß er einfachste soziale und mitmenschliche Verhaltensweisen ablegt und sich zu kriminellen Handlungen hinreißen läßt, weil «es» ihn dazu treibt. Die eigentliche Persönlichkeit, das Ich mit seiner Willenskraft, ist zurückgedrängt. Willensschwache Menschen sind daher besonders gefährdet, ebenso Kinder, die ja erst im dritten Lebensjahrsiebt ihren individuellen Willen ausreifen. Trinken sie schon früher Alkohol, so treten Schädigungen ein. Alkohol war daher in der Gesellschaft geächtet und nur zu besonderen Anlässen gestattet. Frauen und Kindern war er meist gänzlich verboten. Heute wird wieder mehr Alkohol getrunken, wie an den Statistiken abzulesen ist. Man spricht bereits von der «Volksdroge Nummer eins». Die Liberalisierung des Alkoholgenusses vollzog sich schneller als die geistig-moralische Entwicklung des Menschen, die ermöglichen sollte, ohne die Wirkung des Alkohols auszukommen.

Alkohol ist eines der ältesten Getränke. Schon im Alten Testament wird er an vielen Stellen erwähnt, gerade auch im Hinblick auf den Mißbrauch (so etwa lag Noah trunken in seiner Hütte). Alkohol kennt man als Wein (der aus der Weinrebe stammt) und als Bier (aus Getreide), sowie in konzentrierter Form – als Spirituosen – aus fast allen stärke- oder zuckerreichen Pflanzen (aus Getreide, Kartoffeln, Obst, Topinambur, Maniok, Zuckerrohr). Der Alkoholgehalt ist dabei recht unterschiedlich. Bier enthält 8 bis 12, Wein 12 bis 15, Südwein 15 bis 24, Likör 25 und Spirituosen 32 bis 54 Prozent Alkohol.

Wirkungen des Alkohols auf den Menschen

Unter dem Einfluß von Alkohol lockern und lösen sich zunächst seelische Verspanntheiten, der Mensch «geht aus sich heraus» und erscheint bewußter und offener. Diese Wirkung war früher bei dem kultisch genossenen Alkohol erwünscht: In den Mysterienstätten Griechenlands sollte der Alkohol mithelfen, den Menschen bewußter zu machen, aber damit wurde er – als notwendige Zwischenstufe – auch egoistischer. Das war die ursprüngliche Mission des Alkohols in der Entwicklungsgeschichte der Menschheit.

Trinkt der Mensch über ein gewisses Maß hinaus, so wird er immer enthemmter, sein eigener kontrollierender Wille tritt zurück, und es kommen Leidenschaften und Gefühle an die Oberfläche, die sonst vom Ich beherrscht werden. Es kann bei jähzornigen Menschen wegen Nichtigkeiten zu Wutanfällen kommen und «dumme Streiche» werden gespielt. Im weiteren Verlauf der Alkoholwirkung machen sich immer mehr körperliche Beeinträchtigungen bemerkbar: Die Reaktionsfähigkeit sinkt rapide, Bewegungen können nicht mehr koordiniert werden und Sehstörungen oder Schwindelanfälle treten auf. Manchmal revoltiert der Magen. Am Tag danach kommt dann die Katerstimmung. Reste des Alkohols und seiner Stoffwechselprodukte belasten vor allem den Kopf und das Nervensystem. Nun weiß man, daß der Mensch selber in sich bei der Verdauung Alkohol bildet, der sich jedoch nur in geringsten Mengen im Blut befindet. Aber dieser körpereigene Alkohol ist ein Bestandteil des Stoffwechsel-Gliedmaßen-Systems und gehört in diese Region. Der von außen zugeführte Alkohol dagegen bleibt nicht nur im Verdauungsbereich, sondern verteilt sich im ganzen Körper und wirkt schließlich auch im Kopf, wo er zu großen Störungen führt.

An den Wirkungen des Alkohols auf die Persönlichkeit des Menschen kann man ablesen, daß er vor allem das Ich schädigt. Dieses entfaltet seine Tätigkeit über das Blut, und gerade dort reichert sich der Alkohol an. Er tritt im Grunde genommen an die Stelle des Ichs; der Mensch verliert die Herrschaft und Kontrolle über sich. Daher ist Alkohol für jeden geistig Tätigen sehr schädlich, da er den bewußten Willen schwächt und damit die geistige Arbeit erschwert oder sogar unmöglich macht. Je öfter und mehr ein Mensch Alkohol konsumiert, umso stärker wird dessen bestimmender Einfluß, umso schwächer der Wille, bis es zur Sucht kommt, die dann den Menschen endgültig bindet und fesselt.

Alkohol wird durch Gärung erzeugt; dabei wird die eigentliche Pflanze durch das Wachsen von Bakterien und Hefen abgetötet. Sie wird in gewissem Sinne mineralisiert, d. h. die Lebenskräfte sind ihr entzogen; es existieren noch die Stoffe und das neue Element, das durch die Bakterientätigkeit hineingekommen ist. Von daher gesehen ist Alkohol in jeglicher Form ein unlebendiges «mineralisches» Getränk.

Nun werden zum Abendmahl Brot und Wein gegeben. Dieser neue Kultus war in seiner Ursprungszeit revolutionär, durften doch vorher Priester niemals Alkohol auch nur anrühren. Die ausdrückliche Annahme des Weins zeigt, daß der Alkohol dazu bestimmt war, den Menschen ganz in die irdischen Verhältnisse und weg vom Spirituellen, Geistigen zu lenken. Es war ein Entwicklungsschritt, der vor 2000 Jahren initiiert wurde. Inzwischen hat die Menschheit diese Aufnahme des Irdischen, Mineralischen und Materiellen vollzogen. Die zukünftige Entwicklung geht wieder zum Lebendigen, Geistigen hin. Der Alkohol hat also seine Aufgabe erfüllt und sollte keinen Platz in der menschlichen Ernährung mehr einnehmen.

Wein und Bier

Wein wird aus der Weintraube gewonnen. Die Weinrebe ist ein rankendes Gewächs, das aus eigener Kraft nicht zum Aufrichten fähig ist. Fast all ihre Kraft gibt sie in die Frucht, nur sehr wenig in den Samen. Dadurch unterscheidet sich die Weintraube von anderen Früchten, und es wird auch die Heilwirkung von Traubensaft verständlich. Der durch Gärung entstandene Wein hat auch durch Geschmack, Aroma und Wirkung eine herausragende Stellung gegenüber allen anderen Obstweinen. Aus dem Wein kann Sekt und durch Destillation Weinbrand hergestellt werden.

Die anderen stärkereichen Pflanzen, die sich zur Alkoholherstellung eignen, sind Getreide und Kartoffeln. Aus Getreide, besonders der kohlenhydratreichen Gerste, wird Bier gebraut. Interessant ist es zu sehen, daß jedes Volk aus seiner heimischen Getreideart ein berauschendes, bierähnliches Getränk bereitet. So gibt es in Afrika Hirsebier, in England Haferbier, in Südamerika ein alkoholisches Maisgetränk und bei uns das obergärige Weizenbier. Die Asiaten stellen Reiswein her und die Russen brauen aus Roggenbrot einen alkoholhaltigen Kwaß. Aus der Kartoffel wird Schnaps gebrannt, aus Weizen entsteht Whisky. Zuckerrohr wird zu Rum, die Früchte der Ölpalme zu Arrak und die Topinamburknolle zu Schnaps verarbeitet. So kennen alle Völker den Alkohol.

Die weltweite Verbreitung zeigt, daß Alkohol schon immer und heute leider in steigendem Maße getrunken wird. Nicht nur ganze Völker gelten als schwer gefährdet (wie beispielsweise die nordamerikanischen Indianer) – eigentlich spielt der Alkohol in fast allen Kulturen heute eine große Rolle als Genußmittel.

Der Islam verbietet seinen Gläubigen den Alkoholgenuß, auch in den asiatischen Religionen wird Alkohol weitgehend abgelehnt. Dabei ist sicherlich von Bedeutung, daß die asiatische Rasse Alkohol viel schlechter abbauen kann als die indo-germanische, weshalb seine Wirkung um vieles größer ist. Ebenso können Frauen aufgrund ihrer Leberaktivität viel weniger Alkohol vertragen – nicht umsonst war dem weiblichen Geschlecht dieses Genußmittel früher vorenthalten.

Heute scheinen alle diese Regeln nicht mehr zu gelten, die körperlichen Beeinträchtigungen werden mißachtet. Mit der allgemeinen Lösung und Befreiung von geltenden Verhaltensregeln, Traditionen und moralischen Grundsätzen fiel auch die Ächtung des Alkohols. Jetzt, wo viele Menschen sich bereits an diese Droge gewöhnt haben, wird versucht, sie erneut unter gesellschaftliche Kontrolle zu stellen. In unserem bewußten Zeitalter muß diese Abwendung aber von jedem einzelnen vollzogen werden, denn nur die individuelle Entscheidung des einzelnen führt zu einer selbstbestimmten, autonomen Haltung. Die Gesellschaft kann hier nur eine Hilfestellung geben.

Nikotin – Tabak

Ein weiteres Genußmittel, das eine enorme Verbreitung erfahren hat, ist der Tabak mit seinem Wirkstoff Nikotin. Tabak wird als Zigarette, Zigarre, Zigarillo oder Pfeifentabak geraucht und seltener geschnupft.

Er stammt aus Amerika, wo er von den Indianern angebaut wurde. Tabak (Nicotiana tabacum und rustica) gehört zu den Nachtschattengewächsen. Er gedeiht schnell mit üppiger Vegetation, wird bis zweieinhalb Meter hoch und bildet große Blätter, jedoch kaum Wurzeln aus. Seine länglichen Blüten sind immer der Sonne abgewandt, entwickeln aber ein starkes, unangenehm riechendes Aroma. Die Tabakpflanze benötigt viel Feuchtigkeit. Das beste Aroma bildet sich aus, wenn die Pflanze künstlich beschattet wird. Geerntet werden die Blätter. Der Tabak zeigt ein starkes Wirken der vitalen Kräfte, die Wurzel- und Blütenregionen sind dagegen unterentwickelt. Tabak ist aber wegen seiner Einseitigkeit recht anfällig gegen Schädlinge (Pilz-, Bakterien- und Virenerkrankungen), so daß die Resistenzzüchtung von großer Bedeutung ist. Das geerntete Blatt wird getrocknet, fermentiert und zum Ausreifen des Aromas gelagert. Bei weiterer Verarbeitung zu Pfeifen- oder Kautabak aromatisiert man viele Sorten mit ätherischen Ölen, Zucker oder Cumarinen.

Tabak wird heute weltweit angebaut, in Deutschland vor allem in Baden-Württemberg.

Tabak wirkt anregend auf das Denken, entspannt den Körper, führt eine wohlige Ruhe herbei und baut Aggressionen ab. Durch eine anfängliche Anspannung wird die Darmtätigkeit gesteigert – viele Menschen brauchen ihre «Morgenzigarette» zum geregelten Ablauf der Darmfunktion. Bei Gewöhnung läßt die Wirkung nach, die Dosis muß gesteigert werden. Nikotin selbst ist ein starkes Gift. Der Verzehr (nicht das Rauchen) einer einzigen Zigarette kann für ein Kind tödlich sein. Im einzelnen sind die Wirkungen des Nikotins:

– Nerven-Sinnes-System: zuerst anregend, danach lähmend, Geschmacksverlust, Kopfschmerzen.

– Rhythmisches System: Beschleunigung des Blutkreislaufs, Steigerung des Sauerstoffbedarfs, Lungenschäden (Krebs).

– Stoffwechsel-Gliedmaßen-System: Darmlähmung, Nierenschäden, Abbau von Hungergefühlen, Vitamin-C-Zerstörung.

Diese Aufzählung zeigt, daß Nikotin vor allem lähmend auf die Lebensfunktionen wirkt. Allerdings wird auch das Ich des Menschen inaktiviert, der Antrieb wird geringer, man fühlt sich ruhiger. Interessant ist dabei, daß der Körper sich zunächst durch eine Übererregung dagegen auflehnt, die dann aber zu einer Erschlaffung führt. Heute raucht jeder Deutsche statistisch gesehen täglich sechs Zigaretten. Unangenehm wird empfunden, daß der Raucher nicht nur sich, sondern auch seine Mitmenschen durch den Rauch schädigt.

Von daher fördert der Tabakgenuß unsoziales Verhalten. Erst langsam reagiert man auch in der Öffentlichkeit: Es gibt immer mehr Nichtraucherabteile in Bus, Bahn und Flugzeug, Nichtrauchergaststätten und -hotels wie auch Rauchverbote in Büros und Gemeinschaftsräumen.

Für den Raucher spielt neben dem augenblicklichen Genuß sicher auch der psychologische Hintergrund eine Rolle. Die Zigarette in der Hand überwindet Unsicherheit und Langeweile, zudem ist das Bild des Rauchers durch die Werbung als jung, dynamisch, männlich, sportlich und chic geprägt – Suggestionen, die das Empfinden des Menschen ansprechen. Überhaupt erhält der Astralleib durch die Schwächung des Ätherleibes eine übergeordnete Position. Auch hier wird der Mensch teilweise durch einen äußeren Stoff «fremdbestimmt» und kann sich selber nicht mehr genügend kontrollieren. So muß eigentlich für den mündigen Menschen heute die Entscheidung gegen solche Genußmittel fallen, die ihn in der Entwicklung seiner Freiheit behindern.[43]

Vom Lockern und Binden

Die Arbeit in der Küche umfaßt nicht nur die Zubereitung von Gerichten (Putzen, Garen und Wärmen), sondern vor allem das, was die eigentliche Koch*kunst* ausmacht: die Schöpfung neuer Speisen, die Zusammenstellung einzelner Komponenten zu einem neuen Ganzen. So entstehen Brote, Kuchen, Aufläufe, Schnitten oder Backlinge. Neben der Phantasie benötigt der Koch die Kenntnis der Rohwaren, ihrer Verträglichkeit und der Möglichkeit, sie miteinander zu mischen. Dabei werden teilweise enge Grenzen gesetzt, weil bestimmte Lebensmittel nicht miteinander harmonieren oder zwar einige ihrer Eigenschaften erwünscht sind, andere aber nicht. So schätzt man etwa die Gelierfähigkeit unreifer Äpfel beim Einkochen von anderem Obst, möchte aber die Säure und den Apfelgeschmack nicht in der Erdbeermarmelade wiederfinden. Seit langem wurde daher nach einer Möglichkeit gesucht, die Stoffe abzutrennen, die eine gewünschte Eigenschaft tragen. Die Technik mit ihren analytischen Trennmöglichkeiten wies hier den Weg. So entstand eine Vielzahl neuer Hilfsmittel, die wir oft in der Küche einsetzen, ohne uns über ihre Herkunft im Klaren zu sein. Eine Gruppe dieser Stoffe soll hier besprochen werden: die Lockerungs- und Bindemittel.

Was sind Bindemittel?

Die übliche Definition lautet: Bindemittel sind Stoffe, die durch ihre Eigenschaften eine bestimmte Konsistenz von Flüssigkeiten, Pasten und Speisen bewirken und aufrechterhalten . Es kann eine Verdickung oder Lockerung angestrebt werden. Im einzelnen unterscheidet man:

Geliermittel: Stoffe, die das Festwerden einer Flüssigkeit bewirken.

Dickungsmittel: Quell- oder gelierfähige Stoffe, die die Konsistenz von Flüssigkeiten verändern (aber nicht unbedingt eindicken wie Geliermittel).

Daneben gibt es noch die Lockerungsmittel, die die Konsistenz auflokkern, also eine Speise luftiger machen.

Diese Mittel bewirken also, daß sich das Kräftegefüge der Elemente in der Speise verschiebt. Die Geliermittel betonen das Feste, indem sie Luft und vor allem Flüssigkeit binden. Es steigt der Gehalt an Mineralien und Kohlenhydraten. Gleichzeitig kommt es zur Formbildung und Gestaltung. Während die Flüssigkeit eine äußere Hülle zur Formung benötigt, steht der gelierte Pudding von allein, wenngleich er auch die Form der Hülle (z.B. der Schüssel) angenommen hat. Die Verdrängung der Flüssigkeit geschieht durch Wasserbindung. Solange das Bindemittel biologisch oder chemisch aktiv und intakt ist, wird diese Bindung aufrechterhalten. Altert die Stärke, so gibt sie das Wasser wieder ab (Altbackenwerden von Brot). Gleiches geschieht, wenn lebensfeindliche Tieftemperaturen (Einfrieren) oder Säuren wirken (Flüssigwerden von Getreidebrei). Immer wird die lebendige Stärke von anderen Kräften überwältigt; sie verliert ihre Bindefähigkeit, und das Wasser tritt wieder aus. Natürliche Bindemittel sind also empfindlich gegen chemisch-technische Behandlungen. Allerdings gibt es heute schon behandelte (modifizierte) Stärken, die durch Mineralisierung keine dieser Eigenschaften aufweisen, sondern bei allen Einflüssen ihre Bindefähigkeit bewahren.

Durch das Bindemittel wird also zusammen mit dem Wasser das vitale Element zurückgedrängt, da letzteres ja auf die Flüssigkeit angewiesen ist. Es tritt die bereits erwähnte Verfestigung ein. Wie diese Verfestigung auf den Menschen wirkt, sieht man daran, daß viele Bindemittel zu den Ballaststoffen gehören, die zwar die Darmpassage des Nahrungsbreis beschleunigen, das Essen aber auch schwerer verdaulich machen.

Die Lockerungsmittel dagegen ziehen Luft in die Speisen hinein und verdrängen das Feste, aber auch das Flüssige. Um diese Luft nun zu halten und nicht wieder entweichen zu lassen, werden Schäume gebildet, d.h. die Luft wird eingeschlossen, meist in eine Eiweißhülle. Eiweiß ist ja der universelle Stoff, der Hohlräume zu bilden vermag, also eine lebende Hülle schafft. In diese Hohlräume können dann verschiedene Materialien eingelagert werden (Fett bei den Fettkügelchen in der Milch, Luft bei der Schlagsahne oder dem Eierschnee).

Stabil bleiben diese Schäume nur unter geeigneten Bedingungen: Kühle, Ruhe (keine große Bewegung) oder Verfestigung durch Backen.

Dabei «gerinnen» die Eiweißhüllen und erhalten eine bleibende Form.

Die einfachste Lockerung erfolgt «physikalisch» (d.h. ohne chemische Veränderung) durch Bewegung, also das Einschlagen von Luft. Das Eiweiß sorgt dann für das Festhalten der Luft. Das «Lockerungsmittel» ist hier die Hand oder das elektrische Rührgerät.

Andererseits kann die Lockerung auch chemisch durch Freiwerden eines Gases (z. B. beim Backpulver) geschehen. Hierbei treten wieder Luft oder Gas auf und ein mineralisches Element, der chemische Zusatz. Diese Art der Lockerung betont also die Mineralisierung und Verfestigung. Ferner kann die Lockerung durch biologische Mittel wie Hefe, Sauerteig oder andere Gärungen erfolgen. Dabei vermehrt sich der Bakterien- oder Hefekörper, als Stoffwechselprodukt werden Luft oder Gas frei. Bei dieser Art der Lockerung gehen die Mikroorganismen als Lockerungsmittel eine enge Bindung mit dem Teig ein: Die Lockerung erfolgt hier sozusagen aus dem Teig heraus – im Gegensatz zur chemischen Lockerung, wo ein von außen wirkender Stoff chemisch reagiert. Die Lockerung bewirkt, daß die Speisen leichter verdaulich werden und sich vergrößern, es bilden sich Räume oder Körper: Die Schwere der Stoffe verbindet sich mit der Leichte der Luft.

Übersicht 32: *Lockern und Binden*

	Verstärken	Verdrängen: das
Dickungsmittel	Formung, Verfestigung	Flüssige, Luftige
Lockerungsmittel		
a) physikalisch	Luftiges, Formung	Flüssige, Feste
b) chemisch	Luftiges, Formung Mineralisch-festes	Flüssige, Feste
c) biologisch	Luftiges, Formung, Vitales	Flüssige, Feste

Es gibt außerdem noch Stoffe, die das Gashaltevermögen des Eiweißes unterstützen. Dies sind Säuren wie die Zitronen- oder Milchsäure. Sie sind in den natürlichen Lockerungsmitteln wie den Sauermilchprodukten enthalten. Isoliert man sie aber und setzt nur die chemische Säure zu, so hat man wieder eine Unvollständigkeit, weil die Begleitstoffe fehlen. Gleiches gilt für das Weizengluten, ein Eiweiß aus dem Weizen, das ebenfalls isoliert verwendet wird.

Im einzelnen gibt es folgende Lockerungsmittel:

Übersicht 33: *Lockerungsmittel*

tierisch	Sauermilchprodukte (Butter, Sauermilch, Quark), Eier	
pflanzlich	Haselnüsse	
	frischer Weizen-, Dinkel-, Roggen- und Maisschrot	
biologisch aktiv	Hefe	Gärungen
	Sauerteig	
	Backferment	
	Honig-Salz-Gärung	
	Mineralwasser	
	Wasserdampf-Fett	
mineralisch	Backpulver	isoliert
	Weinsteinsäure	
	Pottasche	
	Wasserstoffperoxid	
	Isolierte Stoffe, die die Lockerung unterstützen	
	Weizengluten (Eiweiß)	
	Säuren (Zitronen-, Milchsäure)	

Die natürlichen Lockerungsmittel lassen sich gut kombinieren und ergeben oft die besten Resultate: Haselnüsse mit Eischnee oder Sahne oder Getreidebrei mit Haselnüssen.

Beim Getreideschrot lockern vor allem Weizen, Dinkel und Roggen, aber auch der Mais. Mais sollte aber gründlich gerührt (Polenta) oder geknetet (Brot) werden, damit die Luft auch gut verteilt wird. Die Getreideeiweiße sorgen dann für die Gashaltung, damit die Luft nicht wieder entweicht.

Wasser wirkt als Lockerungsmittel nur, wenn bereits Luft (Kohlendioxid) enthalten ist oder wenn wie beim Blätterteig das Wasser so verteilt ist, daß eine Fettschicht es bedeckt. Beim Backen will das Wasser dann verdunsten, wird aber vom Fett gehindert: Der Teig bläht sich auf und wird so gelockert. Voraussetzung ist das exakte Arbeiten beim Tourenlegen. Erleichtert wird das Verfahren durch Quarkzugabe, weil hier wiederum das Eiweiß die Luftbindung erleichtert. Die bekanntesten chemischen Lockerungsmittel sind Backpulver, Weinsteinsäure, Hirschhornsalz und Pottasche. Sie beruhen alle auf dem gleichen Prinzip, einem eigentlichen

Triebmittel (beim Backpulver Natriumhydrogencarbonat)
Trennmittel (Stärke)
Träger (Ringphosphate).

Das Trennmittel soll verhindern, daß vorzeitig das Triebmittel zu wirken beginnt, falls es feucht wird. Der Trägerstoff ist eine Säure, die das Triebmittel zur Wirksamkeit braucht. Weinsteinpulver enthält lediglich ein anderes Triebmittel, eben ein Salz der Weinsteinsäure, aber sonst die gleichen Stoffe. Es wirkt schwächer als Backpulver.

Pottasche ruft laugenartigen Geschmack hervor. Es bewirkt ein Breitlaufen der Gebäcke, da es Eiweißbindungen löst.

Hirschhornsalz eignet sich nur für flache Gebäcke, da es Ammonium beim Backen freisetzt, das nicht ungefährlich ist und nicht im Gebäck verbleiben soll.

Gegen die Ringphosphate in den chemischen Lockerungsmitteln richtet sich ein Haupteinwand. Auch führen diese Lockerungsmittel eben von außen, ohne eine Verbindung mit dem Teig einzugehen, eine Lockerung durch. Alle chemischen Lockerungsmittel wirken durch das Zusammentreten von Säure, Feuchtigkeit und Wasser.

Natürliche und isolierte Bindemittel

Als natürliche Bindemittel werden solche verstanden, die im biologischen Verband vorliegen. Getreideschrot ist aufgrund seines Stärkegehaltes ein natürliches Bindemittel, weil es alle Komponenten des Korns enthält. Getreidestärke ist dagegen ein isoliertes Bindemittel, da sie nur noch ein mehr oder weniger reiner Bestandteil des Getreides ist.

Unreifes Obst wirkt aufgrund seines Pektingehaltes als natürliches Bindemittel. Apfelpektin ist dagegen daraus isoliert. Diese nach technischen Gesichtspunkten isolierten Produkte sind nicht mehr vollwertig. Noch ist nicht von allen bekannt, ob der Mensch sie ohne weitere Hilfsstoffe verdauen kann. Bei der Stärke weiß man, daß es an Vitamin B_1, Zink und Chrom fehlt. Oft lassen sich aber natürliche Bindemittel zum Andicken verwenden. Die meisten Pektine (auch in Gelierzucker enthalten) sind isoliert. Auch von den tropischen Bindemitteln sind die meisten nicht vollwertig, teilweise aber nicht ganz isoliert; sie enthalten noch Mineralien und andere Begleitstoffe (wie z. B. Agar-Agar). Man muß sich bei Gebrauch klarmachen, daß man einen Stoff zuführt, der eigentlich nicht harmonisch zur Speise paßt. Es ist im Einzelfall zu überlegen, ob nicht die Verdickung auch durch Eintrocknen und Konzentrieren (z. B. bei Soßen, Mus) erreicht werden kann.

Wie soll im einzelnen beurteilt werden, ob es sich um ein natürliches oder isoliertes Bindemittel handelt?

Als Qualitätskriterien kommen in Frage:
- Biologische Herkunft des Bindemittels
- Anbau der Bindemittel liefernden Pflanze
- Gewinnung des Bindemittels.

Übersicht 34: *Bindemittel*

tierische Bindemittel:	Gelatine (Aspik), Eier
pflanzliche Bindemittel:	Getreideschrot, -flocken, -mehl, -stärke, Buchweizenschrot, Kartoffelstärke, Tapioka (Maniok), Batatenstärke, Yamsstärke, Maranta-(Pfeilwurz)stärke, Cannastärke, Palmsago, Pektin, Gummi arabicum, Traganth, Johannisbrotkernmehl, Guar, Agar-Agar, Carageen, Alginsäuren
pflanzlich-mineralische Bindemittel:	modifizierte Stärken

Die tierischen Bindemittel sind Gelatine und Aspik (aus Knochen) sowie Eier. Während das Ei als ganzes Produkt mit allen wertgebenden Inhaltsstoffen verwendet wird, ist Gelatine lediglich der Auszug von wenigem, biologisch nicht sehr wertvollem Eiweiß aus Knochen. Dazu werden Knochen zum Aufschließen mit Salzsäure und Kalkmilch behandelt, dampfextrahiert, oft chemisch geklärt und gebleicht und anschließend getrocknet. Echter Aspik wird aus Kalbsknochen auf gleiche Art gewonnen, ist also auch eine Gelatine. Die sehr technische, an Chemikalieneinsatz reiche Herstellung trägt nicht zur Wertgewinnung bei. Von daher ist Gelatine für eine Vollwertkost ungeeignet. Eier sind zwar ein vollwertiges Lebensmittel, aber es sprechen Gründe der Hühnerhaltung und -fütterung und der sehr kompakte Eiweißgehalt gegen eine häufige Benutzung als Bindemittel.

Bei den tierischen Bindemitteln beruht die Wirkung auf dem Eiweiß, bei den pflanzlichen auf Kohlenhydraten, die für den Menschen zum Teil verwertbar (Stärke) und zum Teil unverdaulich (Zellulose, Gelierstoffe) sind. Diese Gruppe der Bindemittel ist in den letzten Jahren sehr populär geworden, da einige von ihnen Ballaststoffe sind, die eine gesundende Wirkung als Zusatz zur Normalkost zeigen. So ergeben sich Verbesserungen bei Diabetes, Verstopfung und bestimmten Darmerkrankungen. Allerdings erreicht man vorbeugenden Schutz vor solchen Krankheiten, wenn man diese Stoffe gleich in ihrem natürlichen Zusammenhang beläßt und im Rahmen einer Vollwertkost verzehrt.

Die Forschungsbemühungen um die Ballaststoffe führten aber dazu, daß eine Reihe von tropischen Bindemitteln auch bei uns bekannt wurden. Von diesen Stoffen wissen die meisten Verbraucher jedoch viel zu wenig, um eine kritische Beurteilung vornehmen zu können. Die nötige Information soll im folgenden gegeben werden. Die Einteilung erfolgt nach dem bindenden Stoff: der Stärke oder anderen Kohlenhydraten (Polysaccharide).

Am bekanntesten sind bei uns die Getreidestärken und die Kartoffelstärke (falscher Sago). Es gibt aber noch weitere tropische Stärken. Worin unterscheiden sie sich? Wie kann man ihre Qualität bestimmen?

Von der Herkunft her handelt es sich bei allen stärkehaltigen Bindemitteln um höhere Pflanzen. Sie unterscheiden sich jedoch, je nachdem, ob es sich um Stärke aus Frucht und Samen, Sproßteil oder Wurzel handelt. Stärke aus Samen stammt vom Getreide, die aus Sproßteilen (Stamm) von der Sagopalme, die aus unterirdischem Sproß (Rhizom) – also schon mit Wurzelcharakter – von Pfeilwurz und Kartoffel und die aus der Wurzel (Knolle) von Maniok, Batate und Yams. Wenn man die Einflüsse zugrundelegt, die auf der Beziehung der dreigliedrigen Pflanze zum Menschen basieren, so tendieren die Bindemittel aus Wurzel und Rhizom zum Nerven-Sinnes-System, die aus Sprossen zum rhythmischen System und die aus Samen zum Stoffwechsel-Gliedmaßen-System. Modifiziert wird diese Wirkung noch durch die Eigenart der jeweiligen Pflanzenfamilie. So weiß man, daß das Getreide eine kräftige Bewurzelung hat und reich an Mineralstoffen ist. Daher wirken auch Wurzelkräfte in ihm. Die Kartoffel weist neben den Eigenschaften vom Sproß auch solche der Wurzel auf, nur wirkt sich der Einfluß gerade bei der Stärke so aus, daß sie zwar die Kopfregion des Menschen anspricht, aber nicht ganz erreicht. Daraus ergibt sich eine Einseitigkeit. Diese Wirkung der Kartoffelstärke beruht auf dem Einfluß des Pflanzenteils, den Grundeigenschaften der Familie der Nachtschattengewächse sowie der Komposition der Inhaltsstoffe.

Ein umfassendes Wirkungsspektrum für die tropischen Pflanzen ist noch nicht ausgearbeitet, es können hier nur erste Überlegungen angestellt werden. Die Anbaubedingungen der tropischen Pflanzen entsprechen heute auch immer mehr denen der konventionellen Landwirtschaft, so daß mit den Nachteilen von Kunstdünger und Spritzmitteln gerechnet werden muß.

Ein wichtiger Qualitätsaspekt ist die Frage, ob es sich um ein isoliertes oder natürliches Bindemittel handelt. Am vollwertigsten ist das Bindemittel, wenn es alle Anteile des Pflanzenteils enthält, also beispielsweise Weizenschrot (geschrotetes ganzes Korn), und nicht nur Weizenmehl oder -stärke. Isolierte Bindemittel haben eine größere Bindefähigkeit, da sie ja konzentriert den eigentlichen Wirkstoff, die Stärke, enthalten, während die natürlichen noch andere, wichtige Stoffe umfassen.

An folgenden Analysewerten wird der Verlust durch die Isolierung deutlich:

Übersicht 35: *Vergleich natürlicher und isolierter Bindemittel*

Lebensmittel	Wasser in g	Eiweiß in g	Fett in g	Kohlenhydrat[1] in g	Natrium in mg	Kalium in mg	Kalzium in mg	Phosphor in mg
Weizen	13,2	11,7	2,1	69,3	7,8	502	43,7	406
Weizenstärke	14	0,4	0,1	87	2	12	8	44
Reis	12	7,5	1,9	77,4	9	150	32	119
Reisstärke	13,8	0,8	–	85	–	7	–	30
Kartoffel	79,8	2,1	0,1	17,7	3	410	14	53
Kartoffelstärke	15,5	0,3	0,1	85,4	5	15	35	6,6
Maniok	65	0,9	0,35	32		keine Angaben		
Tapioka	12,6	0,6	0,2	85,4	4	20	12	12

[1] überwiegend Stärke

Quelle: W. Uhlich: Nahrungsmittel ABC. Stuttgart 1981.
W. Franke: Nutzpflanzenkunde. Stuttgart 1980, S. 67.

Im Vergleich zeigt sich, daß die Stärken des Getreides, der Kartoffel und auch des Maniok nicht mehr vollständig sind. Vergleichbar den Werten von Maniok sind die von Batate, Maranta, Canna und auch Yams. Die Verluste bei Kartoffel und Maniok werden noch deutlicher, wenn man den unterschiedlichen Wassergehalt berücksichtigt.

Allerdings ist bei einigen Pflanzen noch Weiteres zu berücksichtigen. So stellen die tropischen, stärkereichen Knollen oftmals ein Grundnahrungsmittel der heimischen Bevölkerung dar. Stärke aus ihnen wird überwiegend für den Export erzeugt, und dadurch entstehen ungesunde wirtschaftliche Verhältnisse (im Falle von Yams, Bataten, Maniok, Sago). Maranta, Canna und Sago werden jedoch fast ausschließlich zur Stärkegewinnung genutzt, da eine andere Verwendung nicht möglich ist; jedoch wird diese Rohstärke für den Export noch weiter veredelt.

Die Herstellung von Stärke erfolgt bei fast allen Knollen und Rhizomen durch Trocknen, Zermahlen, Auswaschen und erneutes Trocknen. Es ist also ein ganz einfaches mechanisches Verfahren. Bei Kartoffeln wird dagegen mit schwefelhaltigem Wasser ausgewaschen, damit die Stärke hell bleibt. Gleiches geschieht bei der Gewinnung von Getreidestärke. Auch aus diesen Gründen wären die Getreide- und Kartoffelstärken nicht zu empfehlen.

Die Darstellung dieser Bindemittel und der Versuch, ihre Qualität zu bestimmen, zeigt, wie schwierig dieses Unterfangen ist. Zu empfehlen ist jedenfalls, daß nur die natürlichen Bindemittel als Getreideschrot, Kartoffelreibsel oder -mehl, Eier und vielleicht Johannisbrotkern- und Guarmehl Verwendung finden sollen, wobei aber verfeinerte Speisen wie Gelees, Tortenguß oder gelierte Marmelade nicht ohne weiteres herzustellen sind. Hier muß jeder wieder selbst entscheiden, welche der besprochenen Bindemittel noch akzeptiert werden können und welche nicht. Sicher ist, daß es sich meist um einen Zusatz handelt, der eine Speise mehr oder minder fremd aufgesetzt erscheint. Allerdings sind viele dieser Speisen auch eher Genuß- als Nahrungsmittel.[44]

Das Kochsalz

Das Kochsalz ist die einzige mineralische Substanz in der Ernährung des Menschen. Alle anderen Elemente, Verbindungen und Salze nimmt der Mensch über die lebendige Nahrung – also die Pflanze oder das Tier – zu sich. Er benötigt die Hilfe des anderen Lebens. Nur beim Salz gelingt es ihm, eine mineralische Substanz direkt aufzunehmen und zu verwerten. Diese Besonderheit führte dazu, daß die Menschen von jeher das Salz als etwas Spezielles, etwas Verehrungswürdiges betrachteten.[45]

Was ist Salz? Chemisch gesehen, handelt es sich um die Verbindung zweier Elemente, des Natriums und des Chlors, die sich zum Natriumchlorid (NaCl) verbinden. Diese reine Substanz kommt als Kristall vor. Kleine Salzkristalle sind weiß, größere farblos und transparent. Salz löst sich in Wasser bis zu einer bestimmten Menge vollständig auf. Seine Gestalt verschwindet völlig, nur der Geschmack bleibt übrig. Erst wenn das Wasser verdunstet, verdichtet sich das Salz wieder zu einer physisch sichtbaren Substanz und kristallisiert aus. Das geschieht auch, wenn zuviel Salz in Wasser gegeben wird. Der Chemiker spricht von einer übersättigten Lösung, da das lebendige Element Wasser das Salz nicht mehr vollständig ergreifen und in den flüssigen Aggregatzustand überführen kann. Als Folge davon bildet sich ein weißer Bodensatz. Bis zu 36 Gramm Salz lösen sich in kaltem, bis zu 40 Gramm in kochendem Wasser. Die Eigenschaften des Salzes – es verhalten sich viele chemische Salze ähnlich – verdeutlichen, daß die mineralisch-feste Substanz sich durch Wasser oder eine lebendige Flüssigkeit wie ein Zell- oder Körpersaft als Gestalt vernichten läßt, um in anderer Form seine Wirkung zu entfalten. Dieses Charakteristikum ist Grundlage für seine Aufgabenvielfalt zum Beispiel im menschlichen Körper. Dort muß es sich in das Blut oder die Gewebsflüssigkeit eingliedern. Kommt es zur Ablagerung, entfaltet es jedoch eine krankmachende Tätigkeit.

Wo kommt Salz vor?

Meersalz: Zunächst finden wir es im Meer, wo es im Wasser gelöst ist. Die Meere haben einen ganz unterschiedlichen Salzgehalt. Der Durchschnitt beträgt ungefähr 3,5 Prozent, wie es auch in der Nordsee der Fall ist. Die Ostsee weist dagegen nur 0,5 Prozent Salzgehalt auf. Die höher salzhaltigen Meere sind das Rote Meer mit 4,5 und das Tote Meer mit 23 Prozent Salz. Hier ist der Salzgehalt so hoch, daß das Wasser einen menschlichen Körper ohne weiteres trägt. Meersalz ist ein Salzgemisch, es enthält neben dem Kochsalz noch andere Salze (Magnesium- und Kaliumsalze). Erstere sorgen für die Hygroskopität, die Fähigkeit, Wasser anzuziehen.

Solesalz: Neben dem gelösten Salz im Meer gibt es größere Ablagerungen von Salz aus früheren Meeren. Sie liegen in Schichten unter der Erdoberfläche. Es handelt sich dabei nicht nur um Kochsalz, sondern auch um Kalisalze, Gips, Anhydride und Kalkablagerungen. Wenn diese Schichten nun durch eine Süßwasserquelle berührt werden und sich lösen, dann bilden sich Salzquellen oder Solen, die bis zu 24 Prozent Salzgehalt – wie eine berühmte Bad Reichenhaller Quelle – aufweisen. Es gibt aber auch salzärmere mit nur einem Prozent Salzanteil. Solesalz enthält etwa 97 bis 99 Prozent NaCl, die restlichen Anteile entfallen auf andere Salze.

Steinsalz: Die im Erdinnern abgelagerten Soleschichten können bergmännisch abgebaut werden. Es sind feste, durchsichtige Kristalle, die in fast reiner Form aus Kochsalz (NaCl), bestehen. Diese Steinsalzlager finden sich überall auf der Welt. Die größten liegen in Nordamerika, im Golfgebiet von Mexiko, in England, Polen, Dänemark, Niedersachsen (Salzgitter) und der DDR (Halle).

Salz in Pflanzen: Salz findet sich auch in Lebewesen. Pflanzen enthalten, mit einigen Ausnahmen, sehr wenig Kochsalz. Dabei handelt es sich um speziell an das Meeresklima angepaßte Arten wie z. B. den Queller, der sogar Kochsalz speichern kann. Er wird deshalb in Gebieten eingesetzt, wo dem Meer Land abgewonnen wurde, damit er hilft, den Boden zu entsalzen.

Salz im menschlichen und tierischen Körper: Das Kochsalz und besonders das Element Natrium ist wichtig für die Tiere. In den Pflanzen dominieren Kaliumsalze, in den Tieren das Kochsalz. Auch beim Menschen befindet es sich im Blut und in den vom Blut durchströmten Geweben in der

Konzentration der «physiologischen Kochsalzlösung» von 0,9 Prozent.

Verschiedene Aufgaben erfüllt das Kochsalz beim Menschen. Schon seit alters wird das kristalline Salz als Grundlage des Bewußtseins angesehen. Im Gehirn – auch im tierischen – finden ständig Salzprozesse statt. Es ist bekannt, daß Salzmangel infolge von zu starkem Schwitzen, extremer Austrocknung oder Krankheiten mit großen Flüssigkeitsverlusten zu Bewußtseinstrübungen führt, da die Nervenprozesse gestört werden. Das Kochsalz bildet eine physische Grundlage für das Bewußtsein. Von daher wird verständlich, warum sich nicht in der Pflanze, die ja ohne Bewußtsein auf der Erde lebt, sondern im tierischen und menschlichen Körper Kochsalz in größeren Mengen befindet.

Interessanterweise muß der Salzbedarf des Menschen gestiegen sein. Nomadenvölker verbrauchen noch heute viel weniger Salz als Menschen mit anderer Lebenweise. Babies und Kleinkinder haben kaum Bedarf an Salz (was leider eine Zeitlang von den Herstellern der Babynahrung vergessen wurde). Auch manche Mütter salzen die Kost für ihren Säugling zu sehr nach dem eigenen Geschmack. Vegetarier nehmen aufgrund der salzarmen Pflanzenkost mehr reines Salz auf oder verzehren größere Mengen an Milchprodukten, besonders Käse, die zum Teil sehr stark gesalzen sind.

Es scheint gerade heute bei den Industrienationen ein sehr großes Bedürfnis nach Salz vorhanden zu sein. Viele Menschen nehmen zuviel Salz auf. Deutet dies auf ein instinktives Verlangen nach mehr Bewußtsein, nach besserem Durchschauen und Verstehen unserer unsicheren Weltenlage? Leider kann man sich keine seelischen Qualitäten «an-essen»; die Materie stellt nur die Grundlage für den ordnungsgemäßen Ablauf der notwendigen leiblichen Prozesse dar, auch der Denk- und Bewußtseinsprozesse. Ein Mangel an der notwendigen Substanz mindert jedoch die Möglichkeit der Entfaltung von Seelischem. Es ist nur festzustellen, daß die Deckung des Salzbedarfs auch die Bewußtseinsprozesse erleichtern und verbessern kann. Salzzufuhr, die diesen optimalen Wert überschreitet, belastet den Körper lediglich und hat – wenn überhaupt – einen negativen Einfluß auf das Bewußtsein.

Diese Tatsache läßt sich auch an den Folgen einer überhöhten Salzzufuhr ablesen: Es treten Belastungen des Kreislaufs – als ausgleichendem rhythmischen Organ – und der Nieren auf. Hoher Blutdruck ist somit häufig auf zuviel Salz zurückzuführen und läßt sich durch salzarme Kost regulieren. Gleiches gilt für Wasseransammlungen wie Ödeme, mit denen der Körper den zu hohen Salzpegel auszugleichen versucht. Sie können durch Diät abgebaut werden.

Der Körper gibt das Salz beim Schwitzen durch die Haut ab, im Harn durch die Niere und im Stuhlgang durch den Darm. So verliert der Mensch täglich etwa fünf Gramm Kochsalz. Die wünschenswerte Aufnahme liegt bei sechs bis acht Gramm, die tatsächliche jedoch in Deutschland bei zwanzig Gramm, so daß rund vierzehn Gramm zuviel verzehrt werden.

Weitere Charakteristika des Salzes sind die Wirkungen auf die Geschmacksnerven. Salz verbessert den «Geschmack» von Speisen, insofern es bei richtiger Dosierung deren Eigenaroma hebt. Dadurch empfinden wir die Nuancen einer Speise viel deutlicher und intensiver.

Im übrigen hat vor allem das Natrium eine Aufgabe bei den Nerven, indem es im Zusammenspiel mit Kalium bei der Aktivierung der Nervenimpulse eine wichtige Rolle spielt. Das Chlor, d. h. das Chlorid, ist an der Bildung der Magensäure beteiligt. Bei zu starkem Schwitzen oder Erbrechen kann es dabei zu Störungen kommen.

Salz in Nahrungsmitteln: Das Salz kommt natürlicherweise in den tierischen Nahrungsmitteln mehr vor als in den pflanzlichen. Von größerer Bedeutung ist jedoch das zugesetzte Salz, das zur Geschmacksverbesserung oder zur Konservierung verwendet wird. So befindet sich in Sardellen 20 bis 22 Prozent, Salzheringen 12 bis 13 Prozent, Matjesfilet 8 bis 12 Prozent, Sauermilchkäse 4 bis 5 Prozent Salz. Salzgemüse (eingelegte Salzgurken), einige Käsesorten, Brot und Pökelwaren enthalten ebenfalls recht viel Salz.

Salz auf Straßen: Das Salz bewirkt im Wasser, daß der Gefrierpunkt erniedrigt wird, d. h. daß das Wasser erst bei Temperaturen unter 0°C friert. Meerwasser friert bei etwa –2°C, eine mit Salz gesättigte Lösung sogar erst bei –20°C. Streut man das Salz nun auf Eis, so schmilzt dieses, falls es nicht zu kalt ist, da der Gefrierpunkt durch die Salzzugabe sich erniedrigt. Diese Methode benutzt man heute in steigendem Maße, um die Glatteisbildung auf den Straßen zu vermeiden. Leider treten dabei auch unerwünschte Nebenerscheinungen auf: Das Salz erhöht die Leitfähigkeit des Wassers und macht es damit aggressiver gegenüber Metallen; daher rosten die Autos schneller, Schuhsohlen werden angegriffen. Geradezu schlimme Auswirkungen hat das Salzwasser auf die Lebewesen; die Pflanzen und Bäume gehen ein, da sie solche Salzkonzentrationen nicht vertragen, und Tiere, die über die gestreuten Straßen laufen, verletzen sich die Pfoten. Heute wird bereits mehr Salz auf die Straßen gestreut, als für Speisezwecke verwendet wird. Dieser massive Einsatz wird ohne Zweifel abgebaut werden müssen, da die Umweltbelastung zu groß ist.

Salz wird ferner in der chemischen Industrie zur Herstellung von Substanzen wie beispielsweise Soda verwendet. Von größter Bedeutung ist es für viele Industriezweige im Produktionsablauf: in der Leder-, Pelz-, Tapeten- und Textilindustrie, ferner für die Seifenherstellung, die Heizöl- und Benzinraffinierung und zur Produktion von Ton- und Steingutglasuren. Problematisch für die Umwelt sind auch hier die gesalzenen Abwässer, die wieder mühsam aufbereitet werden müssen.

Salzgewinnung

Die Bedeutungs- und Aufgabenvielfalt des Kochsalzes für Mensch, Tier, Technik und Umwelt zeigt, daß das Salz ein wichtiges Gut war und ist. Schon aus frühen Zeiten existieren Zeugnisse über die Art und die oftmals mühselige Arbeit der Salzgewinnung.

Meersalzgewinnung: Am einfachsten war die Gewinnung aus dem Meerwasser. Die alten Ägypter legten dazu Becken an, wo das Meerwasser in niedriger Höhe eingelassen wurde. Die Sonne sorgte dann für das Austrocknen, so daß die Salzschicht nur vom Boden abgekratzt werden mußte.

Die Salzgewinnung aus dem Meer hat sich in heutiger Zeit nur wenig verändert. In Portugal, Südfrankreich und vielen Mittelmeerländern nutzt man noch immer die Sonne als natürliche Energiequelle, um das Wasser aus flachen Teichen zu verdampfen und kristallines Salz zu erhalten. Problematisch wird heute die Meeresverschmutzung, die zu höherern Schadstoffbelastungen des Meersalzes führt. Das gewonnene Meersalz wird jedoch noch gereinigt. In ungereinigter Form findet es manchmal Verwendung in Badesalzen.

Solesalz-Gewinnung (Salinen): Diese Art der Salzgewinnung wurde bereits von den Kelten in Germanien angewandt. Sie leiteten Salzlösungen aus Quellen in Holzpfannen. Dort wurden sie über Feuern etwa sechzehn Stunden erhitzt, bis das Wasser verdampft war. Das Ergebnis entsprach nicht unserer Vorstellung von Salz; es war schwarz vom Ruß und teilweise mit Kohlestückchen versetzt. Trotzdem kauften viele das Produkt, so daß einzelne Völker dadurch zu Reichtum kamen. Dieses alte Verfahren war leider sehr kosten-, zeit- und energieaufwendig. Die Holzpfannen hielten nur etwa zwei Wochen, und es wurde viel Holz zur Feuerung verbrannt. Große Siedereien befanden sich im Kochertal (Württemberg) und in Österreich.

Erst 1579 entstand das erste Gradierwerk aus Schwarzdorn. Über dieses Reisiggeflecht wurde die Sole geführt. Sonne und Wind sorgten für die Verdunstung des Wassers. Das Salz schlug sich auf dem Reisig in Schichten nieder. Heute noch findet man Gradierwerke in Salzkurorten. Allerdings dienen sie nur noch medizinischen Zwecken (Anreicherung der Luft mit Aerosolen) und nicht mehr der kommerziellen Salzgewinnung.

Die Solen werden heute in große Verdampfungsanlagen geleitet, die mit elektrischer Energie oder Öl die Sole zum Sieden bringen. Gleichzeitig damit verbunden ist ein Reinigungsvorgang, bei dem auch die wasseranziehenden Magnesium- und Kalziumsalze ausgefällt werden.

Steinsalz-Gewinnung: Diese bergmännische Arbeit setzt großes Können und technische Erfahrung voraus. Um so erstaunlicher ist es, daß bereits die Kelten etwa 900 v. Chr. in Hallein und auch in Hallstatt im Salzkammergut (Österreich) mit Bronzepickeln Steinsalz ans Tageslicht holten. Viele Steinsalzwerke gibt es auch heute noch in Niedersachsen, Württemberg und Österreich. Heute wird das Salz sehr wirtschaftlich, aber mit großem Maschineneinsatz abgebaut. Es gibt bis zu 1000 Meter tiefe Stollen.

Fast alle Salze werden heute gereinigt und Teile von anderen Salzen mit speziellen Fällungsmitteln entfernt. Gesetzlicherseits ist es möglich, zur Erhöhung der Rieselfähigkeit «Antibackmittel» (Blutlaugensalz oder Kieselsäure) zuzusetzen. Ferner darf für diätetische Anwendung besonders gekennzeichnetes «jodiertes Speisesalz» in den Handel gelangen.

Die Gewinnungsstätten von Salz sind heute noch gut an den Namen zu erkennen. Salzkammergut, Salzach, Salzburg, Salzgitter weisen auf solche Gegenden. Auch der keltische Name «hal» für Salz findet sich in Schwäbisch Hall, Halle oder Hallstatt.

Salz und Reichtum waren früher fast identisch. Wie stark das Salz mit dem Geld verknüpft war, läßt sich aus vielen Bezeichnungen ablesen. Das keltische «hal» bedeutete heilig und rein. Es entstand der Heller – das damalige Salzgeld – daraus. Aus dem lateinischen «sel» wurde der Sold und das Salär. Salzsteuern gab es auch schon sehr früh; sie bestanden über lange Zeiten und sind erst im 19. Jahrhundert, in der Sowjetunion 1929, in Frankreich 1946 abgeschafft worden. In Deutschland zahlte man auf 100 kg Salz 12 Mark Steuer.

Wie um viele andere Reichtümer wurden auch um das Salz Kriege geführt, um Wegerechte und Quellen zwischen den Alemannen und den Burgundern. Auf Salzstraßen wurden hohe Wegzölle verlangt, die beispielsweise im Jahre 1390 die Hälfte des Münchener Finanzhaushalts ausmachten.

Übersicht 36: *Salzarten, ihre Gewinnung und Wirkung*

	Herkunft	Gewinnungsprozeß	Reinigungsprozeß, Zusätze	Mineralreichtum	Verschmutzung
Meersalz	Lebendiges Wasser	Sonnenwärme	Verdampfungsanlagen zur Reinigung, chem. Fällungen, Antibackmittel	Groß, wenn nicht zu stark raffiniert	Je nach Herkunftsort
Solesalz	Ablagerungen früherer Meere, lebendiges Quellwasser	Wärme aus chem. oder elektr. Energie, mineralisierend	Verdampfungsanlagen, chem. Fällungen (z.T.), Antibackmittel (z.T.) mineralisierend	Mittel bis gering	Gering, wenn keine Grundwasserverschmutzung
Steinsalz	Ablagerungen früherer Meere, mineralisiert	Maschineller Abbau	Verdampfungsanlagen zur Reinigung	Kaum	Kaum

Wahl des Speisesalzes

Für die Küchenpraxis stellt sich nun die Frage, welchem der drei Salzarten der Vorzug gegeben werden sollte. Das Meersalz enthält noch andere wichtige Mineralsalze, es besteht aber die Gefahr von Verschmutzungen. Zudem ist es oft mit einem«Antibackmittel» versetzt. Vor seiner Gewinnung befand es sich gelöst in lebendigem Wasser und wurde – oftmals – durch natürliche Sommerwärme gewonnen.

Auch das Siedesalz kam mit lebendigem Wasser in Berührung, bevor es verdampft wurde. Lediglich das Steinsalz, die reinste Salzform, wurde abgebaut oder mit Wasser aus dem Bergwerk gelöst; es kam aber nach der ursprünglichen Ablagerung nicht mehr mit Wasser in Berührung. Die Verschmutzungsgefahr ist jedoch sehr gering.

Insofern das Salz ja gerade die einzige mineralische Nahrung darstellt, ist die Lebendigkeit seiner Herkunft weniger entscheidend. Für empfindliche Menschen kann aber das «tote» Steinsalz zu belastend sein; sie benötigen noch die unterstützende Wirkung des lebendigen Ursprungs. Neben diesen Aspekten spielt die Gewinnung eine große Rolle. Lange chemische Reinigungsverfahren mit elektrischen und mineralartigen Wärmequellen haben einen anderen Einfluß (Gefahr der Verhärtung) als Sonnenwärme.

Aus ernährungsphysiologischen Gründen spräche der Mineralreichtum für das Meersalz, wenn es einen geringen Schadstoffanteil und keine Antibackzusätze enthält.

Es zeigt sich also, daß hier viele Einschränkungen und Vorbehalte zu machen sind, die eine eindeutige Empfehlung ausschließen; eine individuelle Entscheidung ist unumgänglich.

Zum Schluß ist nun wenigstens eine Übersicht der Vor- und Nachteile zusammengestellt, um dem Leser bei der eigenen Urteilsfindung zu helfen (Übersicht 36).

Über die Autorin:

Dr. sc. agr. Petra Kühne, geb. 1953 in Berlin. Studium der Ernährungswissenschaften und Promotion im Fachbereich Agrarwissenschaften in Kiel. Stipendiatin der Studienstiftung des Deutschen Volkes. Seit 1977 freie Mitarbeiterin des Arbeitskreises für Ernährungsforschung e. V., seit 1980 als Trophologin dort tätig. Vortragstätigkeit. 1981 und 1983 Geburt ihrer Kinder.1985 erschien ihr Buch «Säuglingsernährung».

Der Arbeitskreis für Ernährungsforschung e. V.

Der Arbeitskreis für Ernährungsforschung e. V. wurde im Jahr 1970 von Dr. med. Udo Renzenbrink in Bad Liebenzell/Unterlengenhardt gegründet. Er hat sich zur Aufgabe gesetzt, die Einsichten, die das Welt- und Menschenbild der Anthroposophie Rudolf Steiners vermittelt, auf dem Gebiet der Ernährung auszuarbeiten und für die Lebenspraxis nutzbar zu machen. Es wird versucht, Alternativen für eine gesunde Ernährung zu entwickeln, vor allem die Vollwertkost auf Getreidegrundlage zu erproben und Informationen darüber zu verbreiten.

Weitere Auskünfte beim Arbeitskreis für Ernährungsforschung e. V., Zwerweg 19, 7263 Bad Liebenzell-UL.

Verzeichnis der Übersichten

Anmerkungen

1 E. Pfeiffer: Rudolf Steiners landwirtschaftlicher Impuls, in: Poturzyn, M. v.: Wir erlebten Rudolf Steiner, Stuttgart 1970. Vgl. Rudolf Steiner: Geisteswissenschaftliche Grundlagen zum Gedeihen der Landwirtschaft, Dornach 1979.

2 K. W. v. Koerber, Th. Männle, C. Leitzmann: Vollwert-Ernährung. Grundlagen einer vernünftigen Ernährungsweise. Heidelberg 1981, S. 27–30.

3 W. Abel: Stufen der Ernährung. Eine historische Skizze. Kleine Vandenhoeck Reihe, Göttingen 1981.

4 Rudolf Steiner: Geheimwissenschaft im Umriß, 1909; Taschenbuchausgabe Dornach 1972.

5 G. Schmidt: Dynamische Ernährungslehre, Bd. 1, St. Gallen 1975, S. 258–274.

6 Rudolf Steiner: Themen aus dem Gesamtwerk, Bd. 6: Naturgrundlagen der Ernährung. Hrsg. v. Th. Willmann. Stuttgart 1981, S. 129 ff.

7 Petra Kühne: Die Massentierhaltung und ihre Auswirkungen auf den Verbraucher. «Ernährungsrundbrief» Nr. 40 (1980), Bad Liebenzell, S. 8–12.

8 Rudolf Steiner: Themen aus dem Gesamtwerk, Bd. 7: Ernährung und Bewußtsein. Hrsg. v. Th. Willmann. Stuttgart 1981, S. 36 ff.

9 G. Schmidt: Dynamische Ernährungslehre, Bd. 2, St. Gallen 1979, S. 16 ff.

10 R. Steiner, in: Themen, Bd. 7, S. 25 ff.

11 ebd., S. 19.

12 G. M. Teutsch: Die Nutztierhaltung unter ethischem Aspekt, in: Die Tierhaltung im ökologischen Umbruch. Seminarbericht vom 12./13. 6. 1980, München.

13 H. Sommer: Sind die Bauern an allem schuld? «Die Zeit», Nr. 24 vom 5. 6. 1981.

14 Rudolf Steiner, in: Themen, Bd. 6, S. 82 ff.

15 Rudolf Steiner und I. Wegmann: Grundlegendes für eine Erweiterung der Heilkunst nach geisteswissenschaftlichen Erkenntnissen. Dornach 1970.

16 K. Zupić: Der Krebs als Lichtstoffwechselstörung. Verein für Krebsforschung. Arlesheim 1979.

17 R. Steiner, in: Themen, Bd. 7, S. 98.

18 E. Lindner: Toxikologie der Nahrungsmittel. Stuttgart 1974.

19 W. Pelikan: Heilpflanzenkunde, Bd. 1, Dornach 1975, S. 305; S. 300.

20 K. W. v. Koerber et al.: Vollwert-Ernährung, S. 153 (s. Anm. 2).

21 U. Renzenbrink: Die Sojabohne – Nahrung auch für uns? Hrsg.: Arbeitskreis für Ernährungsforschung e. V., Bad Liebenzell 1980.

22 W. Pelikan: Heilpflanzenkunde, Bd. 1, Dornach 1975, S. 148–160.

23 Ottilie Zeller: Kartoffel, Tomate und Paprika: Nahrungsspendende Nachtschattengewächse aus der Neuen Welt, in: «Demeter-Blätter» Nr. 28 (1980).
24 G. Schmidt: Dynamische Ernährungslehre, Bd. 2, St. Gallen 1979, S. 223.
25 R. Steiner, in: Themen, Bd. 6, S. 88 ff.
26 Annette Herborn: Alkaloide in Tomaten, in: «Ernährungsumschau» Nr. 3 (1982), S. 77.
27 W. Franke: Nutzpflanzenkunde, 2. Überarb. Aufl., Stuttgart 1981, S. 230 ff.
28 G. Grohmann: Die Pflanze, Bd. 2, Stuttgart 1981.
29 W. Pelikan: Heilpflanzenkunde. Dornach 1975. Bd. 1 und 2, S. 343.
30 W. Franke: Nutzpflanzenkunde. 2. Aufl., Stuttgart 1981, S. 191.
31 R. Hauschka: Ernährungslehre. 7. Aufl., Frankfurt 1979, S. 128.
32 W. Pelikan. Heilpflanzenkunde Bd. 2. Dornach 1982, S. 13–15;
W. Schlegel: Allgemeine Mikrobiologie. Stuttgart 1974, S. 138–144;
G. Grohmann: Die Pflanze, Bd. 1. Stuttgart 1982.
33 Literatur zu diesem Kapitel:
Lebensmittellexikon, 2. Auflage, Leipzig 1981;
W. Franke: Nutzpflanzenkunde. 2. Auflage, Stuttgart 1981, S. 238–250;
K. L. Schock: Die Heilkräfte der einzelnen Nahrungsmittel, Stuttgart 1977;
G. Schmidt: Dynamische Ernährungslehre, Bd. 2, St. Gallen 1979, S. 137 f.
34 Literatur zu diesem Kapitel:
R. Hauschka: Ernährungslehre. 7. Auflage, Frankfurt 1979;
A. Imfeld: Zucker. Zürich 1983;
G. Schmidt: Dynamische Ernährungslehre, Bd. 2, St. Gallen 1979, S. 152–197.
35 Literatur zu diesem Kapitel:
G. Boros: Unsere Küchen- und Gewürzkräuter. Stuttgart 1975;
R. Hauschka: Ernährungslehre. Frankfurt 1979;
M. L. Kreuter: Kräuter und Gewürze aus dem eigenen Garten. BLV Gartenberater. München 1979;
W. Pelikan: Heilpflanzenkunde. Bd. 1 und 3. Dornach 1978;
U. Renzenbrink: Die Gewürzkräuter in der neuzeitlichen Ernährung I-III. «Ernährungsrundbrief» 34, 35, 37. Bad Liebenzell (1980–81).
36 Vgl. auch: BUND Informationsmappe: Wasser im Haushalt. Stuttgart 1982; Trinkwasser – unser kostbares Lebensmittel. Hrsg. Bundesverband der deutschen Gas- und Wasserwirtschaft e. V., Bonn
37 L. A. Hüttner: Wasser und Wasseruntersuchung. Laborbücher Chemie. Frankfurt a. M. 1979, S. 9;
38 Vgl. Herta Hafer: Die heimliche Droge. Nahrungsphosphat. 3. Aufl., Heidelberg 1984.
39 Th. Schwenk: Das sensible Chaos. 6. Aufl., Stuttgart 1984; W. Schwenk: Lebenselement Wasser, in: Weleda-Nachrichten Nr. 150, Johanni 1983, S. 13–15.

40 Rudolf Steiner, in: Themen, Bd. 6, S. 37 ff.

41 W. Franke: Nutzpflanzenkunde. 2. Aufl., Stuttgart 1981, S. 312 ff.

42 P. Klencz: Kaffee – Tee – Kakao. Schriftenreihe Verbraucherdienst. Hrsg.: Bundesausschuß für volkswirtschaftliche Aufklärung, Bonn. Ausgabe 1977, S. 2 ff.

43 Vgl. auch W. Simonis: Genuß aus dem Gift? Stuttgart 1971; ferner: S. Rehm/G. Espig: Die Kulturpflanzen der Tropen und Subtropen. Stuttgart 1976, S. 257.

44 Vgl. auch W. Franke: Nutzpflanzenkunde. 2. Auflage, Stuttgart 1981; W. Heimann: Grundzüge der Lebensmittelchemie. 2. Auflage, Dresden 1972; W. Pelikan: Heilpflanzenkunde, Bd. 2, 3. Auflage, Dornach 1982, S. 10 ff.

45 Siehe auch W. Botsch: Salz des Lebens. Stuttgart 1976; G. Schmidt: Dynamische Ernährungslehre, Bd. 2, St. Gallen 1979, S. 155–160.

Register

Die kursiven Seitenzahlen geben die Stellen an, wo ein Stichwort des Registers eingehender behandelt wird.

SOZIALHYGIENISCHE SCHRIFTENREIHE

Herausgegeben vom Verein für ein erweitertes Heilwesen

1 Walter Bühler

Der Leib als Instrument der Seele
in Gesundheit und Krankheit.

8. Auflage, 87 Seiten, kartoniert

3 Werner Christian Simonis

Korn und Brot

Unsere Getreidearten — ihre Herkunft und Verwendung.

3. Auflage, 160 Seiten, kartoniert

4 Werner Christian Simonis

Genuß aus dem Gift?

Herkunft und Wirkung von
Kaffee, Tee, Kakao, Tabak, Alkohol und Haschisch.

3. Auflage, 136 Seiten mit Abbildungen, kartoniert

5 Werner Christian Simonis

Wolle und Seide

Der Mensch als Wärmewesen.
Bekleidungshygienische Betrachtungen.

3. Auflage, 80 Seiten, 8 Fototafeln, kartoniert

6 *Soziale Hygiene*

Seelisch-geistige Selbsthilfe im Zeitalter der Lebenskränkung.

2. bearbeitete Auflage, 240 Seiten, kartoniert

7 Udo Renzenbrink

Ernährung unserer Kinder

4. Auflage, 203 Seiten, kartoniert

SOZIALHYGIENISCHE SCHRIFTENREIHE

Herausgegeben vom Verein für ein erweitertes Heilwesen

8 *Mit Kindern leben*
Zur Praxis der körperlichen und seelischen Gesundheitspflege.
280 Seiten, kartoniert

9 Udo Renzenbrink
Ernährung in der zweiten Lebenshälfte
208 Seiten, kartoniert

10 van Benthem/Bos/Visser/de la Houssaye
Krankenpflege zu Hause
auf der Grundlage der anthroposophisch orientierten Medizin.
2. Auflage, 164 Seiten, kartoniert

11 Georg Kühlewind
Vom Normalen zum Gesunden
Wege zur Befreiung des erkrankten Bewußtseins.
2. Auflage, 244 Seiten, kartoniert

12 Olaf Koob
Erkennen und Heilen
Anthroposophische Gesichtspunkte zur seelischen Hygiene.
176 Seiten, kartoniert

13 Simeon Pressel
Bewegung ist Heilung
Der Bewegungsorganismus und seine Behandlung.
2. Auflage, 132 Seiten, kartoniert

Gemüse — Kräuter — Obst

Vielseitig und naturgemäß kochen in tausend Rezepten. Ein »alternatives« Kochbuch ohne modische Schnörkel, solide und kompetent.

Von Hanna Dengler und Anna Rohlfs-von Wittich. Mit einer Einleitung von Udo Renzenbrink.

2. Auflage, 308 Seiten, mit zehn farbigen Abbildungen und zahlreichen Zeichnungen, Leinen.

ANNELIES SCHÖNECK

Rund um den Apfel

Rezepte und Ratschläge. Aus dem Schwedischen von Ute Stegmann.

112 Seiten mit zahlreichen Abbildungen, kartoniert.

Die Apfelküche ist sicher eine der überzeugendsten und billigsten Beiträge zur Gesundheitsvorsorge. Annelies Schöneck lehrt in diesem Buch die Kunst, Äpfel zu verwerten. Die Lagerung der Äpfel, der Apfelbaum und seine Pflege, Konservierung von Apfelmus, Trocknen, Bereitung von Most, Kwas, Apfelhonig und Apfelessig werden besprochen. Die über 100 Rezepte reichen vom Apfelmüsli und Äpfel im Salat, Suppen und Soßen bis zum Apfelpfannkuchen und Apfelnachspeisen.

Aus Barbara Hübners feiner Würzküche, Band 1

Kleine Gerichte, Suppen, Eintöpfe, Nachspeisen, Frühstücks- und Abendgerichte.

270 Seiten mit zahlr. Zeichnungen von Christoph Fischer, kartoniert.

Aus dem Inhalt: Gerichte mit Getreide (Suppen, Suppeneinlagen, Eintopfgerichte, Nachspeisen) / Für Frühstück und Abendessen (Müsli, Cremes, Breigerichte, Obstspeisen, Brotaufstriche, knusprige Beilagen).

Aus Barbara Hübners feiner Würzküche, Band 2

Hauptgerichte mit Getreide, Gemüse, Obst.

280 Seiten mit ca. 80 Illustrationen von Lore Klett, gebunden.

Aus dem Inhalt: Die Zutaten / Das Würzen / Getreidegerichte / Frischkost und Gemüse / Klöße / Pudding / Soßen / Backlinge, Bratlinge, Schnitten, Pfannkuchen / Aufläufe / Delikates für besondere Gelegenheiten.

Familienleben

Selbstverwirklichung und Partnerschaft in der täglichen Praxis.

Herausgegeben von Gudrun Davy und Bons Voors.
Aus dem Englischen von Hildegard Leiska.
320 Seiten, kartoniert.

Viele Eltern erleben heute den Konflikt zwischen individueller Entfaltung und häuslichen Verpflichtungen, zwischen dem Streben nach Ungebundenheit und Geborgenheit, zwischen alten, starren Formen des Zusammenlebens und der Suche nach einem neuen Sinn von Ehe und Familie. Die Frauen (und Männer), die zu diesem Buch beigetragen haben, schreiben aus persönlicher Betroffenheit. Ihre Fragen und Versuche, Antworten zu finden, können für viele eine Hilfe sein, der ins Schwanken geratenen »Institution Familie« einen zeitgemäßen, tragfähigen Inhalt zu geben.

»Ein großartiges Buch, vollgepackt mit Ideen, herzerfrischenden Erlebnissen und tiefgefühlten Wahrheiten aus der täglichen Erfahrung von Frauen der verschiedensten Temperamente, Nationalitäten und Berufe. Auch die Stimme des Mannes ist in dem klaren und aufrüttelnden Vorwort von John Davy zu hören, in seinem wichtigen Aufsatz über das Problem der Zeit sowie seinem Beitrag zum Thema der Feste im Jahreslauf. Auch die Stimme eines Vaters, der seinen Sohn alleine versorgt, bringt wesentliche Gesichtspunkte zu Fragen des Familienlebens. Was dieses Buch so wertvoll macht, ist nicht nur der Reichtum an Ideen und die erquickende Lebensnähe, sondern die philosophisch und menschlich ausgeloteten Tiefen der Leiden und Freuden von Vätern und Müttern in unserer Zeit.
Wo auch immer eine ernstzunehmende Diskussion über die Familie stattfindet, wird dieses Buch Pflichtlektüre sein, denn es umfaßt alle Aspekte des Problems: Familienplanung, Geld, Selbstverwirklichung der Frau, Partnerschaft, die Temperamente, Schlafen und Wachen, Mahlzeiten, Religion, Disziplin, Krankheit, Kleidung usw. Wer Rezepte erwartet, wird enttäuscht sein, denn die Betonung liegt auf Selbstfindung und nicht auf autoritären Antworten, aber es liegt ein wunderbar ermutigender Zauber in dem Ton, in dem diese völlig verschiedenen Schreiber zu dem Leser sprechen: das kannst du auch! Versuche es nur! Besinne dich auf deine tiefsten eigenen Erlebnisse, und vor allem: höre, was dein Herz dir sagt.
Damit diesem Buch Gerechtigkeit widerfährt, verlangt es Konzentration, Ehrlichkeit und die Bereitschaft, sich zu ändern, es fordert geradezu einen Neubeginn heraus und würde als Textbuch für Arbeitsgruppen ein großer Gewinn sein.«

»Erziehungskunst«

RUDOLF STEINER THEMENTASCHENBÜCHER

Themen aus dem Gesamtwerk

1 WEGE DER ÜBUNG
Herausgegeben von *Stefan Leber* · 3. Auflage, 256 Seiten

2 SPRECHEN UND SPRACHE
Herausgegeben von *Christoph Lindenberg* · 2. Auflage, 173 Seiten

3 ZUR SINNESLEHRE
Herausgegeben von *Christoph Lindenberg* · 2. Auflage, 155 Seiten

4 VOM LEBENSLAUF DES MENSCHEN
Herausgegeben von *Erhard Fucke* · 2. Auflage, 255 Seiten

5 ERDE UND NATURREICHE
Herausgegeben von *Hans Heinze* · 2. Auflage, 224 Seiten

6 NATURGRUNDLAGEN DER ERNÄHRUNG
Ernährung des Menschen I
Herausgegeben von *Kurt Th. Willmann* · 2. Auflage, 171 Seiten

7 ERNÄHRUNG UND BEWUSSTSEIN
Ernährung des Menschen II
Herausgegeben von *Kurt Th. Willmann* · 2. Auflage, 190 Seiten

8 GESCHICHTSERKENNTNIS
Zur Symptomatologie der Geschichte
Herausgegeben von *Christoph Lindenberg* · 169 Seiten

9 WIEDERVERKÖRPERUNG
Zur Idee von Reinkarnation und Karma
Herausgegeben von *Clara Kreutzer* · 214 Seiten

10 GESUNDHEIT UND KRANKHEIT
Herausgegeben von *Otto Wolff* · 192 Seiten

11 SPIRITUELLE PSYCHOLOGIE
Herausgegeben von *Markus Treichler* · 310 Seiten

12 ELEMENTE DER ERZIEHUNGSKUNST
Herausgegeben von *Karl Rittersbacher* · 192 Seiten

13 ANTHROPOSOPHIE UND SOZIALE FRAGE
Herausgegeben von *Dietrich Spitta* · 320 Seiten